T.J. MURPHY

In der BOX

Bibliografische Information der Deutschen Nationalbibliothek:
Die Deutsche Nationalbibliothek verzeichnet diese Publikation in der Deutschen Nationalbibliografie; detaillierte bibliografische Daten sind im Internet über http://d-nb.de abrufbar.

Für Fragen und Anregungen:
info@rivaverlag.de

Warnhinweis
Sämtliche Inhalte dieses Buches wurden – auf Basis von Quellen, die der Autor und der Verlag für vertrauenswürdig erachten – nach bestem Wissen und Gewissen recherchiert und sorgfältig geprüft. Trotzdem stellt dieses Buch keinen Ersatz für eine individuelle medizinische Beratung dar.
Bei CrossFit handelt es sich um ein hochintensives, körperlich sehr anspruchsvolles Training, das nur von gesunden Personen ausgeführt werden sollte. Bitte konsultieren Sie vor Trainingsbeginn einen qualifizierten Arzt. Der Verlag und der Autor haften für keine nachteiligen Auswirkungen, die in einem direkten oder indirekten Zusammenhang mit den Informationen stehen, die in diesem Buch enthalten sind.

3. Auflage

Nymphenburger Straße 86
D-80636 München, Tel.: 089 651285-0, Fax: 089 652096

Übersetzung: Dr. Kimiko Leibnitz
Umschlaggestaltung: theBookDesigners
Umschlagabbildung: Nick Rudnicki
Layout: Erin Johnson
Satz: Carsten Klein
Innenteil-Abbildungen: Robert Murphy (Seite 15, 29, 53, 77, 97, 133, 149), Scott Draper (Seite 117, 173), Caroline Treadway (Seite 65 und Übungsbilder)
Druck: Books on Demand GmbH, Norderstedt
Printed in Germany

ISBN Print 978-3-7423-1182-5
ISBN E-Book (PDF) 978-3-86413-341-1
ISBN E-Book (EPUB, Mobi) 978-3-86413-342-8

T.J. Murphy

IN DER BOX

Wie CrossFit® das Training revolutionierte und mir einen völlig neuen Körper verlieh

riva

Den Trainern und Mitgliedern des CrossFit Elysium
für ihre Freundschaft und fortdauernde Inspiration

INHALT

PROLOG

»WENN DIE GEWICHTE NICHT IN 30 SEKUNDEN GEWECHSELT SIND, TRETE ICH DIR in den Arsch.«

Mein Gott, dachte ich, während ich eine grün gummierte Hantelscheibe auf die 20 kg schwere Hantelstange packte und Mühe damit hatte, sie mit der Klammer zu fixieren. Ich tat mein Bestes, um die Fassung zu bewahren, aber vor der bevorstehenden Übung hatte ich einen Heidenrespekt: In einer fließenden Bewegung sollte ich eine 61 kg schwere Hantel vom Boden heben und über den Kopf stemmen - bei den Olympischen Spielen nennt man diese Technik »Reißen«. 61 kg überstiegen meinen persönlichen Rekord um ganze 9 kg. Vor meinem geistigen Auge sah ich mich jämmerlich scheitern, was meine Erwartungen an mich selbst weiter dämpfte.

Stellen Sie sich eine Wellnessoase mit chromglänzenden Hanteln und gediegenen Umkleideräumen vor. Dann stellen Sie sich das genaue Gegenteil vor und Sie haben eine ungefähre Vorstellung davon, wie der Ort aussah, an dem ich trainierte. Das San Francisco CrossFit (SFCF) befindet sich auf einem Parkplatz hinter einem großen Sportfachgeschäft im Presidio, einem ehemaligen Militärstützpunkt. Es gibt dort keine Türen, nur mit Graffiti besprühte Container, eine Plastik-Überdachung, die laute Reißgeräusche von sich gibt, wenn der Wind dagegen schlägt (was eigentlich immer der Fall ist), und schwarze Gummimatten. Beleuchtet wird das Ganze durch vergitterte Bau-Scheinwerfer. Auf ein Whiteboard, das vor einer Betonwand steht, wurde das Kürzel »HTFU« gekritzelt. Es ist ein in der Welt des CrossFit allseits bekanntes Akronym, das *Harden The Fuck Up* bedeutet, auf Deutsch etwa »Reiß dich verdammt noch mal zusammen«. Im SFCF ist das keine leere Floskel. Die Sportler trainieren hier bei Nacht, bei Regen und auch wenn ein unangenehmer, nasskalter Wind weht.

Und jetzt bin ich hier und kämpfe mit der zweiten Stufe der CrossFit Open. Kelly Starrett, der Besitzer der Einrichtung und mein heutiger Trainer, hat schon einmal damit gedroht, mir in den Arsch zu treten, und zwar während der ersten Phase der Qualifizierung für die CrossFit Games. Er dachte, ich würde mit meinen Kräften haushalten und mich nicht genügend anstrengen - eine Einstellung, die er zutiefst verachtet (obwohl das überhaupt nicht zutraf). Schlussendlich schaffte ich die erste Runde mit durchaus passablen Ergebnissen, die mich den Spielen einen Schritt näher brachten. Jetzt, heute, nahm ich an der zweiten Ausscheidungsrunde der Open 2012 teil.

Die Games sind eine dreitägige Veranstaltung, die aus extrem anspruchsvollen Wettbewerben besteht, in denen die Sportlichkeit und körperliche Fitness der Teilnehmer auf eine harte Probe gestellt werden. Sie basieren auf einem Trainings- und Fitnesskonzept namens CrossFit, das sich immer stärker ausbreitet und mittlerweile in über 4000 Studios weltweit praktiziert wird (Tendenz steigend). Die besten CrossFit-Jünger, die bei den CrossFit Open sowie verschiedenen Regionalwettbewerben ermittelt werden, qualifizieren sich für die drei Tage währenden CrossFit Games. Ich nahm zum ersten Mal daran teil und befand mich gerade in der zweiten Woche eines fünfwöchigen Turniers, zusammen mit Tausenden anderen CrossFit-Sportlern, die aus dem ganzen Land herbeigekommen waren und sich derselben Prüfung unterzogen wie ich, als mich der SFCF-Mitinhaber und Cheftrainer anblaffte.

»Noch 20 Sekunden.«

Ich musste mich zusammenreißen. Tatsächlich versuchte ich keineswegs, meine Kräfte einzuteilen. Ich wollte nur die Schmach abwenden, die mir unvermeidlich bevorzustehen schien. Angesichts meiner praktisch nicht vorhandenen Erfahrung im Reißen hätte ich nämlich genauso gut versuchen können, statt der 61 kg einen Kleinwagen zu stemmen. Ich bestückte die Hantelstange jetzt aber schneller, weil ich gewiss nicht von einem 105 kg schweren ehemaligen Profi-Kanuten, der mindestens doppelt so stark war wie ich, in den Arsch getreten werden wollte.

Dieses Workout des Wettkampfs lief folgendermaßen ab: Ich hatte zehn Minuten Zeit, um möglichst viele Wiederholungen zu schaffen, und zwar in der Reihenfolge:

34 kg - 30 Mal
61 kg - 30 Mal
75 kg - 30 Mal
95 kg - so oft wie möglich

Die 34 kg hatte ich problemlos geschafft, doch ich wusste, dass mir die 61 kg Probleme bereiten würden. Im Laufe dieses Tages absolvierte der Sieger der CrossFit Games 2011, Rich Froning Jr., insgesamt 98 Wiederholungen, das heißt, er stemmte die 34, 61 und 75 kg spielend leicht und wuchtete die 95 kg immerhin stolze acht Mal hoch, bevor seine zehn Minuten verstrichen waren. Er war der einzige Teilnehmer, der mehr als 90 Wiederholungen schaffte. Als ich das Wettkampf-Programm zum ersten Mal sah, wusste ich, dass das Reißen einer 34-kg-Hantel ein Klacks sein würde. Allerdings lag meine Bestleistung im Reißen damals bei 52 kg, und auch das war mir bis dahin nur einmal gelungen und auch kein schöner Anblick gewesen. Als es mir nach einer halben Stunde vergeblicher Mühe endlich gelungen war, die 52 kg über den Kopf zu stemmen, war ich regelrecht euphorisch. Und voller Ehrfurcht vor jenen, denen es wie Froning gelang, diese Übung leicht aussehen zu lassen. Jetzt war die Hantel 9 kg schwerer.

In der ersten Woche der CrossFit Open gab es einen Test, bei dem mit einer Stoppuhr gemessen wurde, wie viele Burpees man schaffte. Man beginnt im Stehen, springt in die Liegestütz-Position, zieht die Knie zur Brust und schließt mit einem Strecksprung ab. Es ist eine klassische Turnübung, die einfach auszuführen ist, aber nach 25 Wiederholungen hat man das Gefühl, man hätte einen Herzschrittmacher eingesetzt bekommen, der plötzlich außer Rand und Band gerät. Das 12.1-Workout, bei dem man versucht, in sieben Minuten möglichst viele Burpees zu absolvieren, war ein Test, der der Lunge alles abverlangte, aber wie geschaffen war für ehemalige Wettkampfläufer wie mich. Ich schaffte 103 Stück, woraufhin ich benommen umhertaumelte wie ein angeschossenes Rebhuhn. Das Reißen aber war eine ganz andere Nummer - es passte einfach nicht zum Körperbau und den Bewegungsmustern eines ehemaligen Marathonläufers und Ironman-Finishers, der die 40 bereits überschritten hatte.

Als ich also den Schweiß von meinen schwieligen Händen schüttelte, die 1,72 Meter lange Stange an den geriffelten, schwarz eloxierten Griffen packte und in die Hocke ging, um die 61 kg zu reißen, war mir klar, dass ich beobachtet wurde. Nicht nur Starrett blickte mich gespannt an, sondern auch ein Kampfrichter und zahlreiche Teilnehmer der CrossFit Open, einschließlich meiner Freundin Gretchen, die es in die Finalrunde geschafft hatte.

Ich hob die Hantel an. Die Steigerung von 34 auf 61 kg war ein Schock. Als Anfänger wird einem beigebracht, die Stange langsam vom Boden zu heben, das Körpergewicht muss dabei auf den Fersen liegen, und sobald die Stange auf Kniehöhe ist, führt man einen Sprung aus – man stößt die Hüften explosiv nach oben, wodurch die Hantel so weit hochgerissen wird, dass man sich (im Idealfall) von unten gegen die Hantel stemmen und sich in einer tiefen Kniebeuge unter ihr platzieren kann. Im Idealfall befindet sich die Langhantel dann direkt über dem Kopf, die Ellbogen sind durchgedrückt und man richtet sich auf, bis die Knie gestreckt sind und man aufrecht steht, die Hantel völlig unter Kontrolle hat und alle Knochen feinsäuberlich unter der Last angeordnet sind. Im Idealfall eben. Bis ich selbst damit anfing, diese Art von Krafttraining zu praktizieren, konnte ich dem Olympischen Gewichtheben nie etwas abgewinnen. Inzwischen weiß ich, dass die besten Gewichtheber Koordination, Beweglichkeit, Schnelligkeit und Kraft miteinander kombinieren müssen, um eine fließende, harmonische Bewegung zustande zu bringen. Früher dachte ich, dass es beim Gewichtheben nur um rohe Gewalt gehe. Dem ist aber nicht so.

Ich sprang und die Hantel hob sich über das Becken, etwa bis auf Höhe des Brustbeins. Dann siegte die Schwerkraft und die Langhantel knallte mit großem Getöse auf den Boden. Die Erschütterung durch das gewaltige Gewicht zusammen mit der Erkenntnis, dass ich soeben völlig versagt und nicht einmal eine Wiederholung geschafft hatte, verschaffte mir einen gehörigen Adrenalinschub. Ich stampfte mit beiden Beinen wütend auf und brüllte: »Scheiße!«

Dieser Adrenalinschub hatte sowohl etwas Negatives als auch etwas Positives. Zum einen war ich fest entschlossen, es weiter zu versuchen, und wenn auch nur, um meinem Ärger Luft zu machen. Zum anderen sieht man in so einer Situation schnell aus wie ein Golfer, der versucht, einen im Sand versunkenen Ball zu schlagen. In diesem kleinen Wutanfall aber liegt ein Teil des Geheimnisses, weshalb CrossFit in den letzten sieben Jahren so starken Zulauf bekommen hat: Es setzt ganz bewusst auf Konkurrenzdenken - gegen andere und gegen sich selbst -, um ungeahnte Kräfte zu mobilisieren und hohe Belastungen zu bewältigen.

CROSSFIT SETZT GANZ BEWUSST AUF KONKURRENZDENKEN – GEGEN ANDERE UND GEGEN SICH SELBST –, UM UNGEAHNTE KRÄFTE ZU MOBILISIEREN UND HOHE BELASTUNGEN ZU BEWÄLTIGEN.

Nach drei weiteren Versuchen und drei wortreichen Wutanfällen sagte Starrett in ruhigem Tonfall: »So wird das nichts. Wir brauchen einen neuen Plan.« In den folgenden Minuten - begleitet von einigen weiteren erfolglosen Versuchen - gab mir Starrett einige enorm wertvolle Tipps. Ich sollte die Hände enger zusammennehmen. Die Brust in die richtige Position bringen. Den Bewegungsablauf im Kopf durchgehen, damit die Stange eine optimale Flugbahn beschrieb.

»Stell dir vor, du wirfst die Stange hoch, zuerst über und dann hinter den Kopf.« Er deutete auf den Highway, der hinter uns bzw. dem Parkplatz lag. »Wirf sie über den Highway.«

Die Stange stieg bei jedem nachfolgenden Versuch ein wenig höher, aber es gelang mir nach wie vor nicht, im entscheidenden Moment der Schwerkraft zu trotzen, und so knallte die Hantel immer wieder auf die Gummimatten. Von den zehn Minuten war nur noch eine angebrochene übrig. Starrett sprach wieder in seinem ruhigen Tonfall zu mir: »Wir schaffen das. Stell dir nur vor, du holst zu einem Wurf aus und musst die Stange dazu erst einmal bis hinter deinen Kopf hochwuchten. «

Es entbehrte nicht einer gewissen Ironie, dass Starrett mich bei den CF Open betreute. Ich hatte ihn vor 58 Wochen kennengelernt, kurz vor Weihnachten 2010, als ich mit meinen chronischen Knie- und Rückenschmerzen, die meiner Karriere als Läufer ein Ende gesetzt hatten, in sein Studio gehumpelt kam. Mit 47 Jahren hatte ich nicht nur die Freude am Laufen verloren, sondern sogar schon Probleme damit bekommen, den Tag schmerzfrei durchzustehen. Aus dem Bett steigen, mich auf einen Bürostuhl setzen, Treppen steigen - alles tat weh. Ein Begriff, an den ich früher nicht einmal im Traum gedacht hätte, geisterte mir nun schon seit einiger Zeit durch den Hinterkopf: Kniegelenksersatz.

Starrett war nicht nur ein in der CrossFit-Gemeinde hoch angesehener Trainer und Experte für funktionelles Training und Beweglichkeit, er war überdies ein promovierter Physiotherapeut. Als ich gerade dabei war, mich damit abzufinden, dass eine Knieoperation unvermeidlich war, schlug Brian MacKenzie, ein anderer renommierter CrossFit-Trainer, mir vor, Starrett aufzusuchen. In den folgenden Monaten gewann ich einen tiefen Einblick in eine Welt, die ich sonst nur als einen weiteren durch die Medien populär gemachten Fitnesstrend abgetan hätte, nur mit dem Unterschied, dass sich CrossFit durch eine Anhängerschaft auszeichnete, die - soweit ich das aus meiner Internetrecherche schließen konnte - ein Faible für Tätowierungen hatte.

Das Treffen mit Starrett sollte sich für mich als wahrer Glücksfall entpuppen. Innerhalb von 14 Monaten machten er und MacKenzie aus mir, einem humpelnden Ex-Läufer, der keine 15 Liegestütze schaffte, einen von 62 000 Bewerbern für die CrossFit Games 2012.

»Du schaffst das, T. J. Noch 30 Sekunden.«

Als ich auf die Hantelstange sah, war mir klar, dass dies mein letzter Versuch war, um auf ein Endergebnis von 31 Wiederholungen zu kommen, und ich spürte, wie mein Körper mit einem Mal unter Strom stand. Die CrossFit Open boten etwas, was ich früher schon immer an Laufveranstaltungen gemocht hatte: nämlich die Gelegenheit, meine Fitness in einer hochemotionalen Wettkampfsituation, in der etwas auf dem Spiel stand, auf die Probe zu stellen. Ob ich am Ende 12, 30, 31 - oder sogar 65 - Wiederholungen schaffte, spielte im Hinblick auf die Gesamtwertung keine Rolle. Ich würde ohnehin im Mittelfeld der 62 000 Teilnehmer landen. Leistungssportler wollen sich bei den Open für die Games qualifizieren, für die breite Masse hingegen geht es nur um das gute Gefühl, mit sich und seiner Leistung zufrieden zu sein. Ein neues Level im CrossFit zu erreichen ist vergleichbar mit dem ersten Marathon, den man unter vier Stunden läuft, oder dem ersten Triathlon. Es ist die Befriedigung, die ein echter Athlet verspürt - im Unterschied zu einem sportbegeisterten Fernsehzuschauer.

Für mich war in diesem Augenblick der Unterschied zwischen 30 und 31 Wiederholungen eine ganz persönliche und emotionale Sache. Sollte es mir gelingen, die 61 kg zu reißen, hätte ich meinen alten Rekord von 52 kg überboten. Ich war angestachelt. Ich sprang in die Höhe und schüttelte den Kopf, als wollte ich zur Besinnung kommen. Als ich die Hantelstange ergriff und zu meinem letzten Versuch ansetzte, war mir flau im Magen, aber ich spürte zum ersten Mal in diesem Workout, wie sich ein Lächeln auf meinem Gesicht abzeichnete: Ich wusste, dass es mir jetzt gelingen würde. Ich umfasste die Stange in einem engen Griff, wie Kelly es mir nahegelegt hatte, platzierte, wie beim olympischen Gewichtheben üblich, die Daumen über den restlichen Fingern, ging in die Hocke, atmete tief durch und begann langsam mit der Übung. Ich stellte mir vor, wie ich die Stange über meinen Kopf und ins Presidio warf, und setzte zum Sprung an. Die Hantelstange stieg einige entscheidende Zentimeter höher als zuvor, und ich drehte die Handgelenke in einer schnellen Bewegung nach vorne, just in dem Moment, als sich meine Arme und Ellbogen direkt unter der Hantelstange befanden und diese scheinbar schwerelos war. Mit einer besseren Technik wäre ich unter der Stange in die Hocke gegangen, aber dazu war ich nicht mehr in der Lage. Und so tat ich das, was mir in diesem Augenblick übrig blieb: das Ding mit reiner Muskelkraft nach oben zu bringen. Dieses Mal, dieses letzte Mal, fünf Sekunden vor Schluss, überschritt ich einen entscheidenden Punkt. Statt zu Boden zu krachen, stieg die Hantel weiter, zunächst in Zeitlupe, dann immer schneller. Kurz vor Ablauf der Zeit streckte ich meine Ellbogen und hatte einen neuen persönlichen Rekord geschafft: 61 kg.

Fassungslos vor Freude sprang ich in die Luft, diesmal wie ein Schulkind, dem in einem Endspiel der entscheidende Siegtreffer gelungen war. Das war nicht wirklich cool und in der CrossFit-Welt sind 61 kg im Reißen für einen Mann meiner Gewichtsklasse keine besondere Leistung. Aber das Besondere war: Ich sprang mit denselben Beinen und Knien in die Luft, mit denen ich ein Jahr zuvor kaum einen Schritt hatte gehen können.

Das ist die Geschichte jenes Jahres.

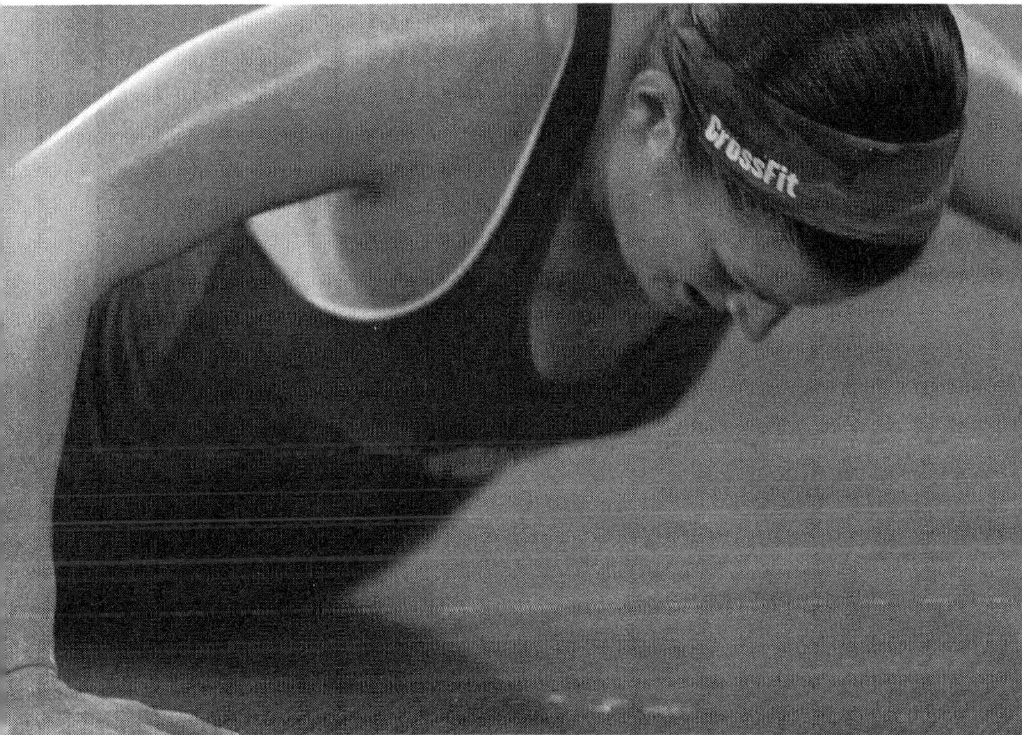

DIE BEGEGNUNG 1

VIELE WEGE FÜHREN ZU CROSSFIT

DER PERSONAL TRAINER PAUL ESTRADA KAM ÜBER DAS INTERNET MIT CROSSFIT in Berührung. Nachdem er sich an einem der Workouts versucht hatte, lag er ganze sieben Minuten zusammengekrümmt in der Ecke, bevor er vom Hallenboden aufstehen konnte. Dieses Erlebnis hinterließ einen so nachhaltigen Eindruck, dass er fortan ausschließlich nach dieser Methode trainierte. Peggy Baker war bereits über 50, als sie eher widerwillig einige Freunde in ein CrossFit-Studio im Raum Boston begleitete. Sie litt seit 20 Jahren an Diabetes, war übergewichtig, krank und wurde zunehmend kränker, aber nur wenige Monate nach Beginn ihres Trainings erzählte sie unter Tränen, dass ihr Diabetes Typ 2 langsam verschwand und sie daher auf ihre Insulinspritzen verzichten konnte. David Bennett war bei der Air Force und trainierte mit Hanteln, als er einen Freund beim CrossFit-Workout beobachtete. Er war so beeindruckt von dem, was er sah, dass er ebenfalls mit CrossFit anfing. Mittlerweile hat er es sich zum Ziel gesetzt, »bis ans Lebensende ein CrossFitter zu bleiben«.

Es ist allseits bekannt, dass CrossFit eine passionierte Fangemeinde hat, aber das vielleicht Erstaunlichste daran ist, aus was für unterschiedlichen Leuten diese Anhängerschaft besteht. Anthony Kimpo beispielsweise praktiziert Jiu-Jitsu und probierte CrossFit, um seine Kraft aufzubauen. Er ist jetzt sowohl ein Kampfsportler als auch ein CrossFitter. Briana Dawn ging tagsüber aufs College, arbeitete nachts als Telefonistin in einer Polizei-Notrufzentrale und hatte eine Schwäche für Fast Food. Sie hatte mehr als 13 kg Übergewicht, als sie sich in einem CrossFit-Studio anmeldete, doch weniger als ein Jahr später nahm sie schlank und durchtrainiert an CrossFit-Wettkämpfen teil. Brian MacKenzie entdeckte CrossFit als eine Art Beschäftigungstherapie gegen die Langeweile, die bislang stets dazu geführt hatte, dass er destruktive Neigungen entwickelte, zu viel Alkohol trank, in Schlägereien geriet und vieles mehr. Mittlerweile nutzt er CrossFit auch zur Vorbereitung auf 100-Meilen-Trailläufe (ca. 161 Kilometer) und betreut internationale Gruppen von Läufern und Triathleten bei CrossFit-Ausdauerworkouts. Irene Mejia wog über 181 kg, war also fettleibig und litt an einer Reihe chronischer Erkrankungen, die infolge von Diabetes Typ 2 auftreten, als sie den Mut aufbrachte, eine E-Mail an ein CrossFit-Studio zu versenden, in der sie um ein Probetraining bat. Dieser Bitte wurde entsprochen und in weniger als zwei Jahren hatte Irene über 45 kg Gewicht verloren und nahm an den CrossFit Games Open teil.

Dann gibt es noch die Geschichte von Todd Widman. Widman, 25 Jahre alt, war ein Offizier im U.S. Marine Corps, diente in Virginia und bereitete angehende Offiziere auf Infanterie-Einsätze vor, als er zum ersten Mal von CrossFit hörte. Widman hatte im Alter von 13 Jahren mit dem Krafttraining begonnen und stemmte im Laufe seiner Schulzeit wie auch später während des Studiums an der Oregon State University regelmäßig Hanteln. Als er sich bei den Marines verpflichtete, hatte er bereits sechs Jahre intensives Bodybuilding hinter sich. Ein Freund riet ihm, seine anfängliche Skepsis zu überwinden und der Internetseite CrossFit.com einmal einen Besuch abzustatten. An jenem Abend sah er sich das Nasty-Girls-Video an. Hinter dem scheinbar schlüpfrigen Titel verbirgt sich nichts anderes als ein anspruchsvolles CrossFit-Workout. Widman beobachtete interessiert, wie drei CrossFitterinnen der ersten Stunde das anspruchsvolle Workout absolvierten. Es handelte sich dabei um eine bunt zusammengewürfelte Truppe bestehend aus einer ehemaligen Skirennfahrerin (Eva Twardokens), einer ehemaligen Jazzercise-Lehrerin und Cocktailkellnerin (Annie Sakamoto) und einer Töpferin (Nicole Carroll). Widman erinnert sich: »Ich sah diesen zierlichen Damen bei Übungen wie Cleans (Umsetzen), Kniebeugen und Zugstemmen zu. Und ich bezweifelte, dass ich das nachmachen konnte.« An einer Stelle zoomt die Kamera auf Carroll, die sich in den letzten Minuten mit einem schmerzverzerrten Gesicht durch eine letzte Runde Zugstemmen und Power Cleans kämpft.

Widman sah sich die Internetseite daraufhin genauer an. Es gab damals kein CrossFit-Studio in seiner Nähe, aber das Web-Portal veröffentlichte täglich neue Workouts, unter anderem einige Übungen, die seltsamerweise nach Frauen benannt waren. Widman beschloss, sich an einem Workout namens »Elizabeth« zu versuchen – drei Runden Umsetzen mit einer 61 kg schweren Langhantel und Ring-Dips. Widman wusste, was mit »Umsetzen« gemeint war – man musste hierfür eine Langhantel ruckartig vom Boden heben und unter den Schlüsselbeinen ablegen. Es ist die erste Phase der olympischen Disziplin »Umsetzen und Stoßen«

im Gewichtheben. Aber dann wunderte er sich, was wohl mit »Ring-Dips« gemeint war. Er recherchierte in den Kommentaren und fand heraus, dass andere Nutzer ähnliche Fragen zu diesen unkonventionellen Workouts gestellt hatten. Wie sich herausstellte, waren die »Ringe« Turnringe, die man für gymnastische Übungen wie den Kreuzhang benutzt. »Ring-Dips« waren also letztlich Trizeps-Dips, wie man sie aus herkömmlichen Fitnessstudios kennt, aber an Holzringen ausgeführt, die an zwei Bändern befestigt waren. Besondere Dip-Stangen oder eine Trizeps-Maschine waren also nicht erforderlich.

Elizabeth bestand aus drei Runden. Der erste Durchgang setzte sich aus 21 Cleans und 21 Ring-Dips zusammen, der zweite aus jeweils 15 Wiederholungen der beiden Übungen und der letzte aus jeweils 9 Wiederholungen. Zwischen den Sätzen oder Runden waren allerdings keine Pausen vorgesehen – es ging darum, das komplette Programm in möglichst kurzer Zeit zu absolvieren. Die Online-Kommentare der CrossFit-Sportler deuteten darauf hin, dass das Workout in fünf bis zehn Minuten zu schaffen war. Widman ging davon aus, dass er mit seiner langjährigen Erfahrung, unerschütterlichen Motivation und Willensstärke, die ihn als U.S. Marine auszeichneten, diesen Zeitrahmen ebenfalls einhalten würde. Er betätigte seine Stoppuhr und begann sein erstes CrossFit-Workout.

58 Minuten später war Widman im wahrsten Sinne des Wortes fertig und »lag in einer Lache diverser Körperflüssigkeiten«, erinnert er sich. »Das versetzte meinem Ego einen herben Dämpfer. Aber diese Form von Training war genau das, wonach ich mein ganzes Leben lang gesucht hatte.« Er stürzte sich mit Leidenschaft ins Training und sein Eifer blieb nicht unbemerkt. CrossFit war von Anfang an eng mit der Polizei und dem Militär verknüpft und Widmans Rolle als Ausbilder bei den Marines erregte in der CrossFit-Zentrale einiges an Aufmerksamkeit. Also bat man ihn um seine Mithilfe bei Seminaren, in denen angehende Trainer ausgebildet wurden. Schließlich fing er selbst an zu unterrichten, und CrossFit wurde für ihn zu einer Art Lebensstil. Inzwischen verdient Widman seinen Lebensunterhalt damit, Level-1-Kurse für angehende CrossFit-Trainer abzuhalten und entsprechende Zertifizierungen zu erteilen.

DIESE FORM VON TRAINING WAR GENAU DAS, WONACH ICH MEIN GANZES LEBEN LANG GESUCHT HATTE.

Kelly Starrett, ein ehemaliger Kanute der US-Nationalmannschaft und mein Trainer bei der CrossFit-Open-Qualifikation, schrieb gerade an seiner Doktorarbeit im Fach Physiotherapie, als er eines Abends im Internet auf die CrossFit-Seite stieß. Starretts Karriere als Kanute hatte zur selben Zeit geendet, als sein Interesse an Physiotherapie erwacht war, nämlich als sich seine Nackenmuskeln eines Tages verkrampften und er seinen Kopf nicht mehr wenden konnte. Dieses Ereignis führte dazu, dass er mehr über die Funktions- und Bewegungsweise des menschlichen Körpers erfahren wollte. Er und seine Frau Juliet eröffneten schließlich ein CrossFit-Studio in ihrem Garten und ihr Vermieter wurde ihr erster Klient. CrossFit beeinflusste Starretts Denkweise als Physiotherapeut so sehr, dass er mittlerweile ein großer Kritiker der Praktiken ist, welche die Sportmedizin üblicherweise empfiehlt. Teilnehmer der Tour de France nehmen seine Dienste ebenso in Anspruch wie Kraftdreikampf-Weltrekordhalter, Ballettstars aus San Francisco, aber auch Mitglieder der U.S. Special Forces und Navy SEALs.

Dies sind nur einige Geschichten, die in der Welt des CrossFit kursieren – einer neuartigen Form von Training und Ernährung, die auch als »Sport of Fitness« bezeichnet wird. Ähnliche Berichte gibt es auch von Hausfrauen, Mixed-Martial-Arts-(MMA)-Kämpfern, ehemaligen Drogenabhängigen und vielen anderen, ganz unterschiedlichen Menschen. Infolgedessen sagt man diesem Sport nach, er habe herkömmliche Fitnesskonzepte nicht nur grundsätzlich in Frage gestellt, sondern auch nachhaltig revolutioniert.

Ich kam über einen anderen Weg zu CrossFit, den vor mir bereits viele andere Sportler eingeschlagen hatten. Es ist die Geschichte des verletzten Läufers: der scheinbar nicht enden wollende Teufelskreis von Verletzungen, die vor und während Marathons, Halbmarathons, 10-Kilometer-Läufen und anderen Wettkämpfen eintreten. Etwa 70 Prozent aller Läufer verletzten sich jedes Jahr, und so mancher von uns ist auf der verzweifelten Suche nach (Ab-)Hilfe in ein CrossFit-Studio gehumpelt. Zumindest bei mir war das der Fall.

ZUSAMMENBRUCH

Ende Oktober 2010: Es war ein schwüler Sonntagmorgen in Südkalifornien und vor mir lagen die letzten 500 Meter des Rock-'n'-Roll-Halbmarathons in Los Angeles. Es ging mir schlecht – ich wollte, dass die Schmerzen in meinen Beinen und Knien nachließen, die jeden Schritt der hügeligen 21-Kilometer-Strecke in Richtung Innenstadt schier unerträglich machten.

Es lagen nur noch knapp 200 Meter vor mir, der Lauf endete in der Nähe des LA Live, eines gewaltigen Gebäudekomplexes aus Hotels, Restaurants und riesigen Multiplex-Kinos direkt neben dem Staples Center, doch ich war unfähig, einen Schlusssprint einzulegen.

Mit allerletzter Kraft überquerte ich die Ziellinie und verließ die Endzone und das übliche laute Getümmel, das bei großen Laufveranstaltungen nun einmal herrscht. Meine Knie rauchten förmlich; es fühlte sich an, als sei der Knorpel weggeätzt worden. Ich setzte mich auf den Bordstein und rieb meine Knie, was allerdings kaum Linderung brachte. Als das Brennen stärker wurde, fragte ich mich, wie ich meine Beine in den Honda Jazz zwängen sollte, mit dem ich die zweistündige Rückfahrt nach San Diego antreten wollte.

Dabei war dieser Halbmarathon für mich nicht nur irgendein Lauf. Er war vielmehr Teil eines Plans, den ich entwickelt hatte, um mein körperliches und seelisches Wohlbefinden wiederzuerlangen, nachdem ich eine Reihe von Sportverletzungen und eine bittere Scheidung hinter mich gebracht hatte. Weil ich gesundheitlich angeschlagen war, unter Stress stand, zu viel wog, an Schlafmangel litt, schnell alterte und auch nicht mehr lief, war ich neun Monate zuvor in einer Gothic-Kneipe gelandet, in der ich über mich und mein Leben nachdenken wollte. Insgesamt saß ich dort einige Wochen in einem dunklen Eck und hing meinen Gedanken nach. Das Lokal hatte einen kahlen Betonboden und auf einem Schild an der Wand stand in Frakturschrift »STRAFE«. Eines Tages dröhnte »Song for the Dead« von den Queens of the Stone Age aus den an der Decke montierten Boxen. Das war der Wendepunkt.

Ich kam zu dem Schluss, dass nun die Zeit zum Handeln gekommen war und meine Situation nicht besser werden würde, wenn ich weiter in einer Gothic-Bar Trübsal blies. Also fasste ich den Entschluss, mich der Herausforderung zu stellen und wieder ein aktiver Läufer zu werden. Es war in etwa der 20. Wiedereinstieg seit Mitte der 1990er Jahre und eine Zeit, in der ich immer häufiger Verletzungen erlitt. Meine Comebacks dauerten selten länger als sechs Monate, dann zog ich mir meist wieder eine Entzündung der Achillessehne oder eine Ischiaskompression zu und musste aufhören.

Diese Krankheitsanfälligkeit war auch auf mein Gewicht zurückzuführen. Ich wog 90 kg und hatte einen Körperfettanteil von 25 Prozent. Das war in etwa so, als würde ich beim Laufen vier Bowlingkugeln mit mir herumtragen. Zu meinen Verletzungen kamen obendrein noch ungesunde Essgewohnheiten, die meinem Übergewicht weiter Vorschub leisteten. Also beschloss ich, auch meine Ernährung zu ändern. Ich hatte vor, für einen Halbmarathon im Dezember zu trainieren und meine Ernährung umzustellen, wobei ich mit fünftägigem Saftfasten beginnen und mich im Anschluss daran rein vegan ernähren wollte.

Das Laufen hatte mich mein gesamtes Erwachsenenleben hindurch begleitet und in den 1990ern war ich teilweise sogar ganz gut darin gewesen. Nachdem ich mich in meinen Mittzwanzigern auf Langstrecken spezialisiert hatte, schaffte ich in meiner Blütezeit einen Marathon in 2:38 Stunden, einen Fünf-Kilometer-Lauf in 15 Minuten, einen Zehn-Kilometer-Lauf in 32 Minuten, 1500 Meter in 4:06 Minuten und 800 Meter in 2:03 Minuten. Auf persönliche Bestzeiten folgten aber regelmäßig die klassischen Laufverletzungen: Patellarsehnenentzündungen, Achillessehnenrisse, Läuferknie, Kompressionen des Ischiasnerves, Fersensporn, chronische Risse der rückseitigen Oberschenkelmuskulatur, Muskelkrämpfe, die zwei Wochen andauern konnten – es gab nichts, was ich nicht hatte.

1997 tat ich deshalb das, was viele Läufer tun, die sich immer wieder mit Verletzungen herumplagen. Ich wurde Triathlet. Der Hintergedanke war, weniger zu laufen und das verringerte Laufpensum durch Schwimmen und Radfahren zu ergänzen. Das klappte erst mal auch. Ich absolvierte insgesamt fünf Ironmans und eine Vielzahl kürzerer Wettkämpfe. Aber etwas, was schwerwiegender war als die vielen oberflächlichen Verletzungen, begann meinem Training nachhaltig zu schaden. Ich fühlte mich einfach nicht mehr wohl. Ich fing an, leicht zu humpeln. Wenn ich morgens aufstand, knackten und knirschten die Gelenke in meinen steifen Beinen. Mein Gang hatte jegliche Leichtigkeit eingebüßt. Ich lief nicht mehr, ich schlurfte. Laufen machte mir keine Freude mehr.

Als ich 2010, in der schlechtesten Verfassung meines Lebens, in der Gothic-Bar saß und über meine begrenzten Möglichkeiten nachdachte, fand ich, dass Laufen die einzige Lösung war, die sich mir anbot.

Ich bestellte mir einen Trainingsplan über das Internet und setzte mir das Ziel, bis zum Dezember, also in neun Monaten, einen Halbmarathon unter anderthalb Stunden zu laufen. Außerdem fing ich an, in Reformhäusern einzukaufen und mich von Reis, Bohnen und anderen Bioprodukten zu ernähren. Ich bereitete mir Quinoa und Haferflocken zu und besorgte mir einen Entsafter. Bei der Arbeit machten sich meine Kollegen über mich lustig und drohten im Scherz damit, mein Mittagessen mit tierischen Produkten zu versetzen.

Ich gewöhnte mich schnell an die vegane Ernährungsweise. Samstags besuchte ich einen veganen Laden im Stadtteil University Heights in San Diego, um mich mit Gleichgesinnten darüber auszutauschen, wie man als Veganer lebte. Ich trank grünen Tee mit Reismilch und experimentierte mit fleischlosen Alternativen zu Hamburgern. In drei Monaten nahm ich auf diese Weise über 11 kg ab. Ein Foto von mir, das im August jenes Jahres entstand, zeigt zwar, dass ich Gewicht verloren hatte, allerdings machte ich keinen gesunden Eindruck. Meine Haut wirkte fahl und ich sah aus, als sei ich gerade aus dem Krankenhaus entlassen worden.

Inzwischen lief ich 55 bis 60 Meilen in der Woche. Das war ein deutlich geringeres Pensum als zu meinen besten Zeiten in den 1990ern. Damals pflegte ich sonntags 22 Meilen zu laufen, freitags 16 Meilen und dienstags und donnerstags 10 Meilen in hohem Tempo. An den anderen Tagen lief ich jeweils morgens und abends. So war ich auf insgesamt 100 Meilen in der Woche gekommen. Ich konnte 10-Meilen-Rennen mit einer Durchschnittszeit von unter sechs Minuten pro Meile laufen und bei langen Läufen schaffte ich die Meile unter 6:30 Minuten. Aber ich hatte mir vorgenommen, der Vergangenheit nicht länger nachzutrauern. Sie sollte keine Rolle mehr spielen, denn nun ging es darum, ein aktuelles Problem zu lösen.

Und so kam es, dass ich in jenem Oktober bei dem Halbmarathon in Los Angeles, einer sehr hügeligen Strecke, trotz aller Bemühungen erst nach enttäuschenden 1:37 Stunden ins Ziel kam. Ich hatte noch sechs Wochen Zeit, um endgültig in Form und unter die 1:30 Stunden zu kommen, um mein Ziel für 2010 zu erreichen. Aber die schmerzenden Knie waren ein klares Zeichen und die kommenden Wochen zeigten, dass sich aus dieser Verletzung chronische Probleme entwickeln konnten.

DER GEBROCHENE LÄUFER

Am 5. November 2010, zwei Wochen nach dem Halbmarathon in L.A., war ich in New York City, um den NYC Marathon mitzuverfolgen. Nach dem Besuch der begleitenden Ausstellung im Messezentrum ging ich zu einer U-Bahn-Station in der 50. Straße, als plötzlich ein stechender Schmerz in mein rechtes Knie fuhr. Mein Bein gab nach und zitterte, als ob alle Bänder und Sehnen, die mein Knie zusammengehalten hatten, sich mit einem Mal in Luft aufgelöst hätten. Es fühlte sich an, als wäre ich in ein Schlagloch getreten. Ich fasste mich jedoch wieder und tat den Vorfall als bedeutungsloses, zufälliges Phänomen ab, das keiner weiteren Beachtung bedurfte. Aber der Schmerz kehrte in Minutenabständen zurück, die sich im weiteren Tagesverlauf immer weiter verkürzten. Gegen Abend gab das Knie bei jedem zweiten Schritt nach. Und ich hatte an diesem Tag noch meinen Trainingslauf zu absolvieren.

Also suchte ich eine Drogerie auf und gab 50 Dollar für eine Kniebandage, Kompressionsbinden, Schmerztabletten und Kühlpacks aus. Zurück im Hotelzimmer kühlte ich mein Knie, bis es blau anlief, schlüpfte in meine Laufschuhe, legte die Bandage an und ging in den hoteleigenen Fitnessraum, um dort eine Einheit auf dem Laufband zu absolvieren. Mein Training sah einen Tempolauf vor, 25 Minuten bei 170 bis 175 Herzschlägen pro Minute. Beim Aufwärmen gab mein Knie mehrmals nach; ich stellte jedoch fest, dass es hielt, wenn ich meinen Fuß in einem bestimmten Winkel aufsetzte. Als ich beschleunigte, konnte ich mehrere Minuten ohne Probleme durchhalten. Ich beendete den Tempolauf und hakte ihn als erledigt ab.

In den folgenden Wochen kühlte ich mein Knie drei bis vier Mal am Tag und pausierte auch mehrere Tage, doch das Humpeln wurde trotzdem immer schlimmer. Meine Kollegen sahen mich besorgt an und erkundigten sich nach meinem Wohlbefinden, als ich mich im Großraumbüro vorsichtig an den Trennwänden zwischen den einzelnen Arbeitsplätzen festhielt und mich im Treppenhaus ans Geländer klammerte.

»Ist alles in Ordnung? Du wirst doch nicht an dem Lauf teilnehmen, oder?«

»Ach!«, antwortete ich und tat ihre Besorgnis mit einem Lachen ab. »Das Witzige ist, dass ich zwar kaum gehen kann, laufen aber schon. Ist doch seltsam!«

Vier Tage vor dem Rennen wollte ich vier Meilen laufen, schaffte aber keine 100 Meter. Mein rechtes Bein streikte. Ich wusste, dass das Ding für mich gelaufen war. Es sah ganz danach aus, als stünde demnächst eine Knieoperation an. Vielleicht würde ich eine Gelenkprothese bekommen.

Das Programm, an das ich mich gehalten hatte, war ein herkömmlicher periodisierter Trainingsplan nach Arthur Lydiard, einem mittlerweile verstorbenen neuseeländischen Trainer, dessen Ansatz die Grundlage so ziemlich aller Laufprogramme bildet, die zurzeit weltweit im Einsatz sind. Diese Methode sieht zunächst den Aufbau der aeroben Kapazität durch die Bewältigung eines vorgegebenen Laufpensums vor, das sich über zwölf Wochen oder länger erstreckt. Darauf folgt eine Phase des Berg- oder Krafttrainings, an die sich eine Tempophase auf der Aschenbahn anschließt und schließlich eine Rennphase. Meine Version begann mit vergleichsweise kurzen Umfängen, die allmählich auf ein Wochenpensum von 50 Meilen anstiegen und durch schnellere Läufe und Intervalleinheiten ergänzt wurden. Zwei- bis dreimal in der Woche absolvierte ich auch ein Workout zur Stärkung der Rumpfmuskulatur, bei dem ich Unterarmstütze und Übungen mit dem Gymnastikball ausführte. Ich hatte bei LA Fitness außerdem an einer Beinstreckmaschine trainiert, um mein rechtes Knie wieder in Schuss zu bringen. Darüber hinaus hatte ich Dehnübungen und Sit-ups gemacht. Und nun, nach neun Monaten konstanten, regelmäßigen Trainings, war ich nicht einmal in der Lage, auf einem ebenen Parkplatz 100 Meter weit zu laufen.

Ich wusste, dass Lydiards Ansatz funktionierte. 1991 hatte ich es mit dieser Methode schon einmal geschafft, einen Marathon in einem Tempo von 6:04 Minuten pro Meile zu bewältigen und nach 2:38 Stunden ins Ziel einzulaufen. Ganz zu schweigen davon, dass in den letzten 50 Jahren so ziemlich jeder Langstreckenläufer von Rang und Namen eine Abwandlung des Lydiard'schen Ansatzes (oder den Ansatz selbst) erfolgreich angewandt hatte. Diese Trainingsform ist ohne Frage die erfolgreichste Trainingsmethode bei Langstreckenläufern in der jüngeren Vergangenheit.

Aber was in den 1990ern für mich gut funktioniert hatte, war plötzlich unbrauchbar geworden. Mein Bewegungsapparat ließ eine Ausführung des Programms schlichtweg nicht mehr zu.

»Das Leben ist kurz. Das Leben ist hart«, sagt Bruce Denton, eine Romanfigur in *Cassidys Lauf* von John L. Parker jr. In der Geschichte ist Denton ein ehemaliger Olympiasieger über die Fünf-Kilometer-Distanz, der sich seine Goldmedaille durch ein rigoroses, intensives Training erarbeitet hatte, das auf nichts Rücksicht nahm, einschließlich des unvermeidlichen körperlichen Zusammenbruches, der gemeinhin auf permanentes Übertraining folgt. »Laut Denton ging es darum«, berichtet der Erzähler, »sein Ding knallhart durchzuziehen, dementsprechend vertrat er die Auffassung, man müsse all die kleinen Stolpersteine ignorieren, die das Leben einem in den Weg legt; alles von Todesfällen in der Familie bis hin zu Darmkrebs.« Denton beginnt als Trainer zu arbeiten, nachdem er seine Achillessehne durch das viele Laufen dauerhaft ruiniert hat. In dem Roman *Again to Carthage* (»Wieder nach Carthago«), ebenfalls von Parker, ist dieselbe Figur schließlich nicht mehr in der Lage zu laufen und hat sich darauf verlegt, Mountainbike zu fahren.

Das ist ein Schicksal, das viele disziplinierte Langstreckenläufer ereilt, vor allem jene, die ihren Sport über viele Jahre hinweg praktizieren und die irgendwann einmal Verletzungen am Bewegungsapparat erleiden. Verschleißerscheinungen sind praktisch unvermeidlich.

Ich hatte auch *Born to Run* gelesen, Christopher McDougalls Bericht über die Laufkultur der Tarahumara-Indianer, und fand es überaus interessant. McDougall behauptet, dass die Entwicklung des modernen Laufschuhs mit hoher Fersensprengung und verschiedenen Technologien zur Bewegungskontrolle zu einem Großteil für die vielen Verletzungen verantwortlich ist, an denen US-amerikanische Breitensportler mittlerweile häufig leiden. Sportartikelhersteller Nike bekommt dabei das meiste Fett weg.

In *Born to Run* berichtet McDougall von einer Wandlung, die er selbst durchlebt hat, als er sich auf einen bewusst einfach gehaltenen Laufschuh umstellte (er arbeitete außerdem auch an seiner Technik, Kraft und Ernährung). Der Gedanke, dass modernes Schuhwerk die Ursache meiner Abwärtsspirale gewesen sein könnte, brachte mich ins Grübeln; vielleicht hatten meine Schuhe zu einem schlechten Laufstil geführt, der meinen Körper zu einem unnatürlichen Bewegungsablauf gezwungen und ihn so zerstört hatte. Allerdings glaubte ich nicht, dass ich auf demselben Weg wie McDougall meine Läuferkarriere wiederaufnehmen konnte. Dem Tenor des Buches folgend hatte ich versucht, in Neutral- und Minimalschuhen zu laufen und meinen Laufstil durch zusätzliches Training der Rumpfmuskulatur und die Korrektur meiner Technik zu verbessern. McDougall war am Ende des Buchs in der Lage, im tiefsten Mexiko einen Ultramarathon zu laufen. Ich schaffte nicht einmal einen Halbmarathon auf Asphalt.

Ich war verzweifelt. Und bereit, alles auszuprobieren.

Damals wusste ich noch nicht, dass ich für CrossFit geradewegs prädestiniert war.

IST DAS ETWAS FÜR MICH?

Anfang 2010 trainierte ich auf einem Laufband in einem Studio von LA Fitness in Mira Mesa, einem Stadtteil von San Diego, in dem viele Unternehmen beheimatet sind, die sich auf Biotechnologie und Genforschung spezialisiert haben. Ich benutzte das Gerät, weil der Gummiuntergrund wesentlich weicher war als Asphalt und die Stöße beim Aufprall abfederte, wodurch ich länger laufen konnte. Die Laufbänder standen im zweiten Stock des Fitnessstudios, in dem Fernseher an der Decke montiert waren, die Kabelsendungen ausstrahlten, und in der Hauptetage, wo Sportler an Kraftstationen trainierten.

Eines Tages erschien eine neue Personal Trainerin auf der Bildfläche. Sie war klein und hatte die Figur einer Turnerin - mit durchtrainierten Armen, Schultern und Beinen. Ihre Oberschenkelrückseite glich einem gespannten Bogen. Kurzum: Sie sah aus, als habe sie einiges auf dem Kasten. In der Regel lief die Kundenbetreuung bei LA Fitness so ab, dass einheitlich gekleidete Mitarbeiter ihre Klienten von einer Maschine zur nächsten führten. Das Workout ging mit zahlreichen Pausen und Gesprächen einher, die auch dann geführt wurden, wenn der Kunde gerade mit Schulterdrücken, Rudern oder Beinstrecken beschäftigt war. Doch die neue Trainerin würdigte die Maschinen keines Blickes. Sie trainierte in einem freien, mit Teppich ausgelegten Bereich in der Nähe des Empfangstresens. Ihr Klient war ein Mann mittleren Alters in weißem T-Shirt und grauen Shorts. Er hatte ein knallrotes Gesicht und keuchte heftig, während seine Trainerin um ihn herum schritt und ihm Anweisungen zubellte - so ähnlich wie ein Feldwebel einen Gefreiten anbrüllt, der einen Befehl nur zögerlich ausführt, oder ein Ringertrainer seine Sportler mit anspruchsvollen Übungen an ihre Grenzen bringt.

Sie begann mit Burpees, dann folgten Sit-ups, Seilhüpfen und andere seltsame Dinge, die ich noch nie zuvor gesehen hatte. Ihr Klient rannte zu einer Wand, ging dort in die Hocke und schleuderte einen Medizinball so gegen die Mauer, dass er in seine Arme zurückprallte. Immer wenn die Kräfte des Mannes nachließen oder er langsamer wurde, legte die Trainerin nach und stachelte ihn weiter an. Ihr Ziel war offensichtlich, ihn an seine Leistungsgrenzen zu bringen und möglichst lange dort zu halten. Zwischen den einzelnen Übungssätzen gab es keine Pausen oder Unterbrechungen. Sie ließ nicht locker und trieb ihn immer wieder an. Innerhalb von sieben Minuten war der arme Kerl völlig fertig – er stützte sich mit den Händen auf den Knien ab, taumelte und rang nach Luft. Und das war's; das Training war beendet. Sie redete eine Weile mit ihm, dann dehnte er sich ein wenig und ging.

Nach meiner Laufeinheit suchte ich die Trainerin auf und fragte sie, was sie da tat. Sie gab mir einen Ausdruck eines Newsletters namens *CrossFit Journal*, der von einer Internetseite namens CrossFit.com stammte.

CrossFit.com sollte das Schlüsselloch sein, durch das ich zum ersten Mal einen Blick auf eine Art Geheimbund von Fitnessbegeisterten erhaschen konnte. Videoclips auf der Seite zeigten durchtrainierte, tätowierte Männer und Frauen mit ansehnlichen Bauchmuskeln, die Handstandliegestütze ausführten, auf hohe Kisten sprangen und wie Gewichtheber schwere Hanteln über den Kopf stemmten, Seile hochkletterten und Übungen an Turnringen absolvierten. Dabei trainierten sie nicht in riesigen, chromglänzenden Fitnesstempeln, sondern in Garagen, Hinterhöfen und verlassenen Industrieanlagen.

Monate später, nachdem mein Knie praktisch völlig unbrauchbar geworden war und ich mich schon auf dem Operationstisch liegen sah, begann ich, ausgiebiger auf CrossFit.com zu surfen. Ich saß mit Schmerzen in meinem Büro und versuchte, mir einen Reim auf das zu machen, was ich auf der Website sah. Es tat schon weh, aufzustehen und ans andere Ende des Gebäudes zu gehen. Ich sah mir den ausgedruckten Newsletter etwas genauer an, den die Trainerin mir zugesteckt hatte. Er enthielt einen Artikel mit der Überschrift »Grundlagen«. Eine Passage zog sofort meine Aufmerksamkeit auf sich. Dort hieß es: »Unser Ansatz entspricht den Trainingsprogrammen der besten und größten Universitäts- und Profiteams. CrossFit will die neuesten Trainingstechniken der allgemeinen Öffentlichkeit und Sportlern zugänglich machen, die sonst keinen Zugang zu den neusten technischen Errungenschaften, Forschungsergebnissen und Trainingsmethoden haben.«

In einem Abschnitt mit der Überschrift »Ist das etwas für mich?« stand Folgendes: »Auf jeden Fall! Ihre Bedürfnisse und die eines Olympioniken unterscheiden sich nur in der Intensität. Energie, Kraft, Ausdauer, Beweglichkeit, Koordination und Balance spielen nicht nur für internationale Spitzensportler eine wichtige Rolle, sondern auch für unsere Großeltern.«

Es gab einmal eine Zeit, in der ich das ganze Gerede um Cross-Fitness als Blödsinn abgetan hätte. Aber meine Knie brannten höllisch und ich hatte das Gefühl, dass auch mein Rücken demnächst streiken würde. Gerade hatte ich meine Teilnahme an dem Halbmarathon im Dezember abgesagt, weil ich nicht mehr fähig war zu laufen. Ich konnte mich nicht daran erinnern, wann ich mich zuletzt als echter Sportler gefühlt hatte. Es war vielleicht alles Blödsinn und damals nahm ich das auch an. Aber gleichzeitig wusste ich, dass ich nichts zu verlieren hatte und ich es mir zumindest einmal ansehen konnte.

Die erste Frage, auf die ich eine Antwort haben wollte, war: Was ist CrossFit?

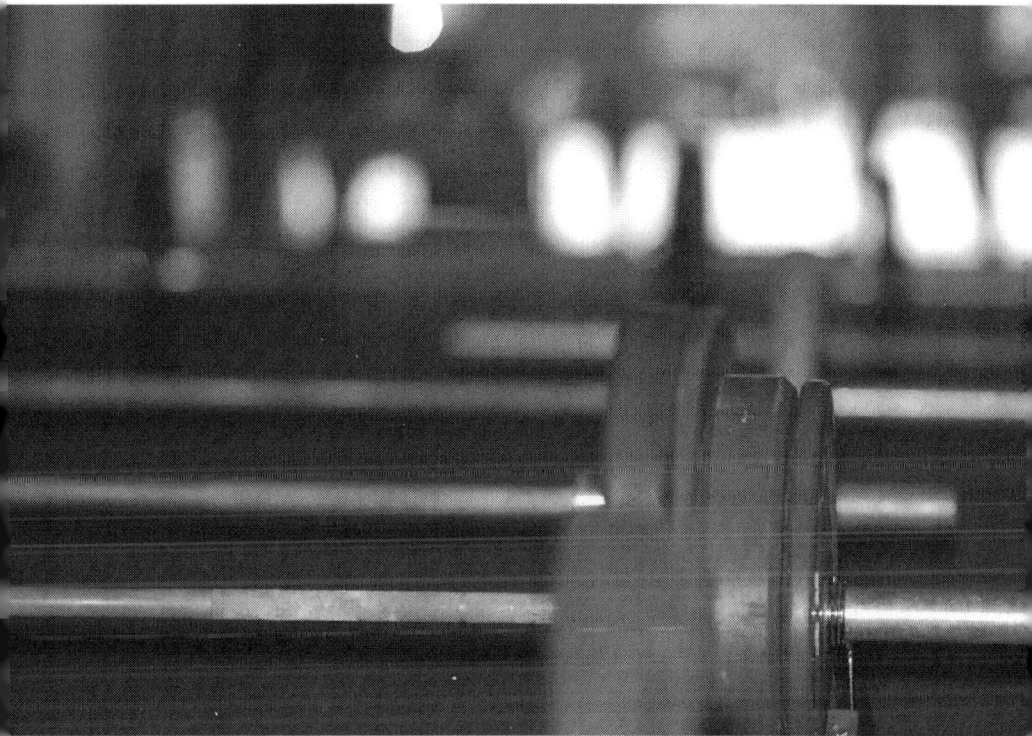

DAS UNBEKANNTE UND DAS UNWÄGBARE 2

CROSSFIT – WAS HAT ES DAMIT AUF SICH?

ENDE DER 1990ER WAR JIM BAKER DIREKTOR EINER SCHULE IN SANTA CRUZ County. In seiner Freizeit trainierte er in einer Einrichtung, die damals als Spa Fitness Center bekannt war und an der 41. Avenue in Capitola lag. Eines Tages unterhielt er sich mit einem der dort angestellten Personal Trainer über Fitness. Es handelte sich um einen ehemaligen Turner, der von Los Angeles nach Santa Cruz gezogen war. Sein Name war Greg Glassman. Um seinen Standpunkt zu verdeutlichen, fragte Glassman Baker, ob er eine Kniebeuge ausführen könne - ohne zusätzliche Gewichte, Langhantelstange oder sonstige Hilfsmittel. Eine einfache Kniebeuge - man muss hierfür lediglich tief in die Knie gehen. Baker sah keinen Sinn in dieser Übung, denn seine Vorstellung von Beinmuskeltraining war durch die Kraftstationen geprägt, die damals wie heute in Fitnessstudios eine feste Institution sind. Er war es gewohnt, Geräte zu benutzen, die bestimmte Bewegungsabläufe vorgaben, etwa Beinstrecken, Beinpressen, Beincurls, Hüftabduktionen und -adduktionen, Wadenheben und so weiter.[1]

Baker war damals Anfang 50 und relativ unbeweglich - ein Zustand, der sich durch einen Motorradunfall zusätzlich verschlechtert hatte. Das wurde

1 Die Informationen über Glassman in diesem Kapitel wie auch alle seine Zitate sind Quellen aus dem Internet entnommen, unter anderem den Video-Archiven des *CrossFit Journal* und von ihm selbst verfassten Fachartikeln. Ich traf Glassman einmal, am 5. April 2012, führte damals aber kein richtiges Interview. Die Vorträge, die Glassman vor Inhabern von CrossFit-Boxen gehalten hat, lassen erkennen, dass er nicht daran interessiert ist, durch Öffentlichkeitsarbeit für seine Sache zu werben. Zwar hat er in der Vergangenheit einigen Journalisten Interviews gegeben, doch zurzeit scheint er die Auffassung zu vertreten, dass es ausreicht, die Fragen der Medienvertreter im *CrossFit Journal* zu beantworten. Es gibt mehrere Stunden Videomaterial, in dem Glassman eine Vielzahl von Themen rund um CrossFit bespricht, und er ist ein hervorragender Redner. Es ist offensichtlich, dass Glassman keine Standesdünkel hat, wie so mancher Firmenchef sie gerne pflegt. Dies spiegeln auch die angeführten Zitate wider. Im Buch vorkommende Zitate, die auf andere Quellen wie etwa Jim Baker zurückgehen, stammen aus Interviews, die entweder persönlich, telefonisch oder per E-Mail stattfanden.

schnell offensichtlich, als Baker bei dem Versuch, eine Kniebeuge auszuführen, nur einige Zentimeter weit nach unten kam und dann an seine Grenzen stieß. »Ich kam nicht wieder hoch«, erinnert sich Baker. »Der Coach musste mich an der Hose hochziehen.«

Baker und seine Frau Deb schlossen sich Glassmans wachsender Klientel im Studio an, zu der auch Eva Twardokens gehörte - oder Eva T, wie sie oft genannt wird -, eine international erfolgreiche Skirennfahrerin und Olympia-Teilnehmerin. Die Bakers erkannten schnell, dass Glassman im Spa Fitness Center als unangepasster Querdenker galt. Seine Trainingsmethoden unterschieden sich deutlich von der herkömmlichen Vorgehensweise, die andere Personal Trainer nicht nur im Spa, sondern praktisch überall sonst praktizierten. Glassman war dafür bekannt, dass er die Methoden in Fitnesseinrichtungen auf den Kopf stellte und die chromglänzenden Geräte mied, die Tausende von Dollar gekostet hatten, mit der neuesten Technik ausgestattet waren und hohen ergonomischen Komfort boten. Stattdessen verwendete er lieber freie Hanteln oder andere Hilfsmittel, die er von zu Hause mitbrachte, beispielsweise ein Paar Turnringe.

Die Art und Weise, wie Glassman diese einfache Ausrüstung bei seinen Klienten einsetzte, stieß bei den Verantwortlichen der Studios auf keine große Gegenliebe. Statt des herkömmlichen Widerstands- bzw. Zirkeltrainings, das von einer Kraftstation zur nächsten führte, oder Cardioeinheiten mit langer Belastungsdauer bei geringer oder mittlerer Intensität, die im Ausdauerbereich auf Laufbändern oder Ergometern stattfanden, erstellte Glassman hochintensive Workouts, die sich aus vielen verschiedenen Disziplinen und Elementen zusammensetzten: einfachen Turnübungen, klassischem Kraftdreikampf, Gewichtheben, Sprints, Rudern bis zum Muskelversagen, Kastensprüngen und neuartigen Kraftübungen, bei denen seine Kunden auf ungewöhnliche Weise Kurzhanteln schwangen. Glassmans Klienten sprangen, stemmten und wirbelten in einem bahnbrechenden Tempo umher.

Eines Tages feilte Twardokens unter Glassmans Aufsicht an ihrer Technik im Gewichtheben und riss eine schwere Langhantel in die Höhe. Wie es bei solchen Maximalkraftübungen vorkommen kann, misslang der Versuch und Eva musste die Langhantel notgedrungen aus großer Höhe fallen lassen. Die

Stange und die Gewichtscheiben fielen geräuschvoll zu Boden und riefen die Studioleitung auf den Plan. »Das war der Tropfen, der das Fass zum Überlaufen brachte«, erinnert sich Baker. Glassman und seine Frau Lauren, die ebenfalls Trainerin war und nach seiner unkonventionellen Trainingsmethode unterrichtete, wurden entlassen.

Baker war gerade bei der Arbeit, als Glassman ihn anrief, um ihm die Nachricht zu überbringen. Für Glassman kam die Kündigung nicht überraschend - er war in der Gegend von Los Angeles aus demselben Grund schon aus mehreren anderen Fitnessstudios geworfen worden. Aber in Südkalifornien gibt es eine unerschöpfliche Fülle an Studios. Wenn man aus dem einen herausfliegt, packt man seine Sachen und geht einige Kilometer weiter zum nächsten. Santa Cruz hatte wesentlich weniger Einwohner als L.A. County und bot daher weniger Auswahlmöglichkeiten. Als Glassman Baker anrief, spielte dieser gerade mit einer neuen Kreditkarte, die er zuvor mit der Post erhalten hatte. Baker schlug Glassman vor, sein eigenes Studio zu eröffnen. »Ich habe hier eine neue Visa-Karte«, sagte er. »Du könntest dir damit etwas Zubehör kaufen und dein eigenes Geschäft aufbauen.«

»Schon damals hatte Greg diese Vision«, erzählt Baker, wenn er an die Geschichte zurückdenkt. »Er sagte: ›Wir werden die Art und Weise verändern, wie Menschen Fitness wahrnehmen.‹ Eine klare Ansage. Aber zu dieser Zeit sah die Realität noch ganz anders aus: Er lebte mit Lauren in einer kleinen Wohnung in Santa Cruz. Ohne Auto und nun auch noch ohne Job. Ich wusste, dass Greg entweder ein Genie war oder völlig wahnsinnig ... oder vielleicht beides zusammen. Aber wir fassten den Entschluss, ihm zu folgen.«

»SCHON DAMALS HATTE GREG DIESE VISION«, ERZÄHLT BAKER, WENN ER AN DIE GESCHICHTE ZURÜCKDENKT. »ER SAGTE: ›WIR WERDEN DIE ART UND WEISE VERÄNDERN, WIE MENSCHEN FITNESS WAHRNEHMEN.‹«

Glassman kaufte einige Kurzhanteln, eine Langhantel sowie ein Rudergerät und mietete einen 37 Quadratmeter großen Eckbereich in Claudio Françás Brazilian-Jiu-Jitsu-Studio. Viele seiner Klienten gingen mit ihm. Glassman stellte seinen Wecker auf 4 Uhr morgens, wachte aber in der Regel schon viel früher auf - aus Angst, das Klingeln nicht zu hören. Er frühstückte hastig und fuhr im Dunkeln mit dem Fahrrad zur Arbeit, selbst bei Regen. Von 5 Uhr morgens bis in den Abend trainierte er mit seinen Klienten, sein Unternehmen fing an zu wachsen und die Glassmans machten sich auf die Suche nach größeren Räumlichkeiten, bis sie schließlich am 2851 Research Park Drive im Osten von Santa Cruz die ersten CrossFit Headquarters einrichteten - auf einer Fläche, die in Größe und Anmutung stark an eine Einzelgarage erinnerte. Aber diesmal gehörte sie ihnen allein.

Es sprach sich schnell herum, dass es ein neues Studio gab, das mit einer extremen Trainingsmethode extreme Ergebnisse hervorbrachte. Ein Großteil des Trainings fand auf dem kleinen Parkplatz vor dem Studio statt oder bestand aus Sprints zu einer nahe gelegenen FedEx-Station. Es kam immer mehr Kundschaft. Die CrossFit HQ übernahmen den angrenzenden Raum und waren nun etwa so groß wie eine Doppelgarage.

2002 begann Glassman Seminare zu halten, um anderen Menschen sein Vorgehen näherzubringen. Und CrossFit fing an, kostenlose Workouts ins Internet zu stellen. Ein Online-Magazin wurde gegründet, man postete kurze Videoclips und einige von Glassmans Schülern eröffneten eigene CrossFit-Studios. Im Jahr 2005 gab es 13 solcher Ableger. 2012 waren es schon über 4000. Die Internetseite CrossFit.com zählt inzwischen 150 000 Besucher am Tag.

DIE DEFINITION VON CROSSFIT

Was war denn nun Glassmans Vision? Und was ist CrossFit eigentlich? Ist es eine Fitnessrevolution, die eine neue Ära einläutet? Ja. Ist es ein Vorstoß in die milliardenschwere Fitnesscenter-Branche, bei dem fast alles anders ist als bei anderen Methoden? Wieder ja. Ist es ein Fitnesskonzept mit Workouts, die einen umbringen können, wenn man sie wie vorgeschrieben ausführt? Nun, ja. Ist es ein Webportal, auf dem man kommunizieren und soziales Netzwerken betreiben kann? Zweifellos.

Und mehr noch: CrossFit ist ein hochintensives Trainingsprogramm, mit dem man in sehr kurzer Zeit erstaunliche Ergebnisse erzielen kann. Es ist eine Plattform, die es einer neuen Generation narzisstischer Muskelpakete ermöglicht, das Netz mit Bildern und Videos zu überfluten, die man als »Fitnesserotik« bezeichnen könnte. Es ist eine ungewöhnliche Kombination aus Training, Ernährung und moralischer Unterstützung, die schon so manches Leben gerettet hat. Es ist ein loser Zusammenschluss von Fachleuten aus verschiedensten Sportarten wie Turnen, Gewichtheben und Laufen. Es ist die geniale Erfindung eines charismatischen Gurus, der sich viel selbst beigebracht hat, der über ein erstaunliches Wissen in den Bereichen Mathematik, Biologie und Physiologie verfügt und der, wie er selbst sagt, »verdammt überheblich« ist. Und es ist eine Bewegung mit einer durchgeknallten, kultgleichen Anhängerschaft, die T-Shirts kauft und untereinander tauscht, wie andere Menschen Briefmarken sammeln. Es ist ein im Fernsehen übertragenes Großereignis mit ausgezeichneten Spitzensportlern und gleichzeitig eine technikfeindliche, verschworene Gemeinschaft, die für viele ihrer Mitglieder beinahe religiösen Charakter hat.

Glassmans Vision ist auf ein Erlebnis zurückzuführen, das er als zehnjähriger Junge hatte. Er wuchs im San Fernando Valley in Kalifornien auf - »in einer Familie von Raketentechnikern, die in einem Viertel voller Raketentechniker lebte« - und bekam manchmal ungewöhnliche Hausaufgaben von seinem Vater, einem Ingenieur, der an der Entwicklung von Waffensystemen beteiligt war, die in Kampfflugzeugen eingesetzt wurden. Eines Tages gab ihm sein Vater ein Mikrometer und einen Sack mit Nägeln, auf dem »1000 Nägel« stand. Er trug Greg auf, jeden Nagel auf ein Tausendstel Zoll genau abzumessen und die Längendifferenz grafisch darzustellen. Damit wollte er ihm etwas über Datenerhebungen und Statistik beibringen. »Ich hasste meinen Vater dafür«, sagt Glassman. Diese Aufgabe schien langweilig und überflüssig zu sein. Aber am Ende der Tortur stellte er erstaunt fest, dass er eine Kurve erhielt, wie sie in der Abbildung auf Seite 35 dargestellt ist.

Es war eine Gaußsche Kurve, auch bekannt als Glockenkurve, eine Normalverteilung - ermittelt aus einem Sack mit Nägeln, die im Durchschnitt 1¾ Zoll lang waren. »Das war ein einschneidendes Erlebnis für mich«, sagt Glassman heute. »Mit einem Mal war alles sonnenklar und es schien, als offenbare sich mir die Struktur des gesamten Universums, so wunderbar einfach und elegant, und das allein durch scharfe Beobachtung und sorgfältige Messung.« Das Experiment zeigte Glassman, dass er sich kein vorschnelles Urteil bilden durfte und seine Vermutungen stets durch seine eigenen Beobachtungen und Experimente untermauern musste. Außerdem lernte er, die Ansichten und Methoden anderer kritisch zu hinterfragen, wenn sie keine überzeugenden Daten vorzuweisen hatten.

DARSTELLUNG EINER GLOCKENKURVE

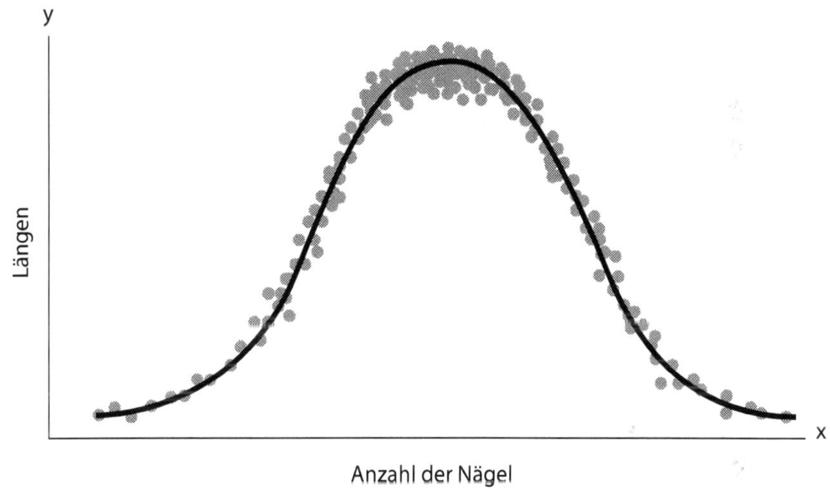

Glassman war ein sehr neugieriger junger Mann und experimentierte gern, wenn es darum ging, ein Problem zu lösen. 1971 war er ein hoch motivierter Schulturner, der allerdings nicht das ganze Jahr hindurch Zugang zur Turnhalle hatte. Seine Königsdisziplin waren die Ringe - zwei Holzringe, die mit Riemen an einer Metallkonstruktion befestigt sind und für Übungen verwendet werden, die enorme Muskelkraft im Oberkörper fordern. Beim Kreuzhang zum Beispiel hängt der Sportler in der Luft und hält die Arme mindestens zwei Sekunden seitlich ausgestreckt. Aber Glassman wollte außerhalb der Wettkampfsaison nicht nur seine Kraft aufbauen und stärker werden, sondern auch seine Muskelausdauer verbessern, die in seiner Sportart so wichtig ist.

Eine sauber ausgeführte Kür, beispielsweise eine zweiminütige Choreografie am Doppelbarren, die aus Figuren wie dem Handstand, Überschlag und der Stemme besteht, ist eine elegante Demonstration von Kraft, Explosivität und Beweglichkeit. Aber auch die allgemeine Ausdauer und vor allem die

Kraftausdauer spielen hierbei eine Rolle. Diese Eigenschaften sind für den Laien vielleicht nicht offensichtlich, weil es zu den großen Herausforderungen eines Wettkampfturners gehört, jede noch so anstrengende Übung möglichst mühelos aussehen zu lassen. Um Punktabzüge zu vermeiden, muss ein Turner seine Kür so absolvieren, dass der Zuschauer nicht ahnt, welche enorme Kraftausdauer die Choreografie erfordert. Nach außen hin wirkt er gefasst, aber die Muskelbeanspruchung und der Kraftaufwand bei einer zweiminütigen Bewegungsfolge am Doppelbarren oder an den Ringen sind beachtlich.

GLASSMAN STREBTE NACH DEM UNWOHLSEIN, DAS SICH NACH ANAEROBEN BELASTUNGEN EINSTELLT. ER WOLLTE SEINE AUSDAUER VERBESSERN, SODASS ER MÜHELOS AN DEN RINGEN TURNEN KONNTE, ALS WÄRE ES NICHTS WEITER ALS EIN KARTENTRICK.

Als Jugendlicher wollte sich Glassman zunächst lediglich für die Wettkampfsaison in Form bringen. Da ihm außerhalb der Saison der Zugang zur Schulturnhalle verwehrt blieb, fragte er sich, ob ihm Krafttraining weiterhelfen würde. Sein Vater begleitete dieses Experiment und fuhr den Familienwagen Baujahr 1963 aus der Garage, die fortan als Kraftraum diente. Die erste Investition waren ein Satz Hanteln aus dem Versandkatalog, der 19,95 Dollar kostete, sowie eine Klimmzugstange, die in einen Türrahmen geschraubt wurde. Der Hantelsatz bestand aus blauen Plastikkurzhanteln, die mit Beton gefüllt waren, einer Langhantel sowie einer Broschüre, die Übungsanleitungen enthielt.

Nachdem der junge Glassman die Broschüre gelesen und Übungen wie den Bizepscurl ausprobiert hatte, war er enttäuscht. Die Anstrengung war nichts im Vergleich zu einer Minute am Doppelbarren. »Ich brauchte etwas, was mich in die Knie zwang und nach Luft ringen ließ, so wie die Übungen an den Ringen.« Er wollte außerdem die komplexen Bewegungsabläufe simulieren, die im Turnen vorkamen, und eine Übung wie der Curl, bei dem man nur den Bizeps trainierte, erfüllte diesen Zweck nicht. Glassman strebte nach dem Unwohlsein, das sich nach anaeroben Belastungen einstellt. Er wollte seine Ausdauer verbessern, sodass er mühelos an den Ringen turnen konnte, als wäre es nichts weiter als ein Kartentrick.

Glassman fing an, eigene Übungen zu erfinden, und kombinierte sie mit Turnübungen, die nur das Körpergewicht als Widerstand nutzten und für die der Platz in seiner Garage ausreichte. Mit der Langhantel auf den Schultern, vor der Brust, ging er möglichst tief in die Hocke und schnellte dann empor. Dabei drückte er das Gewicht nach oben, bis seine Arme völlig gestreckt waren. Es war im Grunde eine Mischung aus einer Frontkniebeuge und Frontdrücken. »Damit war der Thruster geboren«, sagt er. Zehn Thruster in Folge gaben ihm genau das Gefühl, nach dem er gesucht hatte.

Mit der bestückten Langhantelstange führte Glassman eine unregelmäßige Folge an Übungswiederholungen aus: 21, 15, 9. Er wollte die Belastung einer Choreografie an den Ringen möglichst realistisch simulieren und absolvierte hierzu das folgende Workout so schnell wie möglich:

21 Thruster
21 Klimmzüge
15 Thruster
15 Klimmzüge
9 Thruster
9 Klimmzüge

Nach dem letzten Klimmzug übergab sich der erschöpfte Glassman auf den Garagenboden. Der folgende Moment lässt die spätere Karriere des jungen Turners als Personal Trainer bereits erahnen, denn er zog umgehend los, noch immer sein mit Erbrochenem beschmutztes T-Shirt am Leib, um einen Freund aufzusuchen, der in der Nähe wohnte und in derselben Schulmannschaft war. Er konnte seinen neugierig gewordenen Teamkollegen dazu überreden, mitzukommen und das Workout in der Garage zu wiederholen. Diesmal übergaben sich beide.

Glassman zufolge hat sich das Herzstück von CrossFit aus diesem ersten Workout heraus entwickelt, auf das er per Zufall gestoßen war und das bei ihm jenen reproduzierbaren Brechreiz verursacht hatte. Dabei gefiel ihm besonders, dass es ihn in derselben Verfassung zurückließ wie sonst nur ein anstrengendes Turntraining oder, wie Polizeibeamte später bemerkten, wie eine lange Verfolgungsjagd, die in einem Kampf endet. Es vermittelte dem Sportler das starke Unbehagen einer anaeroben Belastung, die man für gewöhnlich mit einem starken Trainingseffekt assoziiert.

Seit den 1990ern häufen sich die Forschungsergebnisse, die das Konzept von HIIT, »High Intensity Interval Training«, unterstützen und es als eine Übungsform identifizieren, die langsamen, längeren, aeroben Trainingsansätzen überlegen ist. HIIT-Training kurbelt die Fettverbrennung an, führt zu einer verstärkten Ausschüttung von Wachstumshormonen, verringert Entzündungsreaktionen auf Zellebene und erhöht die Leistungsfähigkeit. Was für eine Wirkung hochintensive Intervalle auf die sportliche Leistung haben können, wurde beispielsweise in einer Studie dargelegt, die 2005 im *Applied Journal of Physiology* erschien. Sie beschrieb einen Versuch, bei dem acht Testpersonen im College-Alter – die sich selbst als Freizeitsportler bezeichneten – über einen Zeitraum von zwei Wochen einem Intervalltraining ausgesetzt wurden. Sechs Testpersonen konnten in dieser Zeit ihre Ausdauerleistung verdoppeln (was gemessen wurde, indem man sie Fahrrad fahren ließ, bis sie erschöpft abbrachen). Bei CrossFit werden praktisch alle Workouts in Intervallform oder auf Zeit ausgeführt, doch die eingesetzten Verbundübungen (und Kombinationen verschiedener Übungen) wechseln täglich.

Das Workout, bei dem Thruster und Klimmzüge jeweils 21, 15 und 9 Mal wiederholt werden, gilt in der CrossFit-Welt auch heute noch als das bekannteste Workout. Wie alle Benchmark-Workouts (standardisierte Workouts, die einen weltweiten Leistungsvergleich zwischen CrossFittern ermöglichen) hat es einen Namen: »Fran«. Glassman fing an, seinen Workouts Namen zu geben, weil er es einfacher fand, die Details eines Trainingsprogramms nur einmal zu erklären und sich dann mit dem Namen darauf zu beziehen. »Es dauert jedes Mal fünf Minuten, das Ding zu erklären«, sagt Glassman in einem Video auf CrossFit.com. »Darauf hatte ich keine Lust. Ich wollte das Workout nur einmal erklären und es dann einfach bei seinem Namen nennen.« Auf die Frage, warum die Benchmark-Workouts Frauennamen haben, erwiderte Glassman: »Ich dachte, dass alles, nach dem man auf dem Rücken liegt, dumpf in den Himmel starrt und sich fragt: ›Was zum Teufel ist da gerade passiert?‹, einen Frauennamen verdient hat. ... Wenn Hurrikans, die ganze Städte verwüsten, einen Namen bekommen, warum dann nicht auch Workouts, die einen ähnlichen Effekt haben?«

Fran hat in der CrossFit-Gemeinde einen so legendären Status, dass das beliebteste T-Shirt unter CrossFittern den Aufdruck »For a good time, call Fran: 21-15-9« trägt.

DIE DEFINITION VON FITNESS

Glassman entwickelte sich zu einem hervorragend trainierten Sportler, der aber eine seltsame Kombination verschiedener Interessen verfolgte. Er war immer noch ein leidenschaftlicher Turner und Radfahrer, hatte jetzt aber auch Gefallen am Krafttraining gefunden. »Es war durchaus möglich, dass jemand in einer Disziplin besser war als ich, aber in den anderen beiden konnte ich ihn dann trotzdem noch fertigmachen«, sagt er. Im Alter von 16 Jahren hatte Glassman bereits angefangen, als Trainer zu arbeiten, und vermittelte Leichtathleten grundlegende turnerische Fähigkeiten, mit denen sie ihre Explosivität verbessern konnten.

Er lebte damals in der Nähe des Bodybuilding-Mekkas Gold's Gym am Venice Beach, einem Ort, an dem die weltbesten Bodybuilder trainierten (allen voran Arnold Schwarzenegger). Es war nicht zuletzt dieser Tatsache zu verdanken, dass er eines Tages eine wegweisende Erkenntnis gewann: Nur weil Bodybuilder wie Spitzensportler *aussahen*, hieß das noch lange nicht, dass sie auch welche *waren*. Glassman erkannte, dass all die Muskelmasse und -definition, die sich durch das Bodybuilding am Gold's Gym erreichen ließ, nur oberflächlicher Natur war. Vielleicht machte man auf diese Weise Karriere als Model für Bademode, aber man war deshalb noch kein Spitzensportler.

Glassmans trotzige Haltung verfestigte sich in seiner College-Zeit, als er eine Leidenschaft für Mathematik und Physik entwickelte, parallel dazu aber auch Literaturwissenschaft studierte. Zu der Zeit, als in den USA die Fitnessstudios wie Pilze aus dem Boden schossen, hatte Glassman bereits genug Wissen angesammelt, um die Methoden zu hinterfragen, mit denen dort gearbeitet wurde. Dabei war ihm nicht entgangen, dass zwischen den Fitnessgeräte-Herstellern wie Nautilus, Universal, Cybex usw. ein regelrechtes Wettrüsten entbrannt war. Bald stellte Glassman den Sinn von Maschinen, mit denen man lediglich einzelne Muskeln isoliert trainieren konnte, grundsätzlich in Zweifel. Aus seiner Sicht konnte eine Bizepsmaschine mit Ketten- oder Riemenantrieb, die Tausende von Dollars kostete und Hunderte von Kilos wog, in puncto Trainingseffekt einer gerade mal 15 Dollar teuren Klimmzugstange nicht annähernd das Wasser reichen.

Glassman hatte in seinem Fran-Workout ein riesiges Potenzial erkannt, das er nun unbedingt ausschöpfen wollte. Erst einmal musste er sich allerdings jede Menge Unsinn anhören, den nicht zuletzt die Sportwissenschaft selbst in Umlauf gebracht hatte. Wenn Sport, Fitness und Gesundheit eine Wissenschaft sind, überlegte sich Glassman, wäre es zunächst einmal wichtig, sich auf ein einheitliches Fachvokabular zu einigen. Was ist »Fitness«, was »Gesundheit«?

Glassman suchte nach präzisen Definitionen - so präzise, dass sie der kritischen Überprüfung durch einen Ingenieur oder Physiker standhalten würden. Er ging die Definitionen durch, die verschiedene sportwissenschaftliche Institutionen vorlegten, wie beispielsweise das American College of Sports Medicine, aber alles schien sehr weit gefasst und vage (Gesundheit wurde beispielsweise als »die Abwesenheit von Krankheit« definiert). Es schien, als wäre den Vätern dieser Definitionen vor allem daran gelegen gewesen, es möglichst allen recht zu machen - oder als hätten sie Vertreter der verschiedensten Disziplinen wie Yoga, Laufen, Gewichtheben, Aerobic und Step-Aerobic in einen Tagungsraum bestellt und sie erst dann wieder gehen lassen, nachdem sie sich auf eine Definition geeinigt hatten, der jeder sich anschließen konnte.

Glassman kam zu dem Schluss, dass ein Personal Trainer ohne eine brauchbare Definition kein klares Ziel vor Augen haben und die Leistungsentwicklung seines Klienten nicht messen konnte. Woher weiß man, ob man etwas erreicht hat oder nicht, wenn man sein Ziel nicht genau definieren kann? Als ich Glassman begegnete, sprach er während eines Ausflugs zu einem Baseballspiel zu einer Gruppe von Mitarbeitern des CrossFit HQ und berichtete, wie er kurz zuvor Außenstehenden erklärt hatte, warum eine Definition von Fitness so wichtig ist: »Sagen wir einmal, wir wollen herausfinden, wie viele Grillen sich auf einer Wiese tummeln. Zuerst müssen wir uns darauf einigen, was eine Grille ist. Wenn Sie loslegen und irgendwelche Insekten zählen, die Sie für Grillen halten, und ich genauso verfahre, zählen wir alle möglichen Käfer und erreichen damit rein gar nichts. Wir müssen also zuallererst beschließen, was eine verdammte Grille ist.« Die Konzepte, Experimente und Erkenntnisse, die Sportbetreuer und Trainer bis dahin als selbstverständlich hinnahmen, besaßen in Wahrheit gar keine echte Basis. Ohne Definitionen, beharrte Glassman, hat man keinen Maßstab und dann fehlt jede wissenschaftliche Grundlage.

Eine Definition musste her, also fing Glassman an, seine eigene zu entwickeln. Er wollte eine Definition von Fitness, die wissenschaftlich gesehen Hand und Fuß hatte.

GPP: EINE WEIT GEFASSTE VORSTELLUNG VON FITNESS

Nachdem Glassman ausgiebig über die vielen unpräzisen Definitionen von Fitness nachgedacht hatte, die ihm begegnet waren, beschloss er, bei seiner eigenen Begriffsbildung optimale Fitness nicht damit gleichzusetzen, dass man die Tour de France oder den Ironman auf Hawaii gewinnt, über 300 kg im Bankdrücken schafft oder Mr. Olympia wird. Glassman war skeptisch, als die Zeitschrift *Outside* 1997 den sechsfachen Ironman-Sieger Mark Allen zum fittesten Man der Welt kürte. Glassman stellte Allens sportliche Leistungen keinesfalls in Frage, aber warum fiel die Wahl nicht auf einen Zehnkämpfer, der ein hervorragender Alleskönner ist? Oder auf einen Weltmeister im Schwimmen, Gewichtheben, Turnen oder Rudern? Welche Eigenschaften sollten in die Bewertung von Fitness eingehen - Kraft und Koordination, Schnelligkeit und Explosivität oder Ausdauer? Und wie sollten diese einzelnen Aspekte gewichtet werden?

Glassman kam zu dem Schluss, dass die Spezialisierung auf eine Sportart im Widerspruch zu seiner Aufgabe als Personal Trainer stand: nämlich anderen dabei zu helfen, eine bessere allgemeine Fitness zu erlangen. Ein reines Gesundheits- und Fitnessprogramm sollte seiner Meinung nach den Klienten auf ein möglichst großes Spektrum an körperlichen Aktivitäten vorbereiten. Er wollte, dass ein CrossFitter viele Ziele gleich gut erreichte und nicht eines oder zwei perfekt, aber dafür bei allen anderen grandios scheiterte. Also nahm er eine Liste mit Fähigkeiten zu Hilfe, welche die Hersteller des Dynamax-Medizinballs erstellt hatten und die seiner Meinung nach allen Fitnessaspekten umfassend Rechnung trug:

kardiovaskuläre Ausdauer
Durchhaltevermögen
Kraft
Beweglichkeit
Koordination
Balance
Agilität
Präzision
Explosivität
Schnelligkeit

»Man ist so fit, wie man über all diese zehn Fähigkeiten verfügt«, schrieb Glassman 2002 im *CrossFit Journal*. »Ein Trainingsplan entwickelt die Fitness in dem Ausmaß, in dem er diese zehn Aspekte verbessert.« Glassman merkte ebenfalls an, dass Ausdauer, Kraft und Beweglichkeit durch Training verbessert werden. Koordination, Gleichgewichtssinn, Mobilität und Präzision dagegen lassen sich nur durch regelmäßige Übung steigern. Und zur Entwicklung von Explosivität und Schnelligkeit bedarf es einer Kombination aus Training und Übung.

Diesen Zustand allgemeiner körperlicher Bereitschaft bezeichnet er als *General Physical Preparedness*, kurz GPP. Glassman argumentiert, dass das Wissen um die eigene GPP einen in die Lage versetzt, Schwächen zu identifizieren, sodass man im Training gezielt Schwerpunkte setzen, üben und letztlich besser werden kann.

LEISTUNG: DIE WÄHRUNG DER FITNESS

Um zu bestimmen und zu messen, wie es im Einzelfall um die eben genannten zehn Eigenschaften bestellt ist, gibt es laut Glassman nur eine physikalische Größe - dieselbe, die auch verwendet wird, um die Qualität eines Rennwagens zu beurteilen: Leistung. Ein Ingenieur definiert Leistung als Kraft mal Weg geteilt durch Zeit. Wenn man zum Beispiel einen Sandsack hat, der 25 kg wiegt (das heißt, er wird mit einer Kraft von 25 kg zu Boden gezogen), und man kann ihn in einer Sekunde einen Meter hoch heben, dann beträgt die erbrachte Leistung 25 Meterkilogramm pro Sekunde. Dieser Wert wird in Watt gemessen.

Daraus schloss Glassman, dass man Fortschritte ganz einfach ermitteln könne, indem man seine erbrachte Leistung bei verschiedenen Gelegenheiten bzw. in unterschiedlichen Trainingsstadien misst. Oder mit anderen Worten: Wenn ich messen kann, welche Leistung ich beim Heben eines 25 kg schweren Sandsacks verrichte, und diese Messung nach einem Monat wiederhole, kann ich herausfinden, wie stark meine Leistung in dieser Zeit gestiegen ist - und damit, wie sehr sich meine Fitness verbessert hat. Dies ist Glassmans Vorstellung davon, wie ein CrossFit-Workout bewertet, erklärt und verinnerlicht werden sollte, und natürlich verwendet er besonders gerne Übungen, die sich gut und einfach in dieses Leistungsmodell integrieren lassen. Wenn eine Gruppe CrossFitter ein vorgegebenes Workout ausführt und alle Gewichte, Zeiten und Strecken notiert, kann man anhand der erzielten Ergebnisse eine Bestenliste erstellen und herausfinden, wie leistungsfähig jeder Einzelne im direkten Vergleich zu den anderen ist.

Für Glassman ist die Leistung, die bei einer sportlichen Betätigung erbracht wird, das, worauf es ankommt, wenn man über Trainingsmethoden oder -intensität spricht. Glassmans Evaluationsmodelle legen sogar den Schluss nahe, dass Leistung und Intensität dasselbe sind. Er verwendet keine speziellen Richtwerte wie etwa die Herzfrequenz für Intensität. Die Herzfrequenz sei, so sagt er, eine Folgeerscheinung der Intensität und nicht die Intensität selbst. Auch der Körperfettanteil oder Blutdruck spielten eine untergeordnete Rolle. Die genaue Messung der Leistung wurde zu der Währung, die sein gesamtes Trainingsprogramm bestimmt. Die Leistungswerte können gemessen und auf einer Grafik dargestellt werden wie die Länge der Nägel, die sich seinerzeit in dem Beutel befanden.

Indem man etwas misst, argumentierte Glassman, geht man nicht nur wissenschaftlich vor - man kann jede messbare Aktivität in einen sportlichen Wettstreit ummünzen. Wenn man eine Gruppe von Personen zusammenführt, sie ein CrossFit-Workout absolvieren lässt, das sich in Meterkilogramm pro Sekunde oder

INDEM MAN ETWAS MISST, ARGUMENTIERTE GLASSMAN, GEHT MAN NICHT NUR WISSENSCHAFTLICH VOR – MAN KANN JEDE MESSBARE AKTIVITÄT IN EINEN SPORTLICHEN WETTSTREIT UMMÜNZEN.

Watt messen lässt, und seine Stoppuhr zückt, lassen sich am Ende des Workouts aus einer Horde erschöpfter Sportler ein Sieger, ein Zweitplatzierter usw. ermitteln. Man hat Fitness in einen Sport verwandelt. Traditionelle Studio-Workouts verfolgten bis dahin keinen wettkampforientierten Ansatz. Das war etwas völlig Neues.

Leistungssteigerungen zuverlässig und aussagekräftig zu messen war im Grunde nichts anderes als die konsequente Fortführung dessen, was Glassman mit seiner Definition von Fitness bewirken wollte. Er stellte fest, dass er den Weg messen konnte, den entweder die Hantel oder der Körper des Sportlers selbst bei jeder Übungswiederholung zurücklegte, dann konnte er die für das Workout benötigte Zeit stoppen - und erhielt so einen Wert, den er in eine Tabelle eintragen konnte. Er konnte denselben Sportler dasselbe Workout vier Wochen später wiederholen lassen, wieder die Zeit nehmen und so überprüfen, ob sich eine Verbesserung eingestellt hat (und wenn ja, wie groß diese war). Der Sportler würde dann vielleicht 30 Sekunden schneller fertig sein oder schwerere Hanteln stemmen oder beides. Glassman konnte die neuen Werte in die Formel zur Berechnung der Leistung eintragen (Leistung = [Kraft x Weg] ÷ Zeit), sie in eine Verlaufs- oder Entwicklungskurve eintragen und verfolgen, wie sich das Ergebnis verbesserte.

Glassman arbeitete also an einer Definition von Fitness, mit der er die damalige Sportwissenschaft nicht in Begeisterung versetzen konnte, die den Ingenieuren und Mathematikern, mit denen er befreundet war, allerdings enorm zusagte. Der Ansatz, die Leistung als Maßstab zu verwenden, erlaubte es ihm, Fitness aus einer objektiven Perspektive zu betrachten - der Perspektive der klassischen Mechanik. Er war nun bereit, eine neue Definition von Fitness in die Welt hinauszutragen. Ihr genauer Wortlaut war: »Leistungsvermögen, das über verschiedene Zeiträume bei einer Vielzahl körperlicher Aktivitäten gemessen wird«

Glassman gefiel, dass er seine Definition in Form einer Grafik darstellen konnte. Es ist dieselbe Art von Kurvenbild, das jeder Schüler aus dem Algebra-Unterricht kennt, mit einer X- und Y-Achse versehen, die im rechten Winkel zueinander stehen. Die Zeit verläuft von links nach rechts entlang der X-Achse, die Leistung von unten nach oben auf der Y-Achse. So würde jeder CrossFitter in der Lage sein, die Verbesserung seiner Fitness schriftlich festzuhalten und nachzuvollziehen.

Das Leistungsmodell konnte auf alles angewendet werden, etwa auf Sprints, Klimmzüge, Gewichtheben und Liegestütze, wie weit man einen Softball werfen konnte - oder sogar eine Kombination aus allen diesen Dingen in einem einzigen Workout. Ein Trainer konnte sich Übungsformen oder Bewegungskombinationen ausdenken, die nur wenige Sekunden oder 20 Minuten dauern konnten, Daten aus diesen Workouts zusammentragen und die Ergebnisse dann in einem Kurvendiagramm darstellen. Und genauso wie damals, als der junge Glassman die Nägel abmessen musste, würde sich auch hier ein Muster abzeichnen.

Ein Sportler konnte beispielsweise seine persönlichen Bestleistungen bei allen Arten von Übungen festhalten, egal ob sie nur wenige Sekunden in Anspruch nahmen, dafür aber eine extrem hohe körperliche Belastung darstellten (zum Beispiel Kreuzheben oder Kniebeugen), oder aber 20 Minuten dauerten, doch nur moderat belastend waren, so wie ein 5000-Meter-Rennen am Rudergerät. Da die meisten CrossFit-Übungen im Hinblick auf Leistung und Zeit quantifizierbar sind, kann so ziemlich jedes Workout, mit dem man es in einer Box zu tun bekommt, als Punkt in der Grafik dargestellt werden. Es zeichnet sich eine Kurve ab, und wie Coach Glassman Ihnen erklären würde, ist der Bereich unterhalb der Kurve die visuelle Darstellung Ihres gegenwärtigen Fitnesszustands. Abweichungen in der Kurve deuten auf Bereiche hin, in denen man entweder besonders stark oder besonders schwach ist (siehe Abbildung auf Seite 46).

Je mehr der Fähigkeiten von Glassmans Liste - also kardiorespiratorische Ausdauer, Durchhaltevermögen, Kraft, Beweglichkeit, Explosivität, Schnelligkeit, Koordination, Agilität, Balance, Präzision - durch die Übungen und Workouts abgedeckt werden, umso vollständiger ist das Bild, das man von der Fitness der betreffenden

JE BESSER JEMAND IN ALLEN FÄHIGKEITEN UND ÜBUNGEN IST, UMSO BESSERE LEISTUNGEN KANN ER IN SO ZIEMLICH JEDER AKTIVITÄT ODER SPORTART ERZIELEN, MIT DER ER KONFRONTIERT WIRD.

Person erhält. Als Maßstab für Fitness gilt nun nicht mehr, wie leistungsfähig ein Sportler in einer speziellen Disziplin ist - wie schnell er einen Marathon läuft oder wie viel Gewicht er beim Bankdrücken stemmt, sondern vielmehr, wie er abschneidet, wenn all diese Eigenschaften kombiniert werden. Je besser er in allen Fähigkeiten und Übungen ist, umso bessere Leistungen kann er in so ziemlich jeder Aktivität oder Sportart erzielen, mit der er konfrontiert wird - das heißt, umso höher ist seine allgemeine körperliche Einsatzbereitschaft bzw. *General Physical Preparedness* (GPP).

DAS GEMESSENE LEISTUNGSVERMÖGEN ENTSPRICHT DEM FITNESSZUSTAND

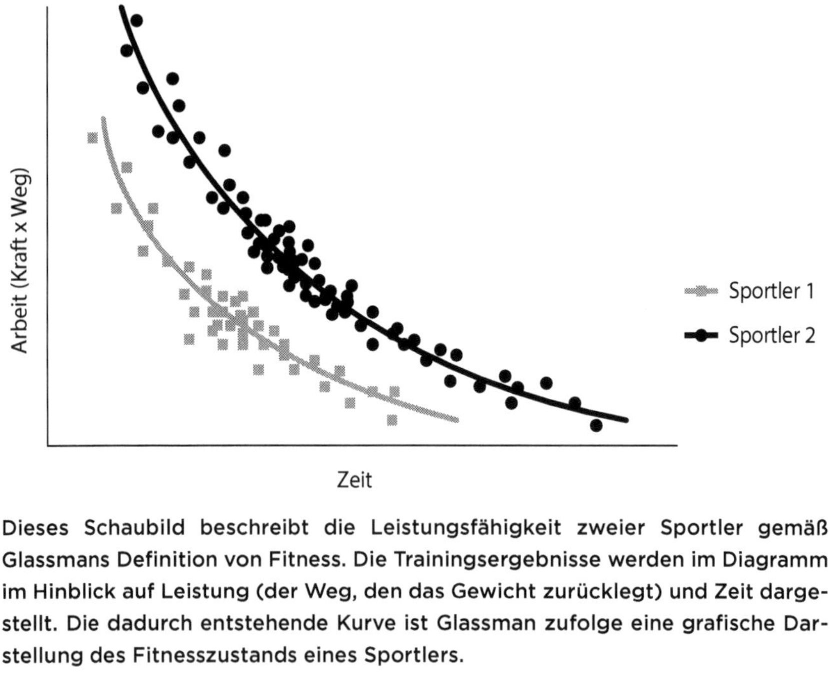

Dieses Schaubild beschreibt die Leistungsfähigkeit zweier Sportler gemäß Glassmans Definition von Fitness. Die Trainingsergebnisse werden im Diagramm im Hinblick auf Leistung (der Weg, den das Gewicht zurücklegt) und Zeit dargestellt. Die dadurch entstehende Kurve ist Glassman zufolge eine grafische Darstellung des Fitnesszustands eines Sportlers.

Um ein aussagekräftiges Bild vom allgemeinen Fitnesszustand eines Sportlers zu erhalten - um also die Werte zu bekommen, die man benötigt, um die Verbesserung der GPP zu dokumentieren und verschiedene Sportler miteinander zu vergleichen -, verlangte Glassman, dass die Testperson über verschieden lange Zeiträume (angefangen bei den wenigen Sekunden, die ein Maximalversuch im Kreuzheben mit Langhantel dauert, bis hin zu einem Fünf- oder Zehn-Kilometer-Lauf) eine Vielzahl körperlicher Aktivitäten bewältigen musste (je mehr der zehn Fähigkeiten und Übungen man testet, umso vollständiger wird das Bild). Das, so sagte er, erlaube sowohl dem Trainer als auch dem Sportler zu sehen, wie der Sportler die gesamte Bandbreite der Energiebereitstellung nutzt, das heißt die drei Stoffwechselsysteme, die im Rahmen eines Workouts aktiviert werden: das phosphagene, das glykolytische und das oxidative. »Phosphagen« bezieht sich auf kurze, hochintensive Belastungen, die weniger als zehn Sekunden dauern, beispielsweise ein Maximalversuch im Kreuzheben. »Glykolytisch« bezieht sich auf Übungen mittlerer Dauer und Intensität, ein 500-Meter-Rennen am Rudergerät etwa. Und »oxidativ« bedeutet eine lange Belastung wie einen Zehn-Kilometer-Lauf. Eine Grafik, die die Fitness eines Sportlers korrekt wiedergibt, besteht aus Daten von Workouts, die alle drei Energiesysteme aktivieren.

Jeder Sportler, der regelmäßig in einem CrossFit-Studio trainiert oder das Workout of the Day (WOD) aus dem Internet bezieht und absolviert, ein Trainingstagebuch führt und die in den Workouts ermittelten Werte einträgt, wird auf diese Weise in der Lage sein, die Entwicklung seines Fitnesszustands grafisch darzustellen.

Neben dem Leistungsvermögen gibt es drei zentrale Bestandteile in Glassmans Erklärung von CrossFit, welche die Methode, die hinter dem scheinbaren Wahnsinn steckt, besser verständlich machen: erstens die Vorstellung, dass man auf Unbekanntes vorbereitet sein sollte; dann die Auffassung, dass Routine durch eine Vielfalt an Workouts ersetzt werden muss; und drittens gibt es eine 3-D-Version des Diagramms, die eine dritte Achse einschließt.

»Das Unbekannte und das Unwägbare«

Athleten, die sich auf eine Sportart spezialisieren, trainieren in der Regel auf ein bestimmtes Ereignis hin – Lance Armstrong zum Beispiel trainierte hauptsächlich für die Tour de France. Glassman glaubt, dass echte Fitness sich deutlich von dieser sportspezifischen Fitness unterscheidet. Fitness, sagte er, sollte ein Maßstab dafür sein, wie gut jemand auf ein unverhofft eintretendes Ereignis reagieren kann – etwas, was er als »das Unbekannte und das Unwägbare« bezeichnet.

In seinen Seminaren bittet er das Publikum darum, sich vorzustellen, wie ein Feuerwehrmann an einem brennenden Hochhaus eintrifft. Er weiß nicht, was ihn an jenem Abend erwartet. Seine Vorbereitung auf einen solchen Augenblick muss allumfassend sein, da er für sehr viele Szenarien bereit sein muss, die möglicherweise eintreten könnten. Muss er in 40 Sekunden ein Gewicht von 90 kg eine Leiter hinaufwuchten? Muss er rennen und springen? Eine Mauer erklimmen und durch brennende Räume sprinten? Oder alles hintereinander? Der Feuerwehrmann weiß nicht, was ihn erwartet, wenn die Sirene losheult und jede Sekunde zählt. Er kann nicht neun Monate lang auf eine Weltmeisterschaft im 1500-Meter-Lauf hin trainieren. Genauso geht es Soldaten und Polizeikräften. Dieses Bild hat Glassman vor Augen, wenn er an Fitness denkt: ein möglichst großes Spektrum an sportlichen Fähigkeiten, von denen man möglicherweise Gebrauch machen muss, wenn es um Leben und Tod geht.

Und das ist im Großen und Ganzen das Konzept, das hinter den CrossFit Games steckt. Die Sportler erfahren erst eine Woche vor dem Wettkampf, welche Übungen von ihnen verlangt werden. Bis dahin müssen sie sich möglichst umfassend und breit gefächert auf die Games vorbereiten.

Routine ist Gift

»Ständige Abwechslung« ist ein Schlüsselbegriff in der Definition von CrossFit und spielt in Glassmans Vision eine entscheidende Rolle. Das CrossFit-Programm zeichnet sich dadurch aus, dass der Sportler heute etwas anderes trainiert als gestern oder morgen. CrossFitter erfahren erst einen Tag zuvor, welches Workout ansteht - und in manchen Studios wissen sie es sogar erst nach Betreten der Box. Das WOD ist immer eine Überraschung, die dazu dient, den Körper aus der Reserve zu locken, damit er niemals in eine Routine verfällt. Vielleicht hatte Glassman im Laufe der vielen Jahre im Gold's Gym gesehen, wie die Personal Trainer ihren Klienten ständig dasselbe Workout vorsetzten, Tag für Tag und Jahr für Jahr. Oder er hatte beobachtet, dass die Sportler immer wieder dieselben Übungen absolvierten und sich dann wunderten, dass sich keine Fortschritte mehr einstellten. Bei CrossFit hört man oft den Satz »Routine ist Gift«. Er gehört zum Aspekt des »Trommel-Modells«, über das Glassman oft redet: Füllen Sie alle Fähigkeiten und Übungen in eine Lostrommel, ziehen Sie völlig willkürlich einige Teile heraus und schon haben Sie Ihr Workout - drei, zwei, eins, los. So bereitet man auch einen Feuerwehrmann oder Soldaten auf das »Unbekannte und das Unwägbare« vor.

Lon Kilgore, ein Sportphysiologe, der sich ausführlich mit CrossFit beschäftigt hat, findet, dass dieser Aspekt von CrossFit problematisch sein kann. Wenn die Auswahl der Workouts ausschließlich zufällig erfolgt, entgehen dem Sportler die Vorteile eines auf ihn und seine individuellen Bedürfnisse abgestimmten Trainingsprogramms. »Obwohl ich das Ziel absolut richtig finde, welches das Modell verfolgt«, sagte er, »ist es nun einmal so, dass ich, wenn ich etwas dem Zufall überlasse, zwar vielleicht das Richtige wähle, möglicherweise aber auch eine Übung oder ein Workout, das nicht unbedingt zur Verbesserung meiner Fitness beiträgt.«

Kilgore vertritt die Auffassung, dass ein CrossFit-Coach seinen Sportlern zu größeren Fortschritten verhelfen könnte, wenn er weniger dem Zufall überließe - auch wenn dadurch der Überraschungsmoment wegfällt, den viele CrossFitter gerade so reizvoll finden. »Wenn wir die Übungen und Workoutpläne mit Bedacht wählen und sie zu einem umfassenden Programm zusammenstellen, sind wir voraussichtlich besser dazu in der Lage, eine Steigerung der Fitness herbeizuführen«, bemerkte er. »Ich bin fest davon überzeugt, dass eine Programmplanung im Kontext von CrossFit funktioniert; allerdings gebe ich zu, dass dadurch der Spaßfaktor im Training abnehmen könnte. Nicht zu wissen, welches WOD heute ansteht, ist vergleichbar mit dem Auspacken von Geschenken an Weihnachten: Man freut sich darauf und will wissen, was sich in der Schachtel befindet.«

Die dritte Achse

Glassman fügte seinem Diagramm eine dritte Achse hinzu und erweiterte sie so zu einem dreidimensionalen Modell, das eine noch genauere Analyse der Gesundheit eines Sportlers ermöglicht. Diese dritte Achse misst ebenfalls die Zeit, allerdings über Jahre hinweg. Wenn der Sportler älter wird und die Entwicklung seiner Fitness kontinuierlich im Kurvendiagramm festgehalten hat, nimmt dieses irgendwann die Gestalt eines nach vorne bzw. in den Raum fallenden Vorhangs an. Für Glassman zeigt der dreidimensionale Bereich unter dem Vorhang an, wie es um die Gesundheit der betreffenden Person bestellt ist. Der Sportler erhält Momentaufnahmen seiner Fähigkeit, alle möglichen Leistungen zu erbringen, und kann seinen aktuellen Leistungsstand mit dem von vor einem Jahr, fünf oder 20 Jahren vergleichen.

Aber obwohl die dritte Achse den Faktor Zeit beschreibt, steht diese - oder eine lange Lebensdauer - nicht im Vordergrund. In Glassmans Definition von Gesundheit und Fitness liegt die Betonung auf der Fähigkeit, Arbeit zu verrichten bzw. Leistung zu erbringen. In seinen Vorträgen warnt er vor einer allzu starken Fixierung auf ein langes Leben oder die Vermeidung von Krankheiten und hebt stattdessen den Aspekt der Lebensqualität hervor, die man in der Zeit hat, die einem gegeben ist. Für Glassman bedeutet Fitness im hohen Alter, ein unabhängiges Leben zu führen, ohne fremde Hilfe aufstehen oder Treppen steigen und das Leben genießen zu können. Gute Cholesterinwerte, ein niedriger Blutdruck oder nicht an Krebs erkrankt zu sein bedeuten nicht zwangsläufig, dass man eine hohe Lebensqualität hat. Ganz abgesehen davon, dass diese Faktoren auch keine Garantie dafür bieten, dass man sich seine körperliche Funktionsfähigkeit bis ans Lebensende erhält oder niemals invalide wird.

Die letzten zehn Lebensjahre seiner Großmutter haben einen bleibenden Eindruck bei Glassman hinterlassen und seine Auffassung nachhaltig geprägt. Obwohl sie in jenen zehn Jahren am Leben war, »wusste sie weder wo, noch wer sie war«. Sie war bettlägerig. Glassman sagt, dass es sein schlimmster Albtraum wäre, mithilfe der modernen Medizin künstlich am Leben gehalten zu werden, bis er mit 135 Jahren schließlich das Zeitliche segnet. Er würde getrost auf diese letzten Jahre verzichten, wenn er dafür im letzten Drittel eines normal langen Lebens körperlich und geistig belastbar sein könnte.

Fitness bedeutet für ihn, nicht in einem Altersheim dahindämmern zu müssen, »Brei zu essen und den ganzen Tag vor der Glotze zu sitzen«. Er sagt: »Es ist doch viel erstrebenswerter, mit 90 noch ein aktives Liebesleben zu haben und notfalls einen Halbstarken windelweich prügeln zu können, der einen am Geldautomaten auszurauben versucht.«

NICHT REDEN, MACHEN

Glassman gibt zu, dass sich CrossFit nicht leicht erklären oder auf einen Nenner bringen lässt. Anstelle einer Antwort nimmt er Interessierte lieber ins Studio mit und lässt sie ein »Met-Con«(ein Workout zum Metabolic Conditioning) absolvieren – ein anaerobes, hochintensives Training der Energiestoffwechselsysteme, wie es auch Fran zugrunde liegt. Wenn der Fragensteller dann auf dem Rücken liegt und nach Luft ringt, beugt sich Glassman zu ihm herunter und sagt: »Das ist CrossFit.«

Aber die Sprache von CrossFit verändert sich täglich und die Dialekte variieren von Gegend zu Gegend und von Box zu Box. Glassman ist sich dieser Tatsache bewusst. CrossFit ist ein dynamisches Phänomen, deshalb werden sich auch die Definitionen mit der Zeit verändern. Glassman sieht einen Vorteil der CrossFit Games darin, dass sie eine Gruppe von CrossFittern ins Rampenlicht führen können, die irgendwo im Hinterland ihre Grenzen neu auslotet und den Sport zu ungeahnten Höhen führet. Wenn eine kleine Box in einer kleinen Stadt eine große Zahl von CrossFittern hervorbringt, die an den Games teilnehmen und dort außergewöhnlich gut abschneiden, will natürlich jeder wissen, was sie anders machen.

Meiner Erfahrung nach erfährt man am besten, was es mit CrossFit auf sich hat, wenn man sich einer Box anschließt. Als ich einer Box beitrat, hatte ich eine feste Vorstellung davon im Kopf, was CrossFit sein musste.

Ich hatte ja keine Ahnung.

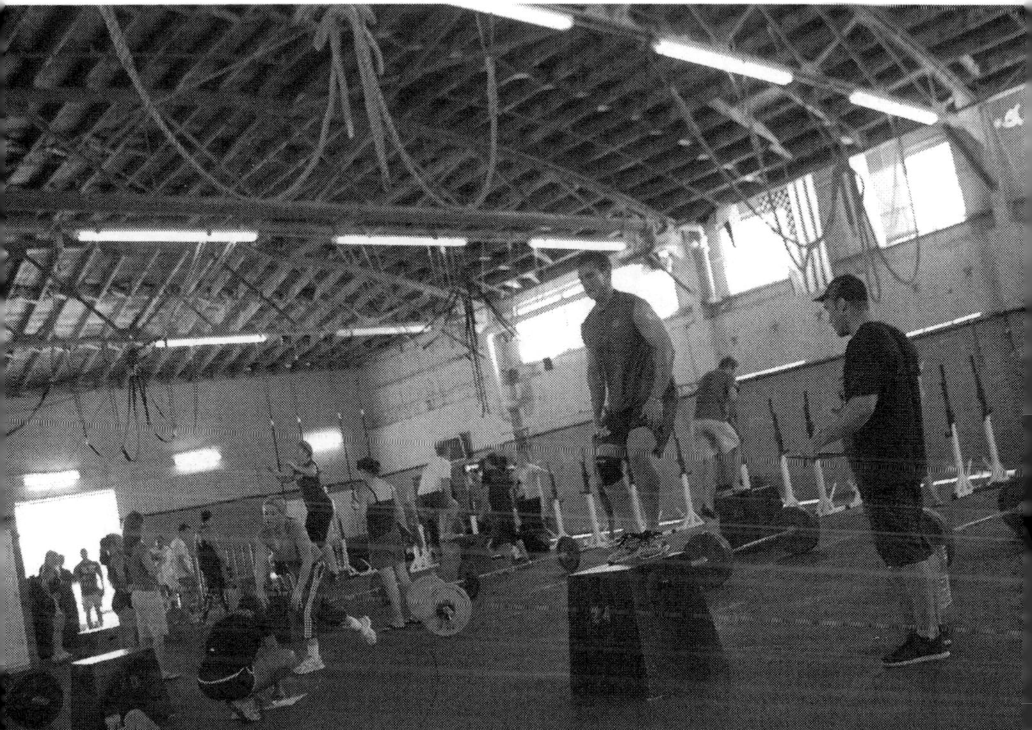

IN DER BOX

3

WIE ES IN EINER CROSSFIT-FILIALE ZUGEHT

MIT EINEM MINIMUM VON ZEHN CROSSFIT-FILIALEN IST SAN DIEGO EIN ÜBERAUS CrossFit-freundliches Pflaster. Allein in meiner unmittelbaren Nachbarschaft - ich lebte damals an der Ecke 30. Straße und Thorn Street, in der Nähe von North Park, einem Stadtteil mit einer überaus trendbewussten Bevölkerung und einer unüberschaubaren Anzahl an Tätowierstudios, Bierlokalen, veganen Cafés und Kurierfahrrädern ohne Gangschaltung und Bremsen, auf denen sich die hippe Bevölkerung zwischen den besagten Bierlokalen, Cafés und Tätowierstudios fortzubewegen pflegte - gab es vier CrossFit-Boxen. Ich hatte eigentlich vor, diese nacheinander auszuprobieren, als ich feststellte, dass eine Box mit dem Namen CrossFit Elysium gerade dabei war, ihren Standort zu wechseln, und ganz in die Nähe meiner Wohnung zog. Sie würde künftig an der Ecke 30. und Adams liegen, mit meinem Rennrad nur einige Minuten Fahrt entfernt.

Man muss kein Mitglied einer CrossFit-Filiale sein, um CrossFit trainieren zu können. Wenn jemand beispielsweise mitten in der Prärie von Dakota in seiner Scheune Sport treiben will oder in der Bravo-Kompanie einer Infanterieeinheit in Afghanistan stationiert ist, kann er sich ausreichend gut an der Webseite www.CrossFit.com orientieren. Seit dem 10. Februar 2001 wird täglich ein WOD auf der Startseite gepostet, darüber hinaus gibt es ausführliche Videos zur korrekten Ausführung der einzelnen Übungen, die sich über eine eigene Linkseite abrufen lassen. Diese Angebote sind kostenlos. Außerdem sind Artikel verfügbar, die einem erklären, wie man sich ein eigenes Heimstudio zusammenstellt und regelmäßig online mittrainiert. Für 25 Dollar im Jahr kann man auf das Archiv des *CrossFit Journal* zugreifen, das alle Artikel, Videos und Podcasts der letzten zehn Jahre umfasst. Und man hat die Möglichkeit, seine Workout-Zeiten und Erfolge im Onlineforum zu veröffentlichen.

EINZELKÄMPFER

Zunächst versuchte ich, mich auf eigene Faust durchzuschlagen, und hielt mich dabei an ein CrossFit-Ausdauerprogramm, das speziell auf Läufer zugeschnitten war. Ich wollte die Trainingseinheiten in dem LA-Fitness-Studio absolvieren, in dem ich damals Mitglied war. Es bot alles, was das Sportlerherz begehrt, und war ein auf zwei Stockwerke verteilter, topmodern ausgestatteter Fitnesstempel mit unzähligen Kraftstationen, Hanteln, Dutzenden von Cardiogeräten, einem Basketballfeld sowie einem großen Saal für die vielen Kurse, die dort rund um die Uhr stattfanden. Das erste Problem, das man lösen muss, wenn man in einem modernen Fitnesscenter CrossFit trainieren will, ist organisatorischer Natur. Sagen wir einmal, Ihr Workout des Tages besteht aus 4 Runden à 500 Meter an einem Rudergerät, 10 Wiederholungen Kreuzheben mit einer 56 kg schweren Langhantel und 5 Klimmzügen. In meinem Fall musste ich den Hantelbereich fürs Kreuzheben nutzen, außerdem ein Rudergerät, das vielleicht 20 Meter entfernt war, und die Klimmzugstange, die sich in der Nähe der Rudergeräte befand. In dem Bereich mit den Hantelständern bestand jedoch stets die Gefahr, über die Beine eines Mittrainierenden zu stolpern, der hinter mir am Bankdrücken war. Sobald ich das Rudergerät verließ, wurde es sofort von jemand anderem in Beschlag genommen, es war also purer Zufall, ob es mir wieder zur Verfügung stand, wenn meine nächste 500-Meter-Runde anstand. Genauso verhielt es sich bei den Klimmzugstangen. Ich lief oder rannte von A nach B und hoffte, dass das Gerät oder der Platz, den ich gerade benötigte, nicht belegt war.

DAS ERSTE PROBLEM, DAS MAN LÖSEN MUSS, WENN MAN IN EINEM MODERNEN FITNESSCENTER CROSSFIT TRAINIEREN WILL, IST ORGANISATORISCHER NATUR.

Wenn man untätig herumsteht und auf eine freie Langhantel oder Klimmzugstange wartet, verliert das Workout an Intensität. Wer seine Fitness steigern will, muss das WOD aber möglichst zügig absolvieren. Da ich in einem großen, herkömmlichen Fitnessstudio trainierte, gestaltete sich mein CrossFit-Workout wie eine Art Hindernisparcours oder wie der Versuch, an einem Samstagnachmittag »mal eben schnell« etwas im Supermarkt einzukaufen. Ich hatte leider nicht genügend Platz, um in dem Haus, in dem ich damals lebte, ein Heimstudio einzurichten, sodass mir nichts anderes übrig blieb, als ein Fitnessstudio zu besuchen. Doch mir wurde schnell klar, dass ich ein besseres finden musste.

Das ganze Organisationsproblem war schließlich darauf zurückzuführen, dass CrossFit sich nicht mit traditionellen Workouts vereinbaren lässt und eine völlig andere Art des Fitnesstrainings darstellt. Wenn nun am selben Ort zur selben Zeit beides praktiziert wird, sind Zusammenstöße unvermeidlich. Normale Freizeitsportler absolvieren in der Regel eine vorgegebene Übungsfolge und bewegen sich relativ ruhig und diszipliniert von einem Gerät zum anderen. Ich selbst war bereits 1979 zum ersten Mal mit Zirkeltraining in Berührung gekommen, als ich an der Highschool Football spielte. Man stellte uns damals ein Programm vor, das auf dem Trainingsplan des Footballteams der University of Iowa beruhte - ein Satz pro Übung, und das an jedem Gerät im Kraftraum, drei Mal in der Woche, eine halbe Stunde pro Workout. Zwischen den Übungen gab es keine Pausen - außer der Zeit, die nötig war, um von einer Übung zur nächsten zu wechseln. Ich kann nicht sagen, ob dieses System gute Footballspieler hervorzubringen vermochte, aber eines war sicher: Auf diese Weise durchliefen 60 Footballspieler ihr Krafttraining wesentlich schneller als mit dem zuvor praktizierten Ansatz, der dem Bodybuilding am Venice Beach nachempfunden war. Dort führte man viele, durch Pausen unterbrochene Sätze Bankdrücken aus, und jeder war beeindruckt, wenn ein Sportler in der Lage war, 150 kg zu stemmen.

Bei LA Fitness herrscht stets ein reges Treiben. Viele Studiobesucher marschieren von einer Maschine zur anderen und überlegen sich offensichtlich erst in diesem Moment, welche Übungen sie trainieren wollen. Normalerweise läuft es so ab: Man sieht ein Kraftgerät, das einem zusagt, nimmt es in Beschlag, tobt sich einige Sätze lang daran aus, geht dann zum nächsten, nimmt dieses in Beschlag und so weiter, und etwa eine halbe Stunde später setzt man sich dann für eine abschließende Cardiorunde auf ein Ergometer und liest Zeitung. Oder dehnt sich. Oder geht. So trainierte ich etwa drei Jahre lang im LA Fitness, bevor ich mich CrossFit zuwandte, und es ist nicht verwunderlich, dass ich mit diesem willkürlichen Ansatz keine Resultate erzielt hatte.

Wie dem auch sei, in einem herkömmlichen Fitnessstudio wandert also die Kundschaft von Gerät zu Gerät, während man selbst seinen kleinen CrossFit-Schlachtplan umzusetzen versucht, für den man drei oder vier Geräte und/oder Bereiche benötigt. Statt einer halben Stunde oder länger dauert das Workout nur zwölf fulminante Minuten ... sofern einem die Geräte und Bereiche zur Verfügung stehen, wenn man sie braucht. Das ist allerdings fast nie der Fall, denn die anderen Studiomitglieder wissen natürlich nicht Bescheid und warum sollten sie auch Rücksicht auf einen nehmen? Die Frage der Verfügbarkeit ist also ein großes Problem, so groß, dass es fast unmöglich ist, diese Workouts in einem gut besuchten, traditionellen Studio zu absolvieren.

Aber es gibt noch einen anderen Grund für die Unvereinbarkeit beider Ansätze, der vielleicht noch stärker ins Gewicht fällt: Die aggressive Art von CrossFit passt nicht zum geordneten Betrieb, der in einem normalen Fitnessstudio herrscht. Wenn die beiden Trainingsformen Musikrichtungen wären, wäre CrossFit Death Metal und das normale Studio Pop. Auf der einen Seite Napalm Death, auf der anderen Duran Duran. Der CrossFitter, der mit seinem Workout in möglichst kurzer Zeit eine möglichst hohe Herzfrequenz erreichen will, steht naturgemäß in einem krassen Gegensatz zu den entspannt auftretenden anderen Studiogängern.

Wenn der CrossFitter dann mit einer 24 kg schweren Kettlebell Swings ausführt und es so aussieht, als würde die gusseiserne Kugel gleich durch die Luft segeln, die Plexiglaswand durchschlagen und auf den Tennisplatz krachen, werden normale Menschen eben ein wenig nervös. Die anderen Mitglieder von LA Fitness warfen mir regelmäßig besorgte (vielleicht auch verächtliche) Blicke zu. Ich wartete nur darauf, von einem der Poloshirt tragenden Personal Trainer darauf angesprochen zu werden, dass ich die anderen Gäste mit meinem wilden Treiben gefährde. Vielleicht war das auch der Fall, aber erstaunlicherweise blieb diese Warnung aus.

Die meisten WODs sind sehr kurz; damit sie effektiv sein können, müssen sie also extrem intensiv sein. Das wiederum bedeutet, dass sie Unwohlsein hervorrufen. Wenn man von Leuten umgeben ist, die nicht dieselben Prioritäten haben, und man weiß, dass man sie möglicherweise mit seinem Tun provoziert, dann ist es schwer, sich ans äußerste Limit zu bringen. Zumindest ging es mir so. Manchmal schaffte ich es, manchmal auch nicht. Wenn ich ein CrossFit-Workout im LA Fitness beendet hatte, verließ ich das Studio normalerweise mit einem schlechten Gewissen, weil ich wusste, dass ich aus Rücksicht auf die anderen Mitglieder wieder einmal nicht an meine Grenzen gegangen war.

Der letzte Grund, weshalb es nicht einfach war, in einem herkömmlichen Studio CrossFit zu betreiben, war: Bei CrossFit muss man Verbundübungen ausführen – also Bewegungen wie Kniebeugen, Kreuzheben, Reißen, Kastensprünge, Klimmzüge und Rudern, an denen mehrere Muskeln und Gelenke beteiligt sind und die den ganzen Körper beanspruchen. Alle diese Übungen haben ihre eigenen technischen Feinheiten und sind größtenteils schwer zu erlernen. Zwar kann man sich im Internet Videos mit Anleitungen ansehen und versuchen, die Bewegungen im Studio nachzumachen, aber das ist eine unsichere und potenziell riskante Methode. Ich hatte niemanden, der mir sagte, ob meine Bewegungen korrekt waren, oder der meine Fehler korrigierte, sodass ich die Übungen sicher ausführen konnte. Dementsprechend hoch war mein Verletzungsrisiko.

Als nun das CrossFit Elysium in Fahrraddistanz auf meinem Radar erschien, beschloss ich umgehend, dieser Box beizutreten.

CROSSFIT ELYSIUM

Laut dem *New Oxford American Dictionary* ist das Elysium jener »Ort am Ende der Welt, an den die Götter bestimmte Helden nach ihrem Tod entrückten«. Eine andere Erklärung ist: »ein Ort oder Zustand vollkommener Glückseligkeit«. Der Begriff »Elysium« stammt also aus der griechischen Mythologie und beschreibt ein Paradies, das nur einer kleinen Schar Sterblicher vorbehalten war, die zu Lebzeiten Heldentaten vollbracht hatten. Wenn Sie nun an friedliche Auen, kühle Bäche und lauschige Wälder denken, irren Sie aber gewaltig.

Das CrossFit Elysium hatte sich auf einer Gewerbefläche gleich neben einem Oldtimer-Händler angesiedelt. Einen halben Häuserblock südlich verkaufte ein anderer Autohändler gebrauchte Polizeiwagen – der schwarz-weiße Lack blätterte allerdings schon langsam ab und auch die Sirenen und Blaulichter waren längst abmontiert. Einen halben Häuserblock nördlich gab es ein Tattoo- und Piercingstudio; auf der anderen Straßenseite befand sich ein anderes Tattoo- und Piercing-Studio; im nächsten Block gab es dann – Zeichen und Wunder – ein weiteres Tattoo- und Piercing-Studio. Am wichtigsten jedoch war das »Toronado«, das einige Blocks südlich des Elysium gelegene inoffizielle Stammlokal der Box-Mitglieder. Diese unauffällige Gaststätte mit

Gartentischen und einem kleinen Biergarten pflegte einen engen und freundschaftlichen Umgang mit den Helden des Elysium.

Ich hatte bereits ein wenig CrossFit-Luft geschnuppert, als ich am 1. Juli 2011 beschloss, dem Elysium beizutreten, aber ich wusste trotzdem noch nicht viel darüber. Mir war allerdings klar, dass das Elysium eine Welt für sich war – das allgemeine CrossFit-Geschäftsmodell stellte es jedem Inhaber frei, den Stil seines Studios selbst zu bestimmen. CrossFit ist kein Franchise-Unternehmen wie Starbucks oder Gold's Gym, bei dem alles normiert und von oben vorgegeben ist, sondern vielmehr ein Netzwerk von Filialen. Das wirkt sich erheblich auf die Art und Weise aus, wie CrossFit-Boxen geführt werden.

Die Gründung einer Filiale ist ein einfacher, unkomplizierter Vorgang. Man muss hierfür nur eine zweitägige Level-1-Trainerzertifizierung erfolgreich absolvieren und eine Bewerbung einreichen, die unter anderem einen Essay umfasst. Wenn man angenommen worden ist, zahlt man eine Jahresgebühr von 3000 Dollar. Ab da sind die Richtlinien dann relativ weit gefasst: Auf der Website CrossFit.com steht: »CrossFit ist kein Franchise-Unternehmen und wird auch niemals eines sein. Unsere Kooperationspartner sind ein Zusammenschluss anerkannter Fitnessexperten, die unter dem Namen CrossFit ein ständig wechselndes, intensives und funktionales Training sowie verlässliche Ressourcen anbieten.« Eine solche Formulierung bietet großen Interpretationsspielraum, daher können sich die Filialen hinsichtlich ihrer Atmosphäre, der vorhandenen Trainingsgeräte, Qualität der Betreuer, durchschnittlichen Kursteilnehmerzahl und Schwerpunktsetzung enorm unterscheiden. Auch die Mitgliedsbeiträge sind verschieden.

Mit diesen Informationen im Hinterkopf spazierte ich zum ersten Mal durch die Glastür ins Elysium und fragte mich, wie es in dieser Box wohl zugehen würde. Ich trat in einen geräumigen Bereich mit einer niedrigen Decke und Stützpfeilern. Zur Linken befand sich ein aus Sperrholz gezimmerter Empfangstresen, dahinter ein Tisch mit einer Kaffeekanne und einem Plastikbehälter mit Proteinpulver. Am Tresen saß ein Mann mit einem schwarzen Haarschopf, der unter einer roten Mütze hervorquoll. Er arbeitete an einem Computer. Er sah nicht einmal auf, als ich an ihn herantrat, sondern warf mir nur aus dem Augenwinkel einen Blick zu. Ich erfuhr später, dass dies Paul Estrada war, der Mitinhaber des Studios und Cheftrainer.

»Hallo«, sagte Estrada.

»Hallo.«

Pause.

Ich fuhr fort. »Also ... na ja, ich würde gerne Mitglied werden.«

»Okay.«

Pause.

Estradas Augen ruhten ungerührt auf dem Monitor.

»Äh, was muss ich da machen?«, fragte ich.

Schließlich blickte Estrada auf und erklärte mir in knappen Worten, dass ich nächste Woche anfangen und an einem Einsteigerseminar teilnehmen könne.

Das Einsteigerseminar oder »On-Ramp«-Programm, wie der Einführungskurs in manchen CrossFit-Studios heißt, unterscheidet sich von Box zu Box. Im Elysium dauert dieser Kurs etwa einen Monat. In dieser Zeit erlernt man alle grundlegenden Bewegungen ohne Gewichte und mit geringer Intensität. Man entwickelt ein Gefühl für den Ablauf der Workouts und lernt die Bedeutung von Begriffen wie »Push Press« oder »Box Jump«. Man bekommt beigebracht, wie man Kniebeugen richtig ausführt - nicht mit einer tonnenschweren Langhantel auf den Schultern, sondern mit einem leichten PVC-Rohr oder gar keinem Zusatzgewicht. Und man lernt den fachgerechten Umgang mit Hanteln und anderen Ausrüstungsgegenständen. Personal Trainer im Gold's Gym und anderen großen Fitnessstudios nehmen es ihren Kunden häufig ab, die Hantelscheiben auf- bzw. abzulegen, und räumen alles wieder an seinen Platz. Das ist bei CrossFit nicht der Fall. Während des Einsteigerseminars lernen die Neulinge ganz schnell, woher der Wind weht. Wenn man eine Langhantel mit zwei 12-kg-Scheiben benutzt, legt man die Stange und die Scheiben wieder zurück, sobald man mit der Übung fertig ist.

Ein weiterer Beleg für die Strenge, die in CrossFit-Boxen gemeinhin herrscht und mit der man erstmals in diesen Grundkursen in Berührung kommt, ist die sogenannte Straftabelle. Verstöße gegen die Box-Richtlinien werden in der Regel mit Burpees geahndet. Wenn man mit den Hilfsmitteln, die man gerade verwendet, versehentlich einen anderen CrossFitter anrempelt, wird man im Elysium schwer bestraft, und zwar in Form von 200 Burpees. Für eine Minute Verspätung gibt es ebenfalls ein paar solcher Liegestützstrecksprünge, aber mit jeder weiteren Minute, die man zu spät kommt, nehmen die Burpees zu wie Zinseszinsen.

Die Einsteigerseminare erfüllen unter anderem auch den Zweck, Neulingen die anfängliche Angst und Unsicherheit zu nehmen. Ein CrossFit-Studio, ein gutes zumindest, achtet darauf, dass ein neues Mitglied genauso behandelt wird wie ein alter Hase, der 50 Klimmzüge in Rekordzeit schafft - der alte Hase ist meist sogar derjenige, der einem als Erster gratuliert, wenn man seinen ersten Liegestütz oder Klimmzug schafft oder ein anderes Ziel erreicht, auf das man lange hingearbeitet hat. Das trifft auf alle Anfänger zu - sowohl auf jene, die völlig außer Form sind, als auch auf jene, die vor CrossFit eine andere Sportart betrieben haben.

Ich glaubte, schon genug über CrossFit zu wissen und auf das Einsteigerseminar verzichten zu können. Abgesehen davon wollte ich nicht noch eine Woche warten, sondern am selben Tag loslegen und fragte deshalb, ob ich den Grundkurs überspringen könne. Estrada sah mich skeptisch an, willigte aber ein - nicht ohne mich vorher zu warnen, dass man mich zur Teilnahme am Einsteigerseminar verpflichten würde, falls ich bei den Workouts nicht gut mitkam.

Ich gab ihm meine Kreditkarte und er las sie ein. Dann druckte er einen Stapel Blätter mit Informationen für mich aus und heftete sie zusammen. Auf der Titelseite prangte das Logo des CrossFit Elysium. Das war's. Ich war Mitglied.

»Heute Abend gibt es ein Workout«, sagte er. »Und dann noch eins am Sonntag. Und wir haben auch am Montag geöffnet.« Dann richtete er seinen Blick wieder auf den Computer.

Montag war der 4. Juli. Feiertag.

»Ich komme heute Abend«, sagte ich.

DIE GEBURT EINER BOX

Das Elysium bestand schon etwa anderthalb Jahre, als es im Juni 2011 in meine Nähe zog. Bevor sie CrossFit für sich entdeckten, hatten Estrada und sein Kompagnon Leon Chang gemeinsam in Changs Garten trainiert. Estrada selbst war zuvor als Personal Trainer in einer Filiale der Studiokette 24-Hour Fitness tätig gewesen.

Estradas Verwandlung zum CrossFitter vollzog sich, als er an seinem Arbeitsplatz zum ersten Mal Bekanntschaft mit dem Fran-Workout machte und vor Anstrengung schlichtweg zusammenbrach. »Ich konnte mich eine halbe Stunde lang nicht rühren«, sagte er mir. »Erst dann konnte ich mich aufsetzen. Aber es dauerte noch weitere 20 Minuten, bis ich wieder gehen konnte. Bis dahin dachte ich immer, ich wüsste, wie man sich und seine Klienten trainiert, und ich hatte immer das Gefühl gehabt, dass ich selbst auch wirklich hart trainierte. Aber dann änderte sich alles.«

Chang kam erstmals mit CrossFit in Berührung, als seine Frau einen gemeinsamen Freund als Personal Trainer engagierte. »Er war ein ehemaliger Soldat des Marine Corps und erfahrener Fitnesstrainer«, erzählte mir Chang. »Er hatte CrossFit nur wenige Monate zuvor kennengelernt und sich entsprechend ausbilden lassen. Da wir uns kannten, ließ er mich an einigen Workouts teilnehmen.«

»Diese ersten Einheiten machten mich fertig«, sagte Chang. »Ich war ein ehemaliger Leistungsschwimmer und Fußballspieler und hielt mich für sehr sportlich, deshalb war ich verblüfft, dass mich einige schlichte Körpergewichts- und ein paar Hantelübungen derart in die Knie zwangen.« Chang machte allerdings schnell Fortschritte: Er nahm 15 kg ab und erreichte sein altes »Kampfgewicht« von 65 kg. CrossFit hatte ihn in seinen Bann gezogen.

»DIESE ERSTEN EINHEITEN MACHTEN MICH FERTIG«, SAGTE CHANG. »ICH WAR EIN EHEMALIGER LEISTUNGSSCHWIMMER UND FUSSBALLSPIELER UND HIELT MICH FÜR SEHR SPORTLICH, DESHALB WAR ICH VERBLÜFFT, DASS MICH EINIGE SCHLICHTE KÖRPERGEWICHTS- UND EIN PAAR HANTELÜBUNGEN DERART IN DIE KNIE ZWANGEN.«

Chang fing an, zusammen mit Estrada zu trainieren, und richtete sich im Garten einen kleinen Fitnessbereich ein. Er kaufte sich einen Kniebeugenständer, eine

Langhantelstange, Hantelscheiben und eine Klimmzugstange. »Wir trainierten unter der Woche fast täglich und fanden immer einen Weg, mit unseren begrenzten Mitteln und Möglichkeiten so ziemlich jede Übung zu machen«, sagte Chang. Kurz darauf nahm er an einem Level-1-CrossFit-Seminar teil. »Paul fing an, seine Klienten mitzubringen, um bei mir zu trainieren«, erinnert er sich. »Zu unseren Stoßzeiten trainierten fünf Leute gleichzeitig in der Garage oder auf dem Bürgersteig, während sich die Nachbarn versammelten und zusahen.« Ende 2009 beschlossen Estrada und Chang, ein eigenes CrossFit-Studio zu eröffnen.

Estrada lieh sich Geld von seiner Familie, um mit Chang das Startkapital aufbringen zu können. Sie benutzten die Ausrüstung aus Changs Heimstudio und kauften noch einiges Zubehör dazu. Ihre Klienten folgten ihnen an den neuen Ort und zu Estradas großer Erleichterung wurden sie durch Mundpropaganda immer bekannter. Laut Chang hatte das CrossFit Elysium nach einem Jahr bereits 50 Mitglieder. Zu diesem Zeitpunkt waren sie den Räumlichkeiten, die sie angemietet hatten, in vielerlei Hinsicht entwachsen.

Hierzu muss man sagen, dass CrossFit ein lauter Nachbar ist. Im Gegensatz zu herkömmlichen Studios ist es in CrossFit-Boxen normal, dass Hanteln zu Boden fallen. Deshalb benutzen wir auch gummierte Hantelscheiben, die beim Aufprall auf den Boden nicht zerbrechen können; Lärm verursacht das aber trotzdem. Zu Boden krachende Hanteln sind im CrossFit nicht nur die Norm – vor allem wenn man sich am Gewichtheben oder Kreuzheben mit Maximalgewicht versucht –, sondern sogar notwendig, weil der Sportler, der seine Grenzen auszuloten versucht, Verletzungen und Unfällen vorbeugt, indem er Hanteln loslässt oder hinwirft. Beim Kreuzheben mit einem extrem schweren Gewicht wäre es gefährlich, die Hantel langsam abzusenken, denn dabei könnte der untere Rücken Schaden nehmen. Abgesehen davon ist es fast ein Ding der Unmöglichkeit, so schwere Gewichte langsam zu Boden zu bringen. Ein CrossFitter lässt eine Langhantel typischerweise auch dann fallen, wenn er bei einem Versuch »scheitert« – setzt man beispielsweise zu einer Kniebeuge mit Langhantel über Kopf an, mit gestreckten Armen und einer schwer bestückten Hantel, kann man leicht das Gleichgewicht verlieren. Wenn das passiert, ist es am sichersten, den Versuch abzubrechen – und die Hantel zu Boden zu schleudern, während man gleichzeitig einen bis zwei Meter Sicherheitsabstand einhält.

Herunterfallende Hanteln sind allerdings nicht die einzige Geräuschquelle. Die abgebrochenen Versuche werden oft durch Schreie oder lautes Stöhnen begleitet. Dann gibt es verschiedene Arten von Heavy Metal, die während der Met-Con laufen (Heavy Metal, Black Metal, Speed Metal, Death Metal, Doom Metal - man könnte fast meinen, CrossFit-Boxen hätten ein Faible für die Apokalypse). All dieser Lärm sorgt dafür, dass das Gemäuer vibriert und dröhnt. Das ist der Grund, weshalb viele CrossFit-Studios in Industriegebieten angesiedelt sind, weit entfernt von ruhigen, gediegenen Wohngebieten. Sie befinden sich oft in der Nähe von Sägewerken, Wertstoffhöfen und Schrottplätzen. Wenn in einem Kurs von zehn oder mehr CrossFittern alle gleichzeitig ihre Hantel aus Überkopfhöhe zu Boden fallen lassen - etwas, was in den ersten Minuten einer Met-Con ständig passieren kann -, hört sich das an wie ein schrecklicher Verkehrsunfall. Das fiel auch den Unternehmen auf, die direkt an das erste CrossFit Elysium angrenzten.

Der neue Standort an der 30. Straße war eine längliche Lagerhalle, ein 400 Quadratmeter großer Betonbau mit einer 7,5 Meter hohen Decke. Daran ließen sich sehr gut Turnseile und -ringe anbringen. Klimmzugstangen in verschiedenen Höhen säumten die gesamte Südwand und der Boden wurde mit schwarzen Gummimatten ausgelegt. Außerdem gab es kleine Gewichtheber-Plattformen aus einem Quadratmeter poliertem Holz, die sich in der Nähe der Kniebeugenständer befanden. Darauf konnte man stabil und sicher reißen und stoßen. Zwei Turnseile hingen von der Decke, ein dickes grünes, das andere dünner und im traditionellen Beige. An der Ostwand waren Ständer mit Hantelscheiben zwischen 4 und 20 kg aufgereiht. Abgesehen von der Gummi-Ummantelung waren es ganz normale Hantelscheiben, wie Gewichtheber sie benutzen. Im Eck standen mehrere Hantelstangen, es gab zwei Varianten - 20 kg für Männer und 16 kg für Frauen.

Whiteboards nahmen den Großteil der Nordwand ein (siehe Abbildung auf Seite 65). Auf einer stand das jeweilige WOD sowie die Namen und Ergebnisse der Mitglieder, die an jenem Tag trainiert hatten. Das Ergebnis bestand normalerweise aus zwei Elementen: dem Hantelgewicht, das eine Person im Kraftteil des Workouts gestemmt hatte (»Kreuzheben 3 x 3, 110, 115, 120« hieß zum Beispiel

3 Sätze mit jeweils 3 Wiederholungen mit den entsprechenden Gewichten in Kilogramm), und der Angabe, wie gut sich die Person im Met-Con geschlagen hatte. Dem Ergebnis ist üblicherweise auch zu entnehmen, ob die Person das Workout wie vorgeschrieben absolviert (RX) oder es abgewandelt hat - zum Beispiel indem er oder sie eine leichtere Hantel oder eine einfachere Technik verwendet hat (Mod. für modifiziert).

Am Ende des Tages zeigt das Whiteboard die Leistung jeder Person an, die das Workout des Tages absolviert hat. Die Teilnehmer des letzten Kurses am Abend können also sehen, wie sie im Vergleich zu allen anderen, die an jenem Tag trainiert haben, abgeschnitten haben, vor allem zu persönlichen Rivalen, die an diesem Tag vielleicht einen früheren Kurs besucht haben.

Auf einem anderen Whiteboard stehen die persönlichen Rekorde (PR). Immer wenn man seinen PR verbessern kann, trägt man seine neue Bestleistung ein. In den ersten Trainingsmonaten steigt der PR ständig, zumindest wenn man mindestens drei Mal in der Woche zum Training kommt und sich wirklich anstrengt; man verbessert sich in jeder Hinsicht. Es ist hoch motivierend, jede Woche seine neuen Rekorde schwarz auf weiß angeschrieben zu sehen. Etwa jeden Monat werden diese PR von den Trainern in eine große Bestenliste übertragen, die im Eingangsbereich des Studios angebracht ist. Diese Tafel listet alle CrossFit-Tests, Workouts, Gewichthebeübungen sowie die aktuellen PR der Box-Mitglieder auf.

TYPISCHE CROSSFIT-WHITEBOARDS

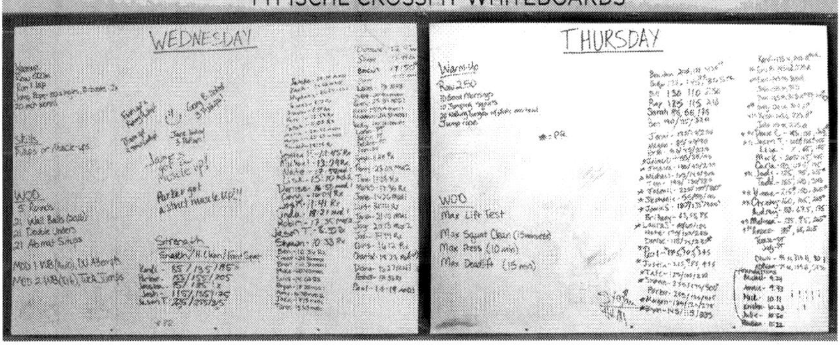

DIE ERSTEN WORKOUTS

CrossFit-Boxen achten sehr darauf, dass sich Neulinge wohlfühlen; sie werden allmählich an die neuen Trainingskonzepte herangeführt und in den Einsteigerseminaren mit den Grundlagen vertraut gemacht. Um Resultate zu erzielen, ist es jedoch unvermeidlich, »die Höhle des Schmerzes« zu betreten, wie Estrada es nennt.

Mein erstes Workout im Elysium bestand aus den folgenden Übungen:

WARM-UP

CF x 1

(CrossFit Warm-up = 10 Liegestütze, 10 Klimmzüge, 10 Hyperxtensionen und 10 Kniebeugen)

KRAFT

Überkopfkniebeuge mit Langhantel, 3 x 3 Wiederholungen

(ein Albtraum für alte, angeschlagene Läufer wie mich, die weder über Schulter- und Hüftmobilität noch über Rumpfkraft und Gleichgewichtssinn verfügen)

MET-CON

3 x Umsetzen und Stoßen, 52/34 kg

4 Thruster, 52/34 kg

AMRAP 3 Min., 1 Min. Pause

Insgesamt 4 Runden. Die Gesamtzahl an Wiederholungen ist das Ergebnis.

(Anm. AMRAP steht für *as many rounds as possible*, so viele Runden wie möglich - ein gängiges Format in vielen CrossFit-Workouts, der Sportler soll in möglichst kurzer Zeit möglichst viele Wiederholungen schaffen.)

Sowohl Chang als auch die Trainerin Stacie Beal betreuten an jenem Tag das Workout. Estrada hatte sie darüber informiert, dass ich, ein blutiger Anfänger, daran teilnehmen würde. Als ich hereinkam, wurde ich von beiden freundlich begrüßt. Eines der anderen Mitglieder, Ben Flores, kam mit einem Lächeln zu mir und stellte sich vor. Ebenso einige andere. Aber als wir mit dem Krafttraining begannen und ich mich an meiner ersten Überkopfkniebeuge mit Langhantel versuchte, bemerkte ich, dass keiner mehr lächelte.

Es wird vom Sportler erwartet, dass er bei jedem Satz das Hantelgewicht erhöht. Ich fing mit einer 20 kg schweren Hantel und zwei 2-kg-Scheiben an, stemmte also insgesamt 24 kg. Ich brachte die Hantel über den Kopf, aber als ich in die Kniebeuge gehen sollte, schaffte ich nur einige Zentimeter. Beal schlug vorsichtig vor, dass ich die 16 kg schwere Hantelstange ohne Gewichte verwenden solle - die Mädchenstange. Ich folgte ihrem Rat, doch mein rechtes Knie streikte. Für Beal sah ich wohl ziemlich schief aus, sodass sie, wieder in behutsamem Tonfall und so aufmunternd wie nur irgend möglich, vorschlug, ich solle statt einer Hantelstange ein PVC-Rohr benutzen. Also fingen wir damit an.

Sowohl Beal als auch Chang erklärten mir ausführlich, wie man eine Überkopfkniebeuge korrekt ausführt: die Haltung der Langhantel über dem Kopf; aktive Schultern mit nach vorne zeigenden Achselhöhlen; angespannte Rumpf- und Gesäßmuskeln; Knie, die sich direkt über den Füßen befinden, nicht über sie hinausragen, und nach außen bewegt werden, wobei das Gewicht auf den Fersen lastet. Ich schaffte es nicht, die Hüften bis unter die Knie abzusenken, wie es für eine perfekte Ausführung erforderlich ist, verbesserte meine Technik aber sogleich und bekam dadurch das Gefühl, bereits ein wenig vorangekommen zu sein.

Bei jedem neuen Klienten vergleichen die drei Trainer des CrossFit Elysium ihre Aufzeichnungen miteinander, bewerten, in was für einer körperlichen Verfassung die Person sich befindet, und stellen Vermutungen über ihren Lebensstil an. Chang sagt: »Wenn ein neuer Klient 35 kg Übergewicht mit sich herumträgt, ist es sehr wahrscheinlich, dass es mit seiner kardiovaskulären Ausdauer nicht zum Besten bestellt ist. Wenn er allerdings ein Marathonläufer ist, ist es wahrscheinlich, dass er zwar über eine gute aerobe Grundlagenausdauer verfügt, aber nicht in der Lage ist, eine Langhantel in die Höhe zu stemmen [was bei mir der Fall war]. Andere Hinweise sind subtiler, aber durchaus vorhanden, wenn man als Trainer die Augen offenhält.« Als ich in der Aufwärmphase Kniebeugen machte, bemerkte er, dass ich mich mit dem Oberkörper nach vorne lehnte. »Das sagte mir, dass deine Beweglichkeit, vor allem in der hinteren Muskelkette, vermutlich stark eingeschränkt war. Spätestens bei der Kraftübung dieses Tages, der Überkopfkniebeuge, wurde uns klar, dass wir auf dich aufpassen und gegebenenfalls Hilfestellung geben mussten. Wir lassen unsere neuen Mitglieder am Anfang natürlich nur mit geringer Belastung trainieren, damit wir Defizite im Bewegungsablauf erkennen, bevor das Hantelgewicht fordernd oder gar gefährlich wird. Wenn jemandem ein PVC-Rohr oder eine unbestückte Hantelstange schon Probleme bereitet, wissen wir, dass er für 40 oder 60 kg noch nicht bereit ist.«

Am Montag hatte ich richtig üblen Muskelkater. Meine Oberschenkelrückseiten fühlten sich an, als stünden sie unter Strom, und meine Schultern, Bauchmuskeln, Quadrizepse und Handgelenke taten ebenfalls weh. Estradas Rat hierzu war: einfach weiter zum Kurs kommen und den Muskelkater wegtrainieren.

Am Montag, dem 4. Juli, besuchte ich zum zweiten Mal einen Kurs und sah Folgendes auf dem Whiteboard:

WARM-UP

CF x 1

KRAFT

Frei

MET-CON

Murph auf Zeit
1,6 km laufen
100 Klimmzüge
200 Liegestütze
300 Kniebeugen
1,6 km laufen

Das Workout beginnt und endet mit dem Lauf, die Wiederholungen können bei Bedarf in Blöcke unterteilt werden. Wer will, kann dabei eine 10 kg schwere Blei- oder Splitterweste tragen.

»Murph« war ein »Hero WOD«, also eines der besonders langen und anspruchsvollen CrossFit-Workouts, die Namen verstorbener Helden trugen, sprich Soldaten, Polizisten und Feuerwehrmänner, die CrossFitter gewesen waren. Auf der Elysium-Webseite stand unter dem Workout folgende Erklärung. »In

Gedenken an Leutnant zur See Michael Murphy, 29, aus Patchogue, N.Y., der am 28. Juni 2005 in Afghanistan ums Leben gekommen ist. Dieses Workout gehörte zu Mikes Favoriten, er nannte es ›Body Armour‹ (Splitterweste). Ab sofort wird dieses Workout ›Murph‹ genannt, zu Ehren dieses ehrgeizigen Kriegers und stolzen Amerikaners, der nichts anderes wollte, als seinem Land und den wunderbaren Menschen zu dienen, die es zu dem machen, was es ist.«

Ich las mir das gesamte WOD mehrmals hintereinander durch und dachte ernsthaft darüber nach, meine Haltung zum Einsteigerseminar zu überdenken. Plötzlich schien es viele gute Gründe zu geben, warum ich Murph auslassen, den Grundkurs besuchen und nach dem Training den Biergarten aufsuchen sollte, in dem einige meiner Kollegen den 4. Juli feiern wollten. Es fühlte sich an, als würde mich eine magische Kraft geradewegs in den Biergarten ziehen. Tatsache war, dass ich maximal drei Klimmzüge hinbekam. Das Workout verlangte allerdings weitere 97.

An diesem Punkt kommt das Konzept der *Skalierung* ins Spiel, das es auch Einsteigern ermöglicht, CrossFit zu praktizieren, die nicht einmal eine Wiederholung der genannten Übungen schaffen. Skalierung wird von Außenstehenden oft falsch verstanden. Wenn der erste Eindruck, den man von CrossFit gewinnt, durch Internetvideos von den CrossFit Games oder von WOD geprägt ist, kommt man leicht zu dem Schluss, dass man ohnehin kläglich scheitern würde und sich das CrossFit-Training von vornherein sparen kann. Aber die veröffentlichten WOD sind das, was Greg Glassman als »Speerspitze« bezeichnet. Viele CrossFitter skalieren, nicht nur Anfänger. Der eine mag ein schlechter Läufer sein, der andere schafft vielleicht keine Liegestütze oder Klimmzüge. Deshalb skalieren die Trainer die Übungen bzw. reduzieren ihren Umfang, damit sie für jedermann machbar sind.

Als ich am 4. Juli vor dem Whiteboard stand und mir überlegte, wie ich mich elegant aus der Affäre ziehen könnte, war mir klar, dass ich nicht einmal ansatzweise 100 normale Klimmzüge schaffen würde, geschweige denn einen »Kipping Pull-up« – eine Variante, bei der man vor allem mit seinen Rumpfmuskeln arbeitet, mit den Beinen Schwung holt und sich so nach oben zieht. Mit dieser Technik schafft man ein Dutzend oder mehr Klimmzüge am Stück. Die besten CrossFitter tendieren alle dazu, die noch schnelleren

»Butterfly Kipping Pull-ups« zu machen. Es ist faszinierend, sie dabei zu beobachten, und im Vergleich dazu sehen die Kipping Pull-ups kinderleicht aus (was natürlich nicht der Fall ist). Chris Spealler, ein hervorragender CrossFitter (und häufiger Teilnehmer der Games) hat es einmal sogar geschafft, in kurzer Zeit mehr als 100 solcher Butterfly-Klimmzüge zu absolvieren.

Einige Leute behaupten, Kipping Pull-ups seien keine »echten« Klimmzüge, und es stimmt, dass sie leichter sind als normale Klimmzüge. Trotzdem fühlt sich das Herz nach einer Weile an, als würde es gleich explodieren. Sie beanspruchen die großen Muskelgruppen und stellen ein Training dar, das den ganzen Körper fordert und nicht nur die Arme und Schultern. Es ist fast unmöglich, den Kipping bzw. Butterfly Pull-up mit Worten zu beschreiben – in aller Kürze kann man höchstens sagen, dass der Sportler versucht, sich mit einer Schwungbewegung und einem ruckartigen Aufbäumen des Körpers nach oben zu wuchten –, aber es gibt Dutzende von Videoanleitungen auf YouTube, die von verschiedenen Studios bzw. CrossFittern veröffentlicht worden sind.

ES GIBT DUTZENDE VON VIDEOANLEITUNGEN AUF YOUTUBE, DIE VON VERSCHIEDENEN STUDIOS BZW. CROSSFITTERN VERÖFFENTLICHT WORDEN SIND.

Damals brachte ich allerdings keine Klimmzüge zustande, egal in welcher Variante. Man drückte mir daher ein dickes grünes Gummiband in die Hand, das ich an der Stange befestigen konnte und das als Schlaufe für meinen Fuß diente, und zu meiner großen Überraschung und Freude half es mir aufwärts. Ich fühlte mich dadurch viel leichter. Die anderen Elemente des WOD – Liegestütze, Kniebeugen und Laufen – schaffte ich ohne irgendwelche Anpassungen, also war dies meine einzige Skalierung.

Pacing oder Temposteuerung ist ein weiteres nützliches Hilfsmittel, das in einem Workout wie Murph überaus nützlich ist. Man kann ein Workout nach Belieben aufteilen – zum Beispiel erst 100 Klimmzüge, dann 200 Liegestütze, dann 300 Kniebeugen machen. Oder man gestaltet die Einheit in Zirkelform. Ich entschied mich für 10 Klimmzüge (mit dem Band als Hilfsmittel), 20 Liegestütze (die ich, als ich müde wurde, in Blöcke à 5 Wiederholungen aufteilte) und 30 Kniebeugen (ebenfalls aufgeteilt). Danach fing ich wieder von vorne an. Als ich schließlich ein gleichmäßiges Tempo gefunden hatte, bemerkte ich, wie meine Muskeln von einer Runde zur nächsten immer schwächer wurden.

Die routiniertesten Sportler im Studio benötigten deutlich weniger als eine Stunde für das Workout. Ich brauchte 1 Stunde und 7 Minuten. Danach ging ich ins »Toronado«, bestellte mir ein großes Schwarzbier und setzte mich in den Biergarten. Es war sonnig und meine Hände zitterten immer noch von der Anstrengung. Ich nippte an meinem Glas und starrte auf die Mauer vor mir. Es fühlte sich gut an. Meine Hassliebe zu CrossFit war entbrannt.

DOSIERUNG

CrossFit wird nachgesagt, dass es wie eine hoch dosierte Medizin wirkt. Genau das habe ich in meinen ersten Tagen am eigenen Leib erlebt. Der Grundgedanke ist, dass Training dann am wirkungsvollsten ist, wenn es aus einer »Vielzahl hochintensiver körperlicher Aktivitäten über verschieden lange Zeiträume hinweg« besteht. »Vielzahl körperlicher Aktivitäten« heißt, dass man morgen völlig andere Dinge trainiert als heute. Die Betreuer überraschen ihre Klienten im Laufe einer Woche, eines Monats, eines Jahres mit einer nicht enden wollenden Vielfalt an unterschiedlichen Übungen. Diese Vielfalt entspricht der Zielsetzung von CrossFit, umfassende Fitness und Gesundheit herbeizuführen, und zwar mit Trainingsprogrammen, die im genauen Gegensatz zu den Bedürfnissen eines »Spezialisten« stehen, beispielsweise eines Marathonläufers oder Kraftdreikämpfers.

Die hohe Intensität ist ein zweites Schlüsselelement. Es besteht kein Zweifel daran, dass 40 Minuten auf einem Crosstrainer bei einer Herzfrequenz von 120 bis 130 Schlägen pro Minute – also ein leichtes Ausdauertraining im »aeroben Bereich« – etwas ganz anderes ist als eine siebenminütige Met-Con mit schweren Kettlebell-Swings, Box Jumps und Burpees. Etwa nach der Hälfte eines Workouts auf dem Crosstrainer langweilt man sich so sehr, dass man nur noch dumpf auf den Fernseher starrt, um sich von der Eintönigkeit des Bewegungsablaufs abzulenken. Ich kenne mich mit Ergometern und Laufbändern aus; die Langeweile hat mich regelmäßig in den Wahnsinn getrieben.

Stellen Sie sich ein Training auf einem beliebigen Cardiogerät vor, das

Sie gerade zur Hälfte hinter sich haben, und vergleichen Sie dies mit der Halbzeitmarke einer siebenminütigen Met-Con. Nach der Hälfte der Met-Con sind Sie keineswegs gelangweilt, obwohl Ihr Blick vielleicht schon zum Ausgang schweift und Sie sich schwören, den Kurs das letzte Mal besucht zu haben. Man spürt ein stechendes Unbehagen, das aus der Magengegend nach oben in Richtung Brustkorb und Herz zieht und dazu führt, dass man verzweifelt nach Luft ringt. Man hat diese unangenehme Erfahrung zwar schon zur Hälfte hinter sich, kann aber nur an die nächsten 30 Sekunden denken. Und wenn man die überstanden hat, an die nächsten 30 Sekunden. Diese 7 Minuten rufen ein starkes körperliches Unwohlsein hervor.

Der Sportphysiologe Lon Kilgore hat viel zum Thema hochintensive Belastungsphasen zu sagen - und warum sie ihren Weg noch nicht in den Mainstream geschafft haben, obwohl sie wirkungsvoller sind als herkömmliche Trainingsmethoden. Er blickt auf eine langjährige Erfahrung als Gewichtheber zurück und hat zusammen mit Mark Rippetoe das Buch *Starting Strength: Basic Barbell Training* verfasst. Kilgore kam erstmals mit CrossFit in Berührung, als Rippetoe ihm eines Tages einen Telefonhörer in die Hand drückte. Am anderen Ende der Leitung war Glassman, der ihm einige Fragen stellen wollte. Die beiden unterhielten sich 90 Minuten lang und Kilgore begann, für das *CrossFit Journal* Beiträge zu sportwissenschaftlichen Themen zu verfassen.

»Ich glaube, [Glassman] freute sich, jemanden gefunden zu haben, der objektiv war und das System und seine Funktionsweise kritisch hinterfragte«, schrieb mir Kilgore in einer Mail. »Ihm war es egal, dass wir uns in einigen Punkten widersprachen. Es gibt ja genügend Punkte, in denen wir uns einig sind. Und ich freute mich natürlich, dass meine wissenschaftlichen Artikel von Leuten gelesen wurden, denen die Themen wirklich am Herzen lagen.«

Als Gewichtheber war Kilgore zunächst nicht daran interessiert, nach der CrossFit-Methode zu trainieren. »Nach meinem Gespräch mit Greg experimentierte ich zwar mit einigen seiner Workout-Ansätze, aber als Gewichtheber muss ich in meinem Training bestimmte Schwerpunkte setzen, sodass ich mich nicht allzu intensiv damit befasste.« Er war jedoch neugierig geworden und kaufte sich einige Oximeter, ein Gerät, das die Sauerstoffsättigung im Blut misst, und versuchte mit CrossFit-Workouts den Sauerstoffgehalt seines Blutes zu senken.

Zwei Jahre später stellte er sich als Testperson für eine Studie zur Verfügung, bei der es um die Frage ging, ob sich mit CrossFit tatsächlich eine Reihe physiologischer und medizinischer Messwerte verbessern ließ.

»Der Haken an der Sache war«, sagt er, »dass ich so hart trainieren musste, dass die Sauerstoffsättigung in meinem Blut um mehr als vier Prozent sank, und das ist der Grenzwerte für eine Hypoxämie.« Mit anderen Worten: Er musste in die Höhle des Schmerzes steigen, und zwar immer und immer wieder. Die Messwerte verbesserten sich enorm. »Es war ein Versuch, der mir die Augen öffnete und insgesamt sehr erfolgreich verlief. Die Redensart ›Ohne Schweiß kein Preis‹ hat für mich jetzt eine völlig neue Bedeutung.«

Kilgore blieb der CrossFit-Gemeinde in den letzten sechs Jahren verbunden, weil man seiner Auffassung nach mit dieser Methode etwas erreicht, was andere Übungs- und Fitnessprogramme nicht schaffen: schnellen und sichtbaren Fortschritt. Kilgore berichtet, dass er »die Beobachtungen von CrossFit-Sportlern und -Trainern als Sprungbrett verwendet, um in meiner Rolle als Wissenschaftler die richtigen Fragen zur Trainingsanpassung und -betreuung zu stellen«.

Kilgore bereitet es Sorge, dass die Mehrheit der Menschen noch immer nach hergebrachten Fitnesskonzepten trainiert, obwohl andere Methoden sich längst als effektiver herausgestellt haben. »Intervalltraining«, sagt er, »als Hilfsmittel zur Verbesserung der Ausdauer gibt es schon seit Jahrzehnten, wenn nicht sogar seit Jahrhunderten. Aber es wurde lange unter den Teppich gekehrt oder ignoriert, um den kommerziellen Fitnesseinrichtungen entgegenzukommen. Der Gedanke, dass man zur Erhaltung der Gesundheit regelmäßig ein langes, langsames Ausdauertraining betreiben muss, kam in den 1940ern und 1950ern auf und verfestigte sich in den 1960ern zu einem Dogma. Die bedeutsamen Schriften von [Kirk] Cureton, [Kenneth] Cooper und [Tim] Noakes in den 1960ern und 70ern stellten Jogging als einzige Form körperlicher Betätigung dar, die nötig war, um Fitness aufzubauen und Herzerkrankungen vorzubeugen, und untergruben jeden Versuch, umfassendere Trainingsmethoden zu etablieren.«

Kilgore findet es besonders erstaunlich, dass seit den 1970er- und 1980er-Jahren ausreichend Forschungsergebnisse vorliegen, die belegen, dass Intervall- und Zirkeltraining die kardiovaskuläre Ausdauer und andere Aspekte der Fitness effektiver steigern als die Dauermethode, bei der man in langsamem Tempo weite Entfernungen zurücklegen muss. Dabei bezieht er sich auch auf neuere Studien wie beispielsweise die Veröffentlichungen des Japaners Izumi Tabata, des Briten Julien Baker und anderer. Er rechnet es Glassman hoch an, dass er diese Theorien und Forschungsergebnisse in die sportliche Praxis umgesetzt hat: »Greg Glassman erkannte die Diskrepanz zwischen Wissen und Tun und entwickelte einen Trainingsansatz, der weder eindimensional war noch, wie sonst üblich, einen geringen Kraftaufwand über eine Dauer von 30 bis 60 Minuten vorsah«, sagt Kilgore. »Die Dauermethode funktioniert nur, wenn man zuvor keinen Sport getrieben hat, und ihre Wirkung hält maximal einige Monate an.«

Kilgore kritisiert außerdem, dass die profitorientierte klassische Fitnessbranche ihr Potenzial nicht nutzt und der Entwicklung des Sportlers sogar im Weg steht. »Sie bewirbt viele neue, chromglänzende Geräte, die im Endeffekt nicht viel bringen, statt darauf hinzuarbeiten, die Fitness tatsächlich zu verbessern«, sagt er. Auch im Bereich der staatlichen Gesundheitsvorsorge war es laut Kilgore das Hauptziel, möglichst viele Menschen mit möglichst geringem Aufwand körperlich einigermaßen gesund zu erhalten. »Fitness war kein Teil der Gleichung, und das ist sie immer noch nicht«, bemerkt er.

DIE DINGE ANDERS MACHEN

Es ist eine Tatsache, dass CrossFit anstrengend ist. Schon nach kurzer Zeit begann ich, relativ harmlos wirkende Kraftgeräte in völlig neuem Licht zu sehen; wenn ich mich nur in ihrer Nähe aufhielt, bekam ich leichte Panikanfälle. Nehmen wir einmal ein unscheinbares Rudergerät. In den letzten 20 Jahren hatte ich hin und wieder ein solches Gerät benutzt, normalerweise dann, wenn andere Cardiomaschinen belegt waren. Es löste bei mir vor allem eines aus: Langeweile. Ich hatte es mir zur Gewohnheit gemacht, das Rudergerät 15 Minuten lang zu benutzen, und schaffte diese Zeit gerade so, aber nicht, weil es besonders anstrengend war, sondern, weil ich dabei fast einschlief.

Eines Tages stand auf dem WOD-Whiteboard, die Met-Con bestehe an diesem Tag aus 500 Meter Rudern. Prima, dachte ich. Ich hatte diese Entfernung früher schon mehrmals bewältigt. Aber als ich hörte, wie Estrada die Aufgabe erklärte, stellte ich fest, dass die Sache einen Haken hatte: Es ging um Zeit, man musste also Vollgas geben und die 500 Meter möglichst schnell zurücklegen.

»Heute machen wir es einfach und schnell«, kündigte Estrada die Met-Con an. »Ihr müsst hierfür alle Kräfte mobilisieren, und das möglichst lange.« Wir trugen Ausscheidungsrennen aus, jeweils vier Mitglieder auf einmal. So konnte man seinen Konkurrenten im Nacken spüren (obwohl niemand von uns sich tatsächlich vorwärtsbewegte).

Als Estrada »Los!«, schrie, ruderten wir, als würden wir die *Titanic* vor dem Untergehen bewahren wollen. Estrada rief uns dabei Kommentare zu, die im Wesentlichen zwei Arten Informationen enthielten. Wenn er jemanden dabei ertappte, wie er sich seine Kräfte einteilte, forderte er von dieser Person mehr Einsatz. Und er gab Tipps zur Verbesserung unserer Technik. Er machte uns auf den häufigsten Fehler aufmerksam, Beine und Rumpf in der ersten Phase der Zugbewegung nicht genügend einzusetzen. Nach 150 Metern fängt einem das Gehirn an zu signalisieren, dass es nicht eben begeistert ist von der Arbeit, die der Körper da gerade verrichtet. Dann setzt die erste Welle des Unbehagens ein. Von da an wird es immer schlimmer. Nach 300 Metern versagen allmählich die Arme. Die Brust hebt und senkt sich schwer, man ringt nach Luft. Wichtige Körperpartien beginnen zu übersäuern. Hält man sich an Estradas Anweisungen, nimmt man die letzten 100 Meter nur noch verschwommen wahr. Irgendwann konnten wir gar nicht mehr anders, als das Tempo zu drosseln, und jeder von uns gab seltsame, leidende Töne von sich. Ich schaffte die 500 Meter in 1:34 Minuten. Nicht überragend. Aber es hatte sich viel länger angefühlt. Wir stolperten von den Rudergeräten, taumelten benommen umher oder fielen zu Boden. Ich bemerkte den Geschmack von Metall im Mund und hustete noch Stunden später. »CrossFit-Lunge« nennt man das. Ich werde Rudergeräte nie wieder unterschätzen.

Wegen solcher Momente wachte ich im Juli, August und September immer dann am Morgen unruhig auf, wenn an dem Tag ein CrossFit-Training anstand. Ich wusste, dass ich im Laufe des Tages meine Met-Con absolvieren würde, und ich wusste, jener Punkt würde wieder kommen (vielleicht nach drei Minuten in einem achtminütigen Workout), an dem ich mir selbst leidtat weil die restlichen fünf Minuten zur Qual würden.

Aber ich ging trotzdem immer wieder hin. Vor allem weil ich anfing, die anderen Mitglieder besser kennenzulernen. Da war zum Beispiel Miriam, die meinen Namen flötete, sobald ich in die Box kam; Brian, ein Elitesoldat bei der Navy, der immer wieder zu Kampfeinsätzen nach Afghanistan ausrückte; Irene, die motivierende Leitfigur im Elysium, die mich zur Begrüßung immer umarmte; Sam mit seinen Converse-Halbschuhen und dem Toronado-T-Shirt; Briana, die immer dunkle Augenringe hatte, weil sie nachts arbeitete und tagsüber an der Universität studierte, ihre Workouts aber trotzdem mit wildem Ehrgeiz bewältigte; Karla und Dave, zwei unserer »Feuerspucker« (siehe Kapitel 8), die immer zeitig kamen, sich im Training niemals schonten und in ihrem Streben nach Bestleistungen danach auch als Letzte gingen. Und noch viele andere.

ICH GING TROTZDEM IMMER WIEDER HIN. VOR ALLEM WEIL ICH ANFING, DIE ANDEREN MITGLIEDER BESSER KENNENZULERNEN.

Die Ergebnisliste auf dem Whiteboard war sicherlich mit dafür verantwortlich, dass ich vier bis fünf Mal in der Woche zum Workout kam. Der Hauptgrund aber war, dass auch meine Kurskollegen kommen würden, deren Gesellschaft und Gemeinschaftssinn ich schätzte. Ich wusste, dass mich ein schlechtes Gewissen plagen würde, wenn ich nicht erschien, um mit ihnen gemeinsam das Training durchzustehen.

Aber ich machte auch Fortschritte, und zwar überraschenderweise in einem Bereich, den CrossFit als »Mobilität« bezeichnet. Meine Beweglichkeit hatte ich schon im Alter von 17 Jahren weitgehend eingebüßt. Nun stand ich kurz davor, sie wiederzuerlangen, indem ich das tat, was Kelly Starrett, ein Guru der CrossFit-Bewegung, als »das Unsichtbare sichtbar machen« bezeichnet.

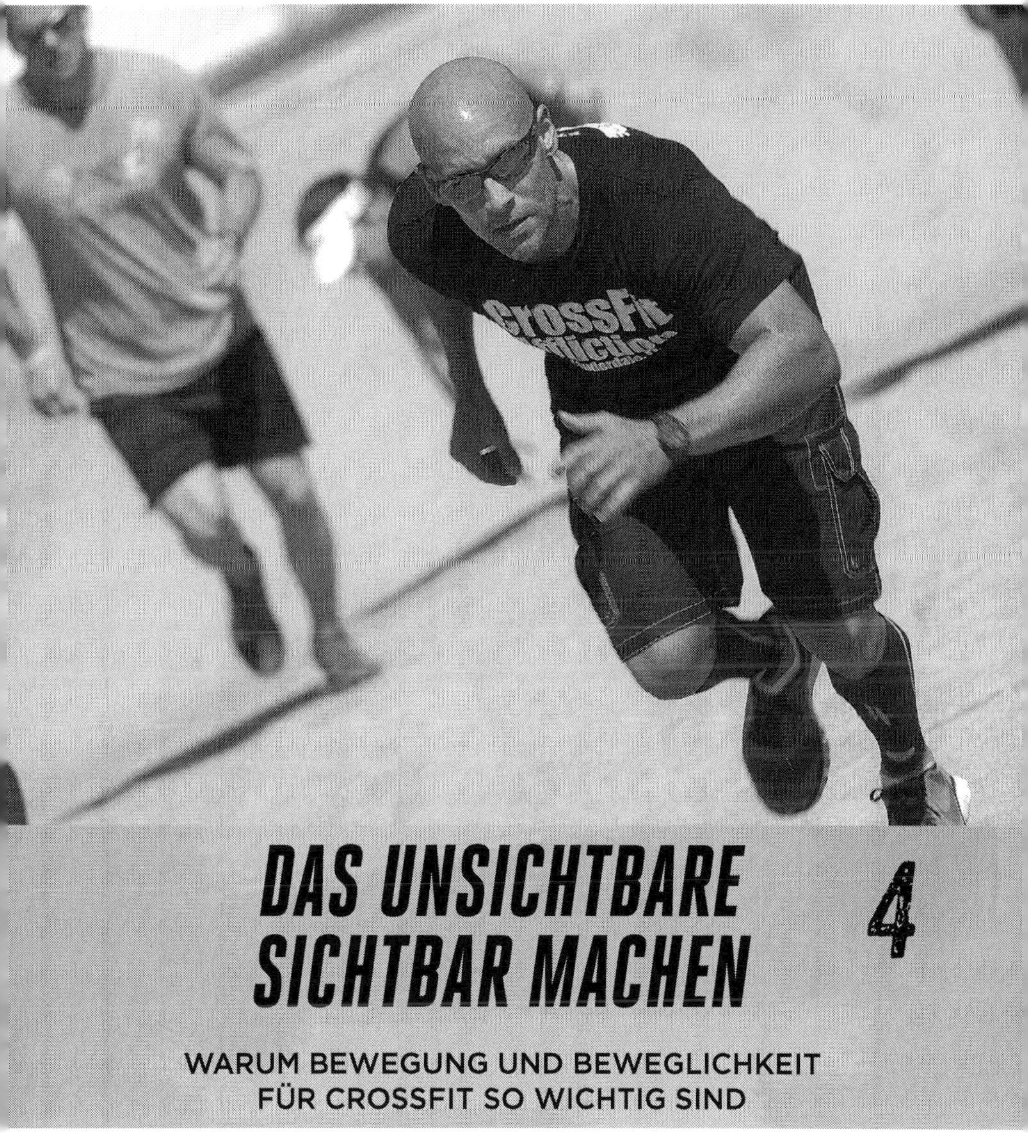

DAS UNSICHTBARE SICHTBAR MACHEN

4

WARUM BEWEGUNG UND BEWEGLICHKEIT FÜR CROSSFIT SO WICHTIG SIND

BEIM CROSSFIT DREHT SICH ALLES UM DIE BEWEGUNG. DIE MEISTEN, DIE CrossFit nur dem Namen nach kennen, es selbst aber noch nicht ausprobiert haben, halten es für einen riskanten Sport, bei dem es einzig und allein um die maximale Herzfrequenz geht und darum, sich immer wieder anzutreiben, bis man sich übergibt. Dieser Eindruck täuscht, denn die Grundlagen der Bewegungslehre und die akribische Perfektionierung von Bewegungsabläufen sind die eigentlichen Schwerpunkte, die einem im Training, in besonderen Kursen und Zertifizierungsprogrammen immer wieder eingebläut werden. Wie man etwas vom Boden aufhebt, es trägt und wieder ablegt, beispielsweise einen auf dem Boden liegenden Sack Getreide auf einen Anhänger verlädt, oder wie man einen Klimmzug macht, falls man jemals an einem Abgrund hängen sollte und sich hochziehen muss, um nicht in den sicheren Tod zu stürzen - darum geht es. Der Ansatz ist also weniger riskant als funktionell - in etwa so wie damals, als man von Mutti gelernt hat, wie man eine Straße überquert ... nur mit dem Unterschied, dass man bei CrossFit auch erfährt, was man tun muss, falls man einmal mitten auf der Straße steht und ein Sattelzug auf einen zurast.

Diese Konzentration auf funktionelle Bewegungsabläufe ist eines der Hauptmerkmale von CrossFit und zugleich der größte Unterschied zu den Methoden, die in herkömmlichen Fitnessstudios praktiziert werden. Die meisten CrossFit-WOD bestehen aus elementaren funktionellen Bewegungen - Kreuzheben, Kniebeugen, olympischem Gewichtheben, Klimmzügen, Liegestützen - oder Varianten davon. Es kann also sein, dass man normale Kniebeugen oder aber Front-, Nacken- oder Überkopfkniebeugen ausführen soll.

Greg Glassman rät dazu, die funktionellen Übungen, die im CrossFit einen so großen Stellenwert einnehmen, einmal mit den Isolationsübungen zu vergleichen, die an Kraftgeräten trainiert werden. Bei erstgenannten (Kreuzheben, Box Jumps, Laufen, Rudern und Muscle-ups bzw. Zugstemmen - einer Kombination aus Klimmzug und Dip) handelt es sich um sogenannte Verbundübungen. Sie beanspruchen viele Muskelgruppen, fordern den Sportler auf umfassende Weise, ähneln natürlichen Bewegungen, die beispielsweise auf Baustellen, Bauernhöfen oder in Bergungseinsätzen vorkommen, und sie trainieren die Fähigkeit, in kurzer Zeit schwere Lasten über vergleichsweise lange Strecken zu transportieren. Kraftmaschinen (Curls, Beinextensionen, Seitheben usw.) vermögen dies nicht zu tun, weil sie unnatürlich sind, argumentiert Glassman. Im schlimmsten Fall können sie sogar mehr Schaden anrichten als Gutes bewirken. Als Beispiel führt er die Beinstrecker-Maschine an, an der man seiner Auffassung zufolge eine ungünstige Beinbewegung trainiert, bei der die Patellarsehne aus ihrer natürlichen Position rutscht.

Glassman brachte seine Begeisterung für anspruchsvolle Verbundübungen, wie zum Beispiel jene aus dem Turnen oder Gewichtheben, in die CrossFit-Welt ein. Dieser rote Faden zieht sich durch das gesamte Spektrum der Bewegungsabläufe, die bei CrossFit vorkommen, und neue Erkenntnisse und Perspektiven treiben diese Entwicklung ständig voran.

DIE BEWEGUNG DER BEWEGUNG

Im Dezember 2011 nahm ich in Austin, Texas, an einer Level-1-Zertifizierung teil, die vom Senior-CFHQ-Trainer Todd Widman geleitet wurde. Das Seminar deckte alle Aspekte ab, die im Rahmen von CrossFit wichtig sind, angefangen bei der Kursgestaltung bis hin zur Ernährung, und schloss auch einige Workouts ein. Die meiste Zeit über befassten wir uns aber mit der Vermittlung grundlegender Bewegungsabläufe, die in Theorie/Praxis-Kombinationen vorgestellt wurden. Ich hörte zum Beispiel einen sehr detaillierten Vortrag über den korrekten Bewegungsablauf der Kniebeuge, der durch eine entsprechende Demonstration veranschaulicht wurde. Es folgte eine Praxiseinheit, in der die Kursteilnehmer in Gruppen aufgeteilt und von einzelnen Trainern betreut wurden. Für meine Gruppe war Lindsey Smith zuständig, eine der weltbesten CrossFit-Sportlerinnen, die es zurzeit gibt.

Wir stellten uns im Kreis um Smith auf, die uns den grundlegenden Bewegungsablauf und Anhaltspunkte für eine korrekte Kniebeuge beschrieb. Sie zeigte uns auch, wie man anderen die richtige Technik vermittelt. Ich wurde als Anschauungsobjekt in die Mitte geholt, weil Smith sogleich einen

Haltungsfehler an mir entdeckt hatte. Dann forderte sie die Gruppe auf, mir zu erklären, wie es richtig geht - sie mussten den Fehler finden und mir Tipps geben, wie ich ihn beheben konnte.

Dann spielten wir diesen Ablauf mit anderen funktionellen Bewegungen durch, die im CrossFit eine wichtige Rolle spielen: dem Push Press (wieder wurde ich in die Mitte geholt), dem Push Jerk (ab in die Mitte), dem Snatch bzw. Reißen (in der Mitte), Clean und Jerk bzw. Umsetzen und Stoßen (die anderen merkten, dass ich langsam genervt war, und beschlossen, mich diesmal zu verschonen). In anderen Einheiten lernten wir, wie man Kipping Pull-ups und Muscle-ups ausführt.

Die richtige Bewegung spielt auch bei einem anderen Aspekt von CrossFit eine zentrale Rolle: der Ausdauer. Das Ausdauerprogramm ist CrossFits Antwort auf Laufen und Triathlon. Das erfuhr ich bei einem Wochenendseminar in Hermosa Beach, Kalifornien, das von Brian MacKenzie geleitet wurde, der die Statur eines Footballspielers hat. Sein Körper ist von Tätowierungen übersät, unter anderem prangt eine große Eule auf seinem Rücken und ein Arm ist mit einer großen schwarzen Fläche bedeckt - passend zu seinen dunklen Haaren. Er stellt wagemutige Experimente mit seiner Ernährung an und isst vor allem Rindfleisch aus ökologischer Haltung. Kohlenhydrate verzehrt er meist in Form von Gartengemüse, das er in einem Mixer fein püriert.

DAS AUSDAUERPROGRAMM IST CROSSFITS ANTWORT AUF LAUFEN UND TRIATHLON.

Vor seiner Zeit als Ultramarathonläufer, Ironman-Triathlet und CrossFitter, mit Anfang 20, hatte MacKenzie erkannt, »dass ich destruktiv werde, wenn ich mich langweile«. In einem heruntergekommen Spinningstudio in Orange County fand er den geeigneten Ort, um seine überschüssige Energie abzureagieren. Die Kurse waren so anstrengend, erzählte mir MacKenzie, dass sie ihn dazu zwangen, in sich zu gehen und einen spirituellen Weg zu beschreiten. Dieser Weg führte ihn in die unwirkliche, unwirtliche Welt kräftezehrender Ausdauerworkouts. Vom Spinning ging er zu Laufwettkämpfen, Triathlons, Ironmans und schließlich zu Trailläufen über eine Distanz von 160 Kilometern über, die ihm alles abverlangten. »Nach einem Ultramarathon lag ich eine Woche auf dem Sofa. Aber ich steh nun mal auf 100-Meilen-Läufe«, sagt er. »Mir gefällt es, Grenzen zu überschreiten - das geht auch nicht anders, wenn man sich einem Ultra stellt.«

Irgendwann fing er an, mit Methoden herumzuexperimentieren, die ihm dabei helfen sollten, lange Rennen zu bewältigen, ohne danach völlig zerstört zu sein. Er eignete sich die Pose-Methode des Laufwissenschaftlers und -gurus Dr. Nicholas Romanov an und lernte auch CrossFit kennen. Letzteres zog ihn ganz in seinen Bann. Ihm gefiel die Idee, hochintensives Training als vorbereitende Maßnahme zur Leistungssteigerung im Ausdauersport zu nutzen, und schließlich eröffnete er ein eigenes CrossFit-Studio. Er experimentierte mit Kombinationen aus CrossFit, Laufen, Kraftdreikampf und entwickelte eine Trainingsplangestaltung, die herkömmlichen Periodisierungsstrategien gänzlich zuwiderlief. Außerdem beschäftigte sich MacKenzie mit Nishimura Tabatas Studien über hochintensives Training, die darauf hindeuteten, dass kurze, extrem fordernde anaerobe Intervalle, gefolgt von kurzen Erholungsphasen die Ausdauer deutlich verbesserten.

MacKenzie stellte das Laufband auf zwölf Prozent Steigung und lief die Intervalle so schnell, dass ihm schwarz vor Augen wurde. Er probierte auch verschiedene Erholungstechniken (unter anderem baute er sich ein vorschlaghammerartiges Massagegerät aus einem Bolzenschussapparat) sowie Ess- und Trinkgewohnheiten aus. Schließlich gelang es ihm, seinen Körper so zu konditionieren, dass er einen knallharten, 20-stündigen Traillauf relativ problemlos wegstecken konnte. Alle seine Beobachtungen teilte er in einem Coaching-Forum mit anderen, wandte seine Erkenntnisse auch auf Triathlon-Wettkämpfe an und wurde schließlich bei CrossFit der Fachmann für den Schwerpunkt Ausdauer. Mittlerweile kann er in der gesamten Lauf- und Triathlon-Gemeinde auf eine treue Anhängerschaft verweisen, die nach seinen Methoden trainiert.

Während des Wochenendseminars in Hermosa Beach stand das Thema Ausdauer im Vordergrund seiner Vorträge, die durch Praxiseinheiten zur Verbesserung der Technik aufgelockert wurden. Diese bestanden aus Laufübungen nach der Pose-Methode, quer über den Parkplatz. Dabei lernte man, wie man die Füße richtig aufsetzt, die Arme korrekt bewegt und lange, raumgreifende Schritte durch einen kurzen, schnellen Antritt ersetzt. Er brachte

Läufern bei, die Körperhaltung »Schiffchen« (Hollow Rock) einzunehmen, die eigentlich aus dem Turnen stammt und es ihnen ermöglicht, die Energie von der Körpermitte aus in die Gliedmaßen zu leiten. Und er betonte immer wieder, wie wichtig es ist, beim Laufen vor allem die hintere Oberschenkelmuskulatur und das Gesäß zu belasten und weniger den Quadrizeps und die Hüftbeuger.

MacKenzie und seine Co-Trainer beobachteten uns die ganze Zeit über und gaben uns immer wieder Tipps, wie wir unseren Laufstil verbessern konnten. Zum Beispiel griff er sich meinen Fuß, als ich versuchte, die kolbenartige Pumpbewegung der Pose-Technik nachzuahmen, bei der man vor allem die hinteren Oberschenkelmuskeln einsetzt, und zeigte mir, wie es richtig geht. Auch erinnerte er die Kursteilnehmer immer wieder daran, stets leicht die Rumpfmuskeln - etwa zu 30 Prozent - anzuspannen und dabei locker weiterzuatmen. Haltung, Bewegung, Haltung, Bewegung. Darum ging es im CrossFit-Ausdauerseminar.

Ein weiteres Spezialseminar, das ganz im Zeichen korrekter Bewegungsabläufe stand, war der CrossFit-Kurs im Gewichtheben, der von Mike Burgener geleitet wurde. Burgener ist ein ehemaliger Leistungssportler in diesem Bereich, Trainer des US-Gewichtheberteams, ehemaliger U.S. Marine und Footballspieler der College-Mannschaft Notre Dame. Er brachte aber auch Grundschulkindern in San Diego die komplexen Bewegungsabläufe des Gewichthebens, also des Umsetzens und Stoßens bzw. Reißens bei. Er kann aus einem weitreichenden Hintergrundwissen schöpfen, wenn er neue CrossFitter unterrichtet, und beherrscht es meisterlich, die Aufmerksamkeit einer Gruppe zu bündeln und wachzuhalten, auch wenn er dazu das Element der Angst benutzt - vor Burpees nämlich. Wenn Burgener das Wort »Burpees« in den Mund nimmt und die Gruppe nicht sofort wie eine Abteilung Marines »YEAH, BURPEES!!« brüllt, wird sie mit einem Satz Burpees bestraft. Burgener versucht von Anfang an, die Gruppe anzustacheln, sodass alle Mitglieder ihm ihre volle Aufmerksamkeit zuwenden, dann ist es für ihn ein Leichtes, ins Detail zu gehen und ihnen verschiedene Lehrmethoden beizubringen. Er zeigt seinen Schülern, wie man sich aufwärmt, mit welchen Übungen man seine Technik verbessern kann, wie man reißt, umsetzt, seine Füße einsetzt, also alles rund um die Themen Bewegung, Schnelligkeit und Körperhaltung. Alles wird in kleine Schritte unterteilt: erst die Ausgangspositionen, dann sämtliche nachfolgenden Bewegungsabläufe. Bewegung, Beweglichkeit und noch mehr Bewegung.

Die Leidenschaft, mit der man bei CrossFit Bewegungsabläufe analysiert und trainiert, wird aber vielleicht am besten durch Kelly Starrett verkörpert.

DER MANN, DER HINTER DER BEWEGLICHKEIT STECKT

Kelly Starrett ist Physiotherapeut, Besitzer einer CrossFit-Box und ehemaliges Mitglied des US-Kajak-Teams. Wenn CrossFit selbst sich schon durch eine leidenschaftliche Fokussierung auf Bewegungsabläufe auszeichnet, dann könnte man ihn als krankhaft besessen beschreiben. Er ist ein charismatischer und überaus talentierter Coach. Einem internationalen Publikum ist er vor allem durch die Webseite MobilityWOD.com ein Begriff, auf der er in über 400 kurzen Videoanleitungen seine Ideen und Ansichten zum Thema Bewegung und Beweglichkeit vorstellt. Er wurde schon von den unterschiedlichsten Zielgruppen für Seminare oder Trainingseinheiten gebucht, unter anderem den U.S. Navy SEALs, U.S. Army Special Forces, dem San Francisco Ballett, einzelnen Tour-de-France-Teilnehmern, Kraftdreikampf-Weltrekordhaltern und Olympiasiegern im Rudern.

Seit 2005 betreibt Starrett mit seiner Frau Juliet das San Francisco CrossFit. Seine überragende Fähigkeit, Bewegungsabläufe zu analysieren und zu vermitteln, ist auf seine Tätigkeit als Physiotherapeut an der bekannten Stone Clinic in San Francisco zurückzuführen sowie auf die Tausenden von Stunden, die er als Trainer im Studio zugebracht hat. Zurzeit ist seine Physiotherapiepraxis sogar in seine Box integriert. An den Wochenenden zieht er los und hält landesweit CrossFit-Mobilitätsseminare, in denen er den Zuhörern seine Ansichten zu Rehabilitation, Verletzungsprävention und den ursächlichen Wechselwirkungen zwischen Bewegung, Schnellkraft und Leistungsfähigkeit nahebringt.

Starrett unterrichtet jedoch nicht nur Mobilität; er praktiziert sie auch. Er hält nicht nur Vorträge darüber, dass stundenlanges Sitzen im Büro schädlich ist, sondern hat selbst ein Stehpult. Das alles liegt zum Teil auch daran, dass er seine Beweglichkeit nicht als selbstverständlich betrachtet. Er musste seine aktive Laufbahn als Mitglied des US-amerikanischen Kanu- und Kajakteams beenden, weil er unter so starken Nackenschmerzen litt, dass er seinen Kopf nicht mehr wenden konnte. Bevor er sich mit der Analyse von Bewegungsabläufen befasste, war er nicht einmal mehr in der Lage, weiter als 100 Meter zu rennen.

Wenn man Starrett bei seinem Tagesgeschäft im SFCF beobachtet, stellt man fest, dass er tagtäglich eines der Hauptkonzepte umsetzt, für die er sich so leidenschaftlich einsetzt: nämlich dass man verschiedene Dehn- und Beweglichkeitsübungen in den Alltag integrieren sollte. Starrett geht in die tiefe Kniebeuge, verharrt längere Zeit in dieser Position und wirkt dabei so entspannt, als lümmle er sich gerade in einen Sitzsack. Oder er greift sich ein dickes Gummiband, schlingt es um eine Klimmzugstange und fängt an, die Verspannungen wegzumassieren, die ihm in Schulter, Rücken und Nacken sitzen und wahrscheinlich von einem anstrengenden Kraftdreikampf-Training oder einer 20-minütigen Met-Con herrühren.

Starrett startete MobilityWOD.com im August 2010 mit einem Video, in dem er auf ein Skateboard spingt und sich selbst mit einem iPhone filmt. Im folgenden Jahr stellte er fast täglich Videos ins Netz. Sie machen die kritische Haltung Starretts gegenüber den Praktiken der modernen Sportmedizin deutlich - zum Beispiel vertritt er die Auffassung, dass verletzte Läufer nicht selten zu teuren und unnötigen Behandlungen überredet werden, die bestenfalls nichts nutzen. Vielleicht am meisten stört ihn aber, dass die Sportmedizin als Rundum-Dienstleister agiert und den Athleten die gesamte Verantwortung für ihre Gesundheit aus den Händen nimmt. Auf MobilityWOD.com kann man dazu Folgendes lesen: »Dieser Blog soll als Ausgangspunkt für Sportler dienen, die systematisch etwas gegen ihr kaputtes Gewebe und ihre lausige Gelenkmobilität tun wollen. Die Benutzung erfolgt auf eigene Gefahr. Hören Sie auf, bevor Ihnen eine Übung Schmerzen verursacht, Ihre Wirbelsäule aus dem Hals ragt oder Sie Lähmungserscheinungen im Gesicht erleiden. Sie müssen sich darüber im Klaren sein, dass Sie die Verantwortung für sich selbst nicht immer anderen überlassen können. Warten Sie nicht, bis Sie ein neues Knie brauchen. Packen Sie's lieber gleich an.«

Es war einmal, vor nicht allzu langer Zeit, da war ich der Kerl, der kurz davorstand, ein neues Knie zu brauchen. Und Starrett spielte eine entscheidende Rolle bei meinem ersten Vorstoß in die Welt von CrossFit.

DAS ERSTE TREFFEN

Ich traf Starrett zum ersten Mal Ende 2010. Auf dem Weg zum San Francisco CrossFit humpelte ich wie ein Zombie durch die Gegend; bei jedem Schritt holte ich mit meinem inzwischen ziemlich überlasteten linken Bein Schwung, damit ich meinen rechten Fuß so sachte wie möglich aufsetzen konnte. Es tat weh. Ich nahm schon seit Wochen Schmerzmittel, kühlte mein Knie mit Eispackungen und hoffte, der Schmerz würde irgendwann nachlassen. Doch das tat er nicht. Und das Knie gab immer noch unter mir nach. Es wurde sogar immer schlimmer und mich beschlich zunehmend ein ungutes Gefühl.

Ich befand mich in der Nähe von Crissy Field im Stadtteil Presidio, der an der Küste östlich der Golden Gate Bridge liegt. Das berühmte Wahrzeichen der Stadt, das in der Morgensonne glänzte, lag direkt vor mir. Ich ging einen Weg entlang, der um einen ehemaligen, ursprünglich für Militärpersonal eingerichteten Supermarkt herumführte, in dem nun ein großes Sportfachgeschäft ansässig war.

Laut Google Maps befand sich das SFCF direkt in dem Laden. Ich schaute mich in dem Geschäft um, fand aber nichts, weshalb ich annahm, dass sich die Box in einem Gebäude auf der Rückseite befand. Über einen an der Nordseite befindlichen Parkplatz gelangte ich zu einem Metalltor, ging hinein und erblickte genau das, was man erwartet, wenn man den Hinterhof eines großen Sportgeschäfts betritt: große Müllcontainer, eine Reihe von Tourenkajaks, Entladerampen für Lkws und Container. Ich war verwirrt. Aber dann fiel mir etwas am Rand des Parkplatzes auf, direkt unter einer Autobahn-Unterführung: Etliche Leute in Trainingskleidung stemmten dort Gewichte und sprangen auf Kästen. Ich hatte das SFCF gefunden.

Die Abtrennungen durch die einzelnen Container sind die einzigen »Wände« im SFCF. Zwei Container enthalten Hantelscheiben, Langhanteln, Rudergeräte und anderes Zubehör. Der dritte Container ist leer, abgesehen von einem Massagetisch und einem Regal, das neben einigen Kleinteilen ein quietschbuntes Hundespielzeug enthält. Das ist, wie ich später erfuhr, Kelly Starretts Physiotherapiepraxis.

Starrett betrachtet die CrossFit-Box als eine Art Labor, in dem der Coach (zumindest ein guter) die Aufgabe hat, Fehler in der Körpermechanik des CrossFitters zu entdecken. Wenn diese Fehler nicht korrigiert werden, vergrößern sie sich und

STARRETT BETRACHTET DIE CROSSFIT-BOX ALS EINE ART LABOR, IN DEM DER COACH DIE AUFGABE HAT, FEHLER IN DER KÖRPERMECHANIK DES CROSSFITTERS ZU ENTDECKEN.

irgendwann benötigt ein Läufer dann ein neues Knie, ein Ballettstar eine Achillessehnenoperation, und eine Tennisspielerin muss ihre Karriere beenden, weil ihr Rücken nicht mehr mitmacht. Wenn man aber früh genug eingreift, lassen sich bestehende Probleme mit neuen Fitnesstechniken beheben und künftige Verletzungen vermeiden.

Es ist Starrett zu verdanken, dass sich das San Francisco CrossFit zu einer Ideenschmiede entwickelt hat, in der permanent an optimierten Bewegungsabläufen und neuen Fitnesstechniken getüftelt wird. Starrett erstellt Anleitungen und Erklärungen, die nur so strotzen vor Kreisdiagrammen und Flowcharts. Immer geht es dabei um die »Komplexität des Entwicklungsprozesses«, den ein CrossFitter im Übergang vom Anfänger- zum Fortgeschrittenenlevel durchläuft. Diese grundsätzlichen Überlegungen überführt Starrett dann beispielsweise in Methoden, mit denen man einen Sportler nach einer Operation wieder gesund und fit macht. Er nennt dieses Konzept die »Hierarchie der Bewegung«. Im Archiv des *CrossFit Journal* gibt es Dutzende von Lehrvideos, in denen Starrett das herkömmliche Vorgehen von Sportkliniken kritisiert und wie sie den Patienten das Geld aus der Tasche ziehen. Er ist der festen Überzeugung, dass »alle Menschen in der Lage sein sollten, einfache Wartungsarbeiten an ihrem Körper selbst durchzuführen«.

Tja, und nun war ich hier und fest entschlossen, diese Überzeugung Starretts auf die Probe zu stellen.

Ich hatte mich darauf eingestellt, ihm einen ausführlichen Bericht über den aktuellen wie auch früheren Zustand meines Knies zu geben, und hatte mir genaueste Erklärungen zurechtgelegt, unter welchen Umständen ich mir die Verletzung zugezogen hatte, wann und wo sich der Schmerz jeweils bemerkbar machte und vieles mehr. Ganz nebenher wollte ich ihm dadurch auch zeigen, wie verzweifelt ich war. Das war meine übliche Vorgehensweise, wenn ich einen Arzt oder Physiotherapeuten wegen einer Verletzung zum ersten Mal aufsuchte.

Starrett gab mir allerdings gar keine Gelegenheit, meinen kleinen Vortrag zu halten. Zuerst verlangte er von mir, dass ich mich in einem etwas mehr als schulterbreiten Stand auf eine Gummimatte stellte, die auf dem Boden des SFCF ausgelegt war. Das SFCF ähnelt einer getarnten Einsatzbasis, wie man sie in einem Kriegsgebiet erwarten würde. Ich blickte auf ein großes Whiteboard mit verschiedenen Kritzeleien darauf, darunter Bestzeiten, Informationen zur Met-Con und Zeichnungen von Strichmännchen mit Pfeilen, die auf Gelenke und Körperachsen hinwiesen. Die Ausrüstung, die mich umgab, passte zu diesem Eindruck: eine Vorrichtung aus Metall, die wie ein Klettergerüst aussah, eine Glute-Ham-Bank, ein großer Bierkrug, ein Grill und ein runder Betonklotz. Starrett bat mich, in die Hocke zu gehen - also eine Kniebeuge zu machen -, und zwar so tief wie möglich. Während ich seiner Aufforderung nachkam, beobachtete er, wie sich meine Knie bewegten. Auf diese Weise erfuhr er so ziemlich alles, was er über meine Knie wissen musste - die Stellung von Ober- und Unterschenkel zueinander, die Haltung meiner Wirbelsäule und wie tief ich mich absenken konnte.

WOZU KNIEBEUGEN?

Die Kniebeuge spielt im CrossFit-Universum eine zentrale Rolle und Starrett gehört zu jenen Fachleuten, deren Wissen über Bewegung und biomechanische Zusammenhänge die Weiterentwicklung von CrossFit maßgeblich beeinflussen. Auch Greg Glassman misst der Kniebeuge große Bedeutung bei. Im Archiv des *CrossFit Journal* gibt es ein frühes Video, das zeigt, wie Glassman in einer Klinik Kniebeugen unterrichtet.

Glassman argumentiert, dass die Fähigkeit, korrekte Kniebeugen auszuführen, eine wichtige Voraussetzung für ein erfülltes Leben als mobiler Mensch ist. Die Kniebeuge, ob mit oder ohne Zusatzgewicht, ist laut Glassman das Musterbeispiel einer funktionellen Bewegung. Als solche sei sie der isolierten Aktivierung einzelner Muskeln, wie sie in herkömmlichen Fitnessstudios praktiziert wird, haushoch überlegen. Bei der Ausführung einer Kniebeuge müssen mehrere Gelenke perfekt zusammenspielen und es wird ein umfassendes motorisches Bewegungsmuster abgerufen. Die Kniebeuge aktiviert Muskelgruppen im gesamten Körper und macht es dadurch möglich, eine große Last über eine gewisse Entfernung hinweg effizient zu transportieren. Eine Beinstrecker-Maschine hingegen trainiert ausschließlich die Muskeln der Beinvorderseite; sie ist daher ineffizient, wenn nicht gar unnatürlich, und verbessert nicht die Fähigkeit, eine Last auf kraftvolle oder schonende Weise zu bewegen.

Eine der gängigsten Warnungen in der Welt des Krafttrainings lautet, man solle bei einer Kniebeuge oder an einer Beinpresse das Knie niemals bis zu einem Winkel unter 90 Grad beugen. Dadurch verschleiße man seine Knie und sei bald reif für eine Operation. Glassman findet diese Warnungen albern und meint ganz im Gegenteil, dass die Hüften bei Kniebeugen eben nicht auf Kniehöhe verbleiben, sondern tiefer abgesenkt werden müssen. Dadurch verbessere man nicht nur seine sportliche Leistung im CrossFit, sondern auch seinen allgemeinen Gesundheitszustand und seine Lebensqualität. Nicht nur Kniebeugen, sondern auch Kreuzheben, Rudern und Klimmzüge sind Beispiele für funktionelle Bewegungen, die laut Glassman auch im echten Arbeitsleben vorkommen. 100 Ballen Heu auf einen Anhänger zu hieven gelingt am effizientesten, wenn man sie umsetzt und stößt.

»Die Kniebeuge ist für Ihr Wohlbefinden von entscheidender Bedeutung«, schrieb Glassman im *CrossFit Journal* im Dezember 2002. »Sie kann Ihre sportlichen Fähigkeiten enorm verbessern und dafür sorgen, dass Ihre Hüften, Knie und Ihr Rücken auch noch im hohen Alter gut in Schuss sind. Die Kniebeuge schadet den Knien nicht [...], sie hat vielmehr eine erstaunliche rehabilitative Wirkung, und das sogar bei angeschlagenen, verletzten oder empfindlichen Knien. Tatsächlich ist es so: Wer keine Kniebeugen macht, kann langfristig auch nicht erwarten, gesunde Knie zu haben, ganz gleich, ob er Schmerzen hat oder nicht. Dies trifft übrigens auch auf die Hüften und den Rücken zu.«

Aber warum sollte ein Läufer besonderen Wert darauf legen, eine vollständige, formvollendete Kniebeuge ausführen zu können? Beim Laufen beugt man die Beine abwechselnd immer wieder leicht, auch wenn man sie niemals so extrem beugt und streckt wie bei einer Kniebeuge. Man macht also unzählige einbeinige Viertel-Kniebeugen. Glassman, Starrett und MacKenzie sind der einhelligen Meinung, dass man »sein Leistungspotenzial nicht vollständig ausschöpft«, wie Starrett es formuliert, wenn man nicht in der Lage ist, eine vollständige Kniebeuge mit sauberer Technik auszuführen – also mit geradem Rücken, den Knien über den Füßen und so tief, dass die Hüften näher am Boden sind als die Knie. Natürlich kann man mit einem Scharfschützengewehr aus fünf Metern Entfernung auf ein Ziel treffen – so eine von Glassmans berühmt-berüchtigten Analogien –, aber man merzt seine Schwächen erst dann wirklich aus, wenn man sich der Herausforderung stellt und ein Ziel zu treffen versucht, das 100 Meter weit weg ist.

Kelly Starrett erklärte mir später, dass genau das die Idee ist, die hinter der »Sichtbarmachung des Unsichtbaren« steckt – man benutzt ein CrossFit-artiges Training, um herauszufinden, welche Schwächen man hat, bevor sie früher oder später zu handfesten Verletzungen führen. Außerdem kann ein Läufer, der beweglich und stark genug ist, um viele Kniebeugen mit korrekter Technik zu absolvieren, vor allem bei einem langen, anstrengenden Lauf mehr Kräfte mobilisieren als der angeschlagene Läufer, dem diese Übung nicht gelingt. Wer keine Kniebeugen schafft, so Starrett, hat ein unterschwelliges Problem, das früher oder später zum Vorschein kommen wird.

Als ich zum ersten Mal unter den wachsamen Augen von Kelly Starrett eine Kniebeuge machte, hatte ich keine Ahnung, was er da tat und warum meine Technik so wichtig sein sollte. Nie zuvor hatte mich ein Physiotherapeut und Sportmediziner zu etwas Vergleichbarem aufgefordert.

Kniebeuge? Kein Problem, dachte ich. Zu Schulzeiten hatten sie im Footballtraining zur Tagesordnung gehört, noch dazu mit einer knapp 140 kg schweren Langhantel auf den Schultern. Damals hatte ich allerdings meist nur halbe oder Viertel-Kniebeugen ausgeführt. Nun aber bat mich Starrett, möglichst tief in die Hocke zu gehen. Er beobachtete meine Lendenwirbelsäule, ihre Krümmung, die Körperachse und wie ich den Körperschwerpunkt verlagerte. Er achtete darauf, wie sich meine Hüftmuskeln beugten bzw. streckten und ob mein Rumpf stabil war. Er wollte sehen, ob sich meine Fersen vom Boden lösten (was der Fall war), ob ich meinen Kopf sinken ließ (ja, tatsächlich) und ob meine Knie zueinander zeigten (auch das) – das alles galt als Fehler. Wenn ich in diesem Zustand versucht hätte, Kniebeugen mit einer 60 kg schweren Langhantel zu machen, hätte ich mir genau den Schaden zufügen können, wegen dem einige Ärzte und Chiropraktiker von Kniebeugen abraten.

Starrett hingegen fragte mich nicht einmal, welches Knie mir eigentlich wehtat. Nachdem er gesehen hatte, wie ich mich bei meiner Kniebeuge abquälte, erklärte er mir sogleich, wie man es richtig macht. Vor allem zeigte er mir, was ich tun musste, damit sich meine Knie nicht einwärts drehten oder über die Füße hinausbewegten. Das erinnerte mich spontan an die einzige Ballettstunde, die ich jemals in meinem Leben genossen hatte, 1984 an der University of Iowa, als mir ein ehemaliger Tänzer des Joffrey Balletts den *grand plié* zeigte. Er hatte mich mit einem rosa Ballettschuh geschlagen, um meine Haltung zu korrigieren. Starretts Methode, meinen Bewegungsablauf zu korrigieren, war da ein wenig anders. »Wenn du patzt, spendierst du mir ein Bier«, sagte er. Dabei war ich kaum in der Lage umzusetzen, was er von mir verlangte - und hatte noch nicht einmal eine Hantel auf meinen Schultern.

VOLLGAS, VOLLBREMSUNG

In dieser ersten Stunde mit Starrett lernte ich quasi im Schnellverfahren seine Philosophie kennen. Nachdem er meine Kniebeugetechnik verbessert hatte, gingen wir in seine Physiotherapiepraxis, wo er damit fortfuhr, den Bewegungsumfang meiner Knie zu testen. Ich sollte mich flach auf den Tisch legen und meine Beine strecken und beugen. Dann übte er zusätzlichen Druck aus, um zu sehen, wie stark ich meine Beine anwinkeln konnte. Mein rechtes Knie hatte verglichen zum linken einen deutlich eingeschränkten Bewegungsumfang.

»Reicht dir das?«, fragte er.

»Äh ... nein.«

Das war eine Frage, die ich mir niemals gestellt hatte. Ich hatte mich bereits damit abgefunden, dass ich mein rechtes Knie nicht mehr gut bewegen konnte. Starrett ging dann zum Beistelltisch und nahm den einzigen Gegenstand in die Hand, der in seiner Container-Praxis bereitlag. Er hielt das Ding in die Höhe und sagte: »Hundespielzeug.« Daraufhin begann er, meine Kniescheibe damit zu bearbeiten, was so aussah, als würde er eine Bierflasche öffnen. Kein Ultraschall, kein Reizstrom. Nur ein Stück Gummi für drei Dollar, das er in einer Zoohandlung erstanden hatte.

»Ich bin mal nach Mexiko gefahren, habe mir dort ein Auto gemietet und damit Schindluder getrieben, indem ich Vollgas/Vollbremsung spielte«, erzählte er. »Ich trat das Gaspedal voll durch und regulierte meine Geschwindigkeit nur, indem ich mal mehr, mal weniger auf die Bremse ging. Peng! Drehzahl bis zum Anschlag. Ich rechnete schon damit, dass das Auto in die Luft fliegen würde. Also fuhr ich zurück ins Hotel, stellte die Karre ab und es kam ein Mann herausgelaufen, der ›Señor!‹ sagte und dabei auf den Hinterreifen zeigte, der in Flammen aufgegangen war. Wenn man als Läufer eine extrem verspannte Hüftmuskulatur hat und außerdem der Gleitfilm auf den Gelenkflächen - vor allem im Knie - unzureichend ist, dann ist das so, als würde man Vollgas geben und gleichzeitig auf die Bremse treten. So wie ich in Mexiko. Und dann qualmt's eben irgendwann im Knie.«

Starrett legte mir anschaulich dar, dass mein Knie deshalb so brannte, weil mein Körper es praktisch ausgeschaltet hatte, um mich davon abzuhalten, es weiter zu benutzen. Und er ließ mich wissen, dass es nun meine Aufgabe war, mich darum zu kümmern. Selbstverständlich, sagte er, müsse man einen Arzt aufsuchen, wenn man einen seltsamen Schmerz spürt - um auszuschließen, dass es sich um eine akute Verletzung oder ein Symptom für eine Krankheit handelt, die sich auf diese Weise äußert. Aber sobald dieser Verdacht ausgeschlossen ist, kann man die Sache selbst in die Hand nehmen.

»Wenn man sich in den Finger schneidet, weiß man, was zu tun ist - man säubert die Wunde und deckt sie mit einem Pflaster ab. Warum soll man mit seinem Muskelgewebe nicht ähnlich verfahren? Man kann sich sehr wohl so um seinen Körper kümmern, dass das Verletzungsrisiko sinkt und die Leistungsfähigkeit bis ins hohe Alter erhalten bleibt. Zack! So reißt man die Weltherrschaft an sich.«

Er zeigte mir zwei Dehnübungen und empfahl mir, sie oft auszuführen. Ich sollte jede Dehnung zwei Minuten lang halten. Bei einer Übung musste ich mich in den einbeinigen Kniestand begeben und den hinteren Unterschenkel anziehen. Darin zwei Minuten zu verharren war mein erster Kontakt mit dem »Tunnel des Schmerzes«, wie Starrett es nannte. Aber als ich wieder aufstand, fühlte sich die Vorderseite meines rechten Oberschenkels im Verhältnis zum Knie ganz anders an. Der Hüftbeuger war deutlich entspannter. Starrett ließ mich auch die Wadenmuskeln lange und intensiv dehnen. Später erfuhr ich, dass diese Übungen für die Wade und den Hüftbeuger ein konkretes

STARRETT RÄT SEINEN SPORTLERN IMMER, DIE BEREICHE OBERHALB UND UNTERHALB DER PROBLEMZONE ZU BEARBEITEN.

Beispiel für Starretts Arbeitsweise darstellten: Er rät seinen Sportlern immer, die Bereiche oberhalb und unterhalb der Problemzone zu bearbeiten.

Meine erste Übungseinheit mit Starrett dauerte nur eine Stunde. Vor diesem Termin hatte ich mich sechs Wochen lang nur noch humpelnd fortbewegen können. Und mit einem Mal war das Humpeln verschwunden.

STARRETT ZUM THEMA MOBILITÄT: WARUM CROSSFIT AUF BEWEGUNGEN FIXIERT IST

Kelly Starrett, ein führender Experte für Bewegung und Mobilität bei CrossFit, erklärte mir ausführlich, warum die Körpermechanik so wichtig ist, wenn man fit sein und sportliche Bestleistungen erzielen will.

Der Bereich in unserem Körper, der die meiste Kraft erzeugen und kontrollieren kann, sagt er, sind unsere Hüften. Danach kommen die Schultern. Beim Laufen zum Beispiel führt eine schlechte Hüftmechanik zu einem Verlust an Explosivkraft und einer Überlastung der kleineren Muskeln der Gliedmaßen wie etwa dem Quadrizeps.

Eine Dysfunktion der Hüften und Schultern kann daher zu Verletzungen der Gliedmaßen führen. Eine Schwäche und Dysbalance in den Hüften oder Schultern bewirkt eine Überlastung anderer Bereiche unseres Bewegungsapparates, die sich in der Kette weiter unten befinden. Die Knie, Sprunggelenke, Füße, Handgelenke, hinteren Oberschenkelmuskeln und Waden sind besonders verletzungsanfällig. Das kann wiederum zu einem unangenehmen Kreislauf chronischer Verletzungen führen. Je motivierter der Sportler ist, desto schlimmer wird das Problem: Weil der hoch motivierte Sportler fest entschlossen ist zu laufen, wird sein Körper eine Schonhaltung einnehmen, um das verletzte Gelenk und Gewebe nicht noch weiter zu reizen, und auf diese Weise immer weitermachen, allerdings mit einer suboptimalen Kraftkette, schwachen Gliedern und einem begrenzten Bewegungsumfang. Alles das geht zulasten der Kraft und Leistung und wird letztlich zum Scheitern führen.

Die Kraft fließt im Idealfall von innen nach außen, also von den Rumpfmuskeln in der Körpermitte zu den Extremitäten. Wenn der Körper in einer neutralen Position korrekt ausgerichtet ist, kann der Sportler mehr Kraft aus den Hüften und Schultern erzeugen, um sich fortzubewegen. Starrett sagt, dass man sich den menschlichen Körper wie eine Maschine vorstellen sollte, in etwa so, wie ein Ingenieur ein Motorrad oder eine Rakete betrachtet. Ein Ingenieur würde die Effizienz seines Fahrzeugs nicht dem Zufall überlassen; CrossFitter sollten das in Bezug auf ihren Körper auch nicht tun.

Es lohnt sich, sich die Zeit zu nehmen, seine Haltung, Bewegung und Technik zu verbessern, weil man nur so möglichst kraftvolle und effiziente Bewegungsmuster entwickeln kann. Dadurch kann man seine Muskeln optimal nutzen und herausfinden, wozu sie wirklich fähig sind. Je besser man in dieser Hinsicht vorbereitet ist, umso eher kann man den Herausforderungen einer anstrengenden Belastung gerecht werden, wenn man an seine körperlichen Grenzen kommt oder Muskelversagen droht. Je effizienter man in praktisch jeder denkbaren Situation ist, umso mehr Energie hat man in den letzten Metern oder Minuten einer Belastung noch zur Verfügung.

Um einen optimalen Energiefluss von der Körpermitte zu den Extremitäten zu gewährleisten, muss man seine Medianlinie stabilisieren. Starrett bittet seine Klienten oft darum, mithilfe der Schultermuskeln einen Arm auszustrecken und sich vorzustellen, der Ellbogen sei der Rumpf. Probieren Sie es aus. Können Sie Ihren Arm längere Zeit in dieser Position halten, ohne die Armmuskeln anzuspannen? Sicher nicht. Mit einer Wirbelsäule in neutraler Position, die durch das Anspannen der Bauchmuskeln in einen soliden Rumpf eingebettet ist – etwas, was als »Stabilisierung der Medianlinie« bezeichnet wird –, können ein Rundrücken oder Hohlkreuz vermieden werden. »Betrachten Sie Ihre stabile Wirbelsäule als großen Hebel. Mit einem festen Rumpf können die Muskeln der Hüften und Schultern viel effizienter arbeiten«, wie mir Starrett erläuterte. Man mobilisiert seine Kraft aus den stärksten Muskeln, über die man verfügt; die Gliedmaßen wirken nur unterstützend mit.

Wenn Sie ein Gelenk nur eingeschränkt bewegen können, sind Sie verletzungsanfällig. Ihr Leistungspotenzial ist eingeschränkt. Verlieren Sie dann die Kontrolle über Ihre Hüfte oder Schulter, steigt das Verletzungsrisiko; so einfach ist das. Viele denken, dass sie Probleme mit dem Hand- oder Sprunggelenk haben, aber in Wirklichkeit liegt die Ursache weiter oben bzw. unten. Wenn jemand über ein schmerzendes Knie oder Handgelenk klagt, kann das in Wirklichkeit daran liegen, dass er schlichtweg nicht in der Lage ist, während einer Kniebeuge seinen Rücken aufrecht und stabil zu halten.

Für einen eingeschränkten Bewegungsumfang werden Sie früher oder später büßen müssen – versuchen Sie also lieber gleich, das Problem zu beseitigen. »Sagen wir mal, Ihnen fehlen 20 Prozent Bewegungsumfang in der hinteren Muskelkette«, sagt Starrett. »Die Frage, die Sie sich stellen müssen, lautet: Wie viel Extra-Energie kostet es Sie jeden Tag, einfach nur Sie selbst zu sein? Sobald die Hüften lockerer sind, sinken die Kosten, denn dadurch steigt die Effizienz, und wer effizient ist, verschwendet weniger Energie. Die Kosten bzw. Energie, die man durch mehr Effizienz spart, kann man dann wunderbar in andere Bereiche investieren.«

WACHSENDE SORGEN?

Einige treibende Kräfte bei CrossFit befürchten, dass die Vermittlung korrekter Bewegungsabläufe angesichts der wachsenden Zahl von CrossFittern auf der Strecke bleiben könnte. Sie scheinen jedoch bereit zu sein, sich diesem Problem zu stellen, deshalb sind die Seminare und Zertifizierungsprogramme zu einem wichtigen Bestandteil des Gesamtkonzepts von CrossFit geworden.

Die Anzahl der CrossFitter ist in den letzten fünf Jahren explosionsartig angestiegen. Zu viele CrossFitter in zu kurzer Zeit, zu viele neue Boxen und eine unzureichende Aufsicht durch das CrossFit HQ könnten das Konzept der technischen Perfektion - der vollendeten Beherrschung grundlegender Fähigkeiten - ernsthaft gefährden. Das ist zumindest die Sorge, die im Raum steht. Und da CrossFit kein Franchise-Unternehmen ist, könnten letztlich die Qualitätskontrollen fehlen, die sonst im Franchising üblich sind. Das Affiliationssystem gestattet ein großes Maß an Flexibilität und Interpretationsspielraum, was durchaus ein Vorteil sein kann, aber dieselbe Flexibilität ist mitverantwortlich dafür, dass sich unter den Studiobetreibern auch ein paar schwarze Schafe tummeln.

Berichte über hohe Verletzungsquoten bei CrossFit gehen nicht auf diesen Mangel an Kontrolle und das schnelle Wachstum dieses Sports zurück, sondern auch auf die große Anzahl an neuen Trainern, die in Wochenendseminaren zertifiziert und auf die Welt losgelassen werden. Eine andere Sorge liegt darin, dass der amerikanische Sportkanal ESPN inzwischen die CrossFit Games überträgt: Sie erreichen auf diese Weise ein wesentlich größeres Publikum und es könnte der Eindruck entstehen, dass es bei CrossFit nur darum geht, wie schnell jemand ein Workout beendet, wie schwer die Hanteln sind oder beides, statt auf eine saubere Technik und Haltung zu achten. Die korrekte Bewegungsausführung verringert das Verletzungsrisiko; wenn sich also diese negative Tendenz hin zu einem Schneller-Höher-Weiter unter den Trainern der CrossFit-Boxen ausbreitet und Einfluss darauf nimmt, wie sie ihre Klienten betreuen, wird sich das sicherlich zu einem ernst zu nehmenden Problem entwickeln. Auf Profiebene könnten Sponsorenverträge und andere finanzielle Anreize die Situation noch weiter verschärfen. Wenn diese Tendenz nicht abreißt, werden sich die Verletzungsberichte deutlich häufen. CrossFit wird als gefährlich gebrandmarkt werden, und das wird viele interessierte Neulinge abschrecken.

Im Level-1-Seminar in Austin sah ich folgende Aufschrift auf einer Tafel: »CrossFit ist nicht gleichzusetzen mit den CrossFit Games.« Die neuen Trainer wurden ausdrücklich angewiesen, diese Botschaft in ihre Boxen zu tragen und vor allem anderen auf die Einhaltung einer sauberen Technik zu achten – das ultimative Ziel ist nach wie vor die perfekte Bewegungsausführung.

An jenem Wochenende in Austin fanden fünf weitere Level-1-Zertifizierungen statt. Diese wurden von jeweils 30 Personen besucht. Nicht jeder, der den Test ablegte, wollte anschließend als Coach arbeiten. (Ich zum Beispiel wollte das nicht, und es gab auch noch andere, die einfach nur mehr über CrossFit erfahren wollten.) Das Tempo, in dem bei CrossFit Trainer hervorgebracht werden, ist trotzdem sehr hoch. Die erste Trainerzertifizierung fand vom 2. bis 4. Dezember 2002 statt und wurde damals noch von Greg Glassman persönlich geleitet, dem zwei Mitarbeiter zur Seite standen. 2011 durchliefen laut den CrossFit HQ insgesamt 14 593 Personen das Level-1-Programm.

Ob das ein Problem ist? Vielleicht nicht. Ich hatte den Eindruck, dass das Programm recht umfangreich war. Die Informationen waren fundiert, sie wurden außerdem gut vermittelt und in den zwei Tagen wurden viele Themen sowohl theoretisch als auch praktisch gründlich abgehandelt. Ich weiß nicht, was man besser hätte machen können. So wie ich es sah, lag CrossFit bis zu einem gewissen Grad in den Händen der angehenden Betreuer selbst. Als ich mir die Reihen meiner Kurskollegen ansah, glaubte ich nicht, dass Todd Widman und das CFHQ unbedingt dafür verantwortlich zu machen waren, ob diese frischgebackenen Trainer ihre Sache auch wirklich gut machen würden oder nicht. Ein wahrhaft hervorragender CrossFit-Coach entsteht letztlich nicht durch einen Kurs – vielmehr muss er oder sie schon von Haus aus das Talent und die Arbeitsmoral mitbringen, die jeder braucht, der eine schwierige Aufgabe meistern will.

Es liegt an den CrossFittern selbst – und insbesondere an den Neueinsteigern –, die Trainer zu finden, die genau das geschafft haben.

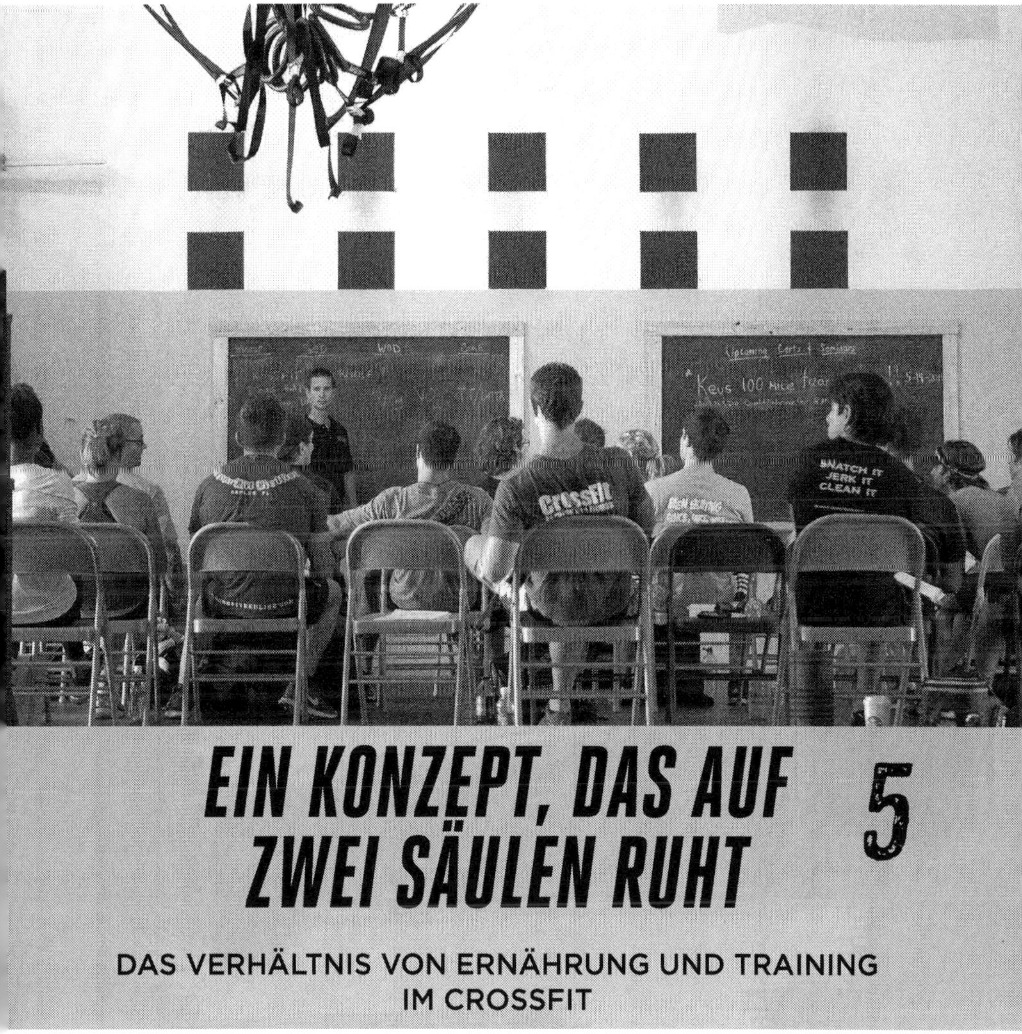

5 EIN KONZEPT, DAS AUF ZWEI SÄULEN RUHT

DAS VERHÄLTNIS VON ERNÄHRUNG UND TRAINING IM CROSSFIT

IN MEINEM ERSTEN MONAT AM CROSSFIT ELYSIUM MELDETEN SICH EINIGE Mitglieder des Studios für einen Wettkampf an, den eine andere Box in der Nähe ausrichtete. Ich hatte zwar die CrossFit Games gesehen, aber noch nie eine der kleineren Veranstaltungen besucht. Eine der Teilnehmerinnen aus dem Elysium war die 25-jährige Briana Drost, die nachts als Telefonistin in der Polizei-Notrufzentrale arbeitete und tagsüber Psychologie studierte. Sie wirkte deshalb immer ein wenig müde, wenn sie zum Training kam, was unter der Woche mehrmals der Fall war. Dennoch schien sie es zu genießen, mich in den Workouts zu schlagen. Nach einer Nachtschicht in der Polizeizentrale war sie sicher immer recht müde, schaffte es aber dennoch jedes Mal, die Kriegernatur in sich zu wecken und alle ihre Kräfte zu mobilisieren - und sie grinste mich stets schelmisch an, wenn sie wieder einmal besser war als ich, was nicht selten vorkam.

Der genannte Wettkampf gab mir ebenfalls Gelegenheit, Brianas wilde Entschlossenheit zu beobachten. Er bestand aus drei verschiedenen Workouts, die im Laufe eines sengend heißen Samstags in San Diego ausgeführt wurden. Ich sah zu, wie sie ein WOD aus Kettlebell-High-Pulls, Burpees, Frontkniebeugen und Kettlebell-Swings absolvieren musste, alles innerhalb von zwölf Minuten. Wer zuerst fertig wurde, hatte gewonnen, also musste man die Erholungsphasen zwischen den Sätzen und einzelnen Wiederholungen so kurz wie möglich halten, auch wenn man sie dringend benötigte. Das Studio war gerammelt voll mit Besuchern aus den drei teilnehmenden Boxen; eine aufgeheizte Menge säumte die Wettkampffläche. Die Atmosphäre erinnerte mich an Meisterschaften im Ringen während meiner Highschoolzeit, bei denen Zuschauer mit hochroten Köpfen die Sportler anfeuerten, die auf der Matte ihre Kräfte maßen.

Briana kämpfte sich mit einer 16 kg schweren Kettlebell durch den Lärm, während zwei der drei Elysium-Trainer, Leon Chang und Paul Estrada, sie lautstark zu Höchstleistungen anzutreiben versuchten. Sie nahm sich mehrmals kurze Verschnaufpausen, stemmte mit knallrotem Gesicht ihre Fäuste in die Hüften und holte tief Luft. Chang und Estrada riefen ihr dabei kurze Anweisungen zu, damit sie wieder in die Gänge kam, und ließen sie niemals länger als drei Atemzüge ausruhen.

Briana war für mich eine Modellathletin - schlank, durchtrainiert, zielstrebig und hoch motiviert. Ich nahm an, dass sie schon immer so gewesen war, ja dass CrossFit insbesondere jene Leute anzog, die ohnehin hart im Nehmen waren und nur nach einem Weg suchten, sich voll zu verausgaben. Aber dann zeigte sie mir ein »Vorher«-Foto aus der Zeit, als sie mit CrossFit begonnen hatte, sowie ein »Nachher«-Bild, das ein Jahr später entstanden war.

Ich war, milde gesagt, sehr überrascht. Auf dem »Vorher«-Bild wirkte Briana müde, behäbig und sichtlich mitgenommen von ihren langen Nachtschichten. »Ich arbeitete 40 Stunden in der Woche und kam vom Schreibtisch praktisch nicht los«, erzählte sie mir. »Damals studierte ich im ersten Jahr Psychologie, aß nicht besonders ausgewogen und machte auch keinen Sport. Ich war immer müde, wog 72 kg - 13 kg mehr als vor meinem Studium - und konnte mir nicht erklären, was mit mir geschehen war.« Sie hatte mitbekommen, wie sich Freunde durch CrossFit-Training deutlich verändert hatten, und sprach sie an: »Wow, ich bin beeindruckt. Was genau macht ihr da eigentlich?« Und im August 2010 beschloss Drost, dem Elysium beizutreten.

Ihr Ergebnis nach nur einem Jahr war genauso beeindruckend wie das ihrer Freunde. Briana erzählte mir später ausführlich, dass sie und die anderen sich nicht nur auf CrossFit beschränkt hatten. Es gab noch eine andere Komponente, die ihren Erfolg ausmachte. Sie begann nämlich erst dann besonders schnell abzunehmen, als sie anfing, auf die Ernährung zu achten, die bei CrossFit ebenfalls einen hohen Stellenwert genießt.

ERNÄHRUNG – DAS FUNDAMENT VON CROSSFIT

Dem CrossFit-Pyramidenmodell zufolge ist Ernährung das Fundament, auf dem der CrossFit-Lebensstil beruht. Dieser Ansatz steht im krassen Gegensatz zu der Sichtweise, mit der viele Langstreckenläufer an das Thema Ernährung herangehen. Man hört Läufer oft Dinge sagen wie »Ich kann essen, was ich will, ich laufe ja regelmäßig«. Die Artikel und Videos, die man sich im Archiv des *CrossFit Journal* ansehen kann, belegen jedoch deutlich die Ansicht der

Crossfit-Experten, dass man ohne die richtige Ernährung nur ansatzweise von den Vorteilen der Methode profitieren wird. In ihren ersten Monaten bei CrossFit dachte Drost nicht daran, etwas an ihren Essgewohnheiten zu ändern. Sie aß zum Frühstück gerne Eier mit Speck und hatte eine ausgeprägte Schwäche für mexikanisches Fast Food sowie andere ungesunde Dinge. Obwohl sie bemerkte, dass sich ihre Figur und Fitness durch die sportliche Betätigung allmählich verbesserten, hatte sich der Zeiger der Waage nicht bewegt.

Es gibt Videos von Greg Glassman, in denen er während der CrossFit Games 2011 Fragen zum Thema Ernährung beantwortet. »Der übermäßige Verzehr verarbeiteter Kohlenhydrate ist für den Tod von Millionen Amerikanern verantwortlich«, sagte er damals und bezog sich dabei auf den Zusammenhang von ungesunder Ernährung und Insulinresistenz, Diabetes Typ 2, Herzerkrankungen und Krebs. Da CrossFit das Ziel verfolgt, Gesundheit zu definieren und zu fördern, war es nur logisch, dass Ernährungsgrundsätze dazugehören mussten. Glassman sprach auch über den Zusammenhang von Ernährung und Leistung. Er hatte eine ganze Reihe guter Argumente parat, einschließlich der Vorteile, die Fettverlust und Muskelzuwachs mit sich bringen.

»Nehmen wir an, ein Mann nimmt 10 kg Fett ab und 2,5 kg Muskelmasse zu, das sind 7,5 kg Unterschied auf der Waage, die dazu führen, dass er zehn Klimmzüge mehr schafft als zuvor«, sagte Glassman. Er fügte hinzu, dass ein CrossFitter, »der nur auf seine Ernährung *oder* auf seine Bewegung achtet, nur mit einem Ruder paddelt«. Die Kombination aus hochwertiger Ernährung und CrossFit-Training könne jedoch eine »Kettenreaktion verschiedenster Anpassungen« auslösen. Und Anpassung sorgt Glassman zufolge für eine Verbesserung der sportlichen Leistungsfähigkeit.

DIE KOMBINATION AUS HOCHWERTIGER ERNÄHRUNG UND CROSSFIT-TRAINING KANN EINE »KETTENREAKTION VERSCHIEDENSTER ANPASSUNGEN« AUSLÖSEN.

DIE KOMBINATION VON PALÄO- UND SEARS-DIÄT

Im CrossFit hängt eine gesunde Ernährung von zwei Faktoren ab. Zunächst einmal geht es um die Auswahl der Nahrungsmittel, die man zu sich nimmt. Hier beruft sich die CrossFit-Gemeinde gerne auf die Prinzipien der Paläo-Diät. Wirft man einen Blick auf die Homepages einzelner CrossFit-Boxen, findet man schnell eine Fülle entsprechender Rezepte sowie zahlreiche Links zu Webseiten, die sich mit dieser Ernährungsweise auseinandersetzen.

Der Paläo-Diät liegt die Auffassung zugrunde, dass der menschliche Körper entwicklungsgeschichtlich immer noch auf die Nahrung eingestellt ist, die es vor 10 000 Jahren gab. Er kann daher die Speisen, die erst viel später durch Ackerbau und industrielle Produktion entstanden sind, nur unzureichend verarbeiten. Die Steinzeitmenschen waren Jäger und Sammler. Sie aßen Fleisch und Gemüse, Nüsse und Samen, hin und wieder etwas Obst, sehr wenig Stärke und praktisch gar keinen Zucker (mal abgesehen von dem Honig, auf den sie gelegentlich stießen). Die Verfechter der Paläo-Diät argumentieren, dass die Entwicklung der Landwirtschaft die Essgewohnheiten verändert hat, diese Veränderung aber keine gesundheitlichen Vorteile brachte. Wenn man sich strikt an eine von der Steinzeit inspirierte Ernährungsweise hält, isst man vor allem Fleisch, Geflügel, Fisch, Gemüse, Nüsse und Obst und vermeidet verarbeitete Produkte wie Nudeln, Brot, Milch und Käse.

»Im Supermarkt sind es die äußeren Gänge«, sagt Glassman und meint damit, dass man vor allem in der Frischfleisch- und Gemüseabteilung einkaufen soll. »Echtes Essen kommt ohne aufgeklebte Etiketten aus. Auf Geflügel, Tomaten, Äpfeln, Birnen und Orangen stehen keine Zutatenlisten und Nährwertangaben.« Das sollte man berücksichtigen, wenn man »Herzerkrankungen, einen vorzeitigen Tod und Unwohlsein vermeiden will«, wie es Glassman formuliert.

Auch die beliebte Sears-Diät, die nach ihrem Schöpfer Dr. Barry Sears benannt ist, entspricht den Grundsätzen der Paläo-Ernährungsweise und leistet dem CrossFitter gute Dienste. Der Abschnitt 1 über Essen und Ernährung im Level-1-Trainingshandbuch (das auf CrossFit.com heruntergeladen werden kann) ist letztlich eine Kurzanleitung für die Sears-Diät. Es wird auf Studien verwiesen, die darauf hinweisen, dass die Ernährung den Hormonhaushalt und somit die Gesundheit beeinflusst. Sears vertritt schon seit Langem die

Auffassung, dass sich Auswahl und Menge der Nahrung entscheidend auf den Stoffwechsel auswirken. Wenn man die falschen Dinge und/oder zu viel isst, und das über einen längeren Zeitraum hinweg, kommt der Körper irgendwann mit der Ausschüttung von Insulin nicht mehr nach - mit der Folge, dass er krank wird und sich mit tödlichen Gefahren wie Diabetes, Herzinfarkt und Krebs konfrontiert sieht.

Sears spricht sich für eine ausgewogene Ernährung aus, die verarbeitete Lebensmittel zu vermeiden versucht. Außerdem weist er darauf hin, dass es beim Abnehmen nicht um das Kalorienzählen gehe. Gewichtskontrolle, Gesundheit und eine hohe sportliche Leistungsfähigkeit seien vielmehr vom Hormon Insulin abhängig bzw. davon, wie sich die zugeführte Nahrung auf die Insulinproduktion auswirkt. Regelmäßiger Verzehr kohlenhydratreicher Speisen - beispielsweise Nudeln, Getreide und Fertigprodukte - wirke sich negativ auf den Blutzuckerspiegel aus und führe zu Insulinresistenz, die Sears zufolge der erste Schritt in Richtung Fettleibigkeit und Diabetes Typ 2 sei. Sie könne aber auch andere chronische Erkrankungen begünstigen.

Sears empfiehlt daher, den Konsum von Kohlenhydraten zu drosseln. Sie sollten nur ungefähr 40 Prozent der Tageskalorienzufuhr ausmachen; die übrigen 60 Prozent sollten aus Fett und Eiweiß stammen. In seinen Vorträgen und Büchern beschreibt er, wie eine kohlenhydratreiche Ernährungsweise die Funktionsfähigkeit der Insulinrezeptoren an den Zellen beeinträchtigt. Dies ruft ein Zustand namens »Hyperinsulinismus« hervor - also genau genommen eine Insulinresistenz, die Vorstufe von Diabetes. In diesem Stadium kommt es zu einer chronischen Entzündungsreaktion in den Körperzellen. Eine ausgewogene Ernährung, so Sears, kann die Hormonausschüttung eindämmen und die entzündlichen Prozesse vermindern.

Dass auch ich an Hyperinsulinismus litt, ergab ein Bluttest, den ich anfertigen ließ, bevor ich dem CrossFit Elysium beitrat. Als Langstreckenläufer hatte ich eigentlich keinen positiven Befund erwartet. Erst später erfuhr ich, dass Hyperinsulinismus bei Läufern keine Seltenheit ist. In einem Telefonat erklärte mir Dr. John Ivy, ein führender Forscher für Sporternährung an der University of Texas, den Zusammenhang. Studien hätten ergeben, dass ältere Läufer in der Lage sind, einen hohen Blutzuckerspiegel unter Kontrolle zu halten - das heißt, solange sie ihren Sport aktiv betreiben. »Wenn die Probanden aufhörten zu laufen, machten sich innerhalb einer Woche erste Anzeichen eines drohenden Diabetes bemerkbar«, erzählte mir Dr. Ivy. Das war bei mir vermutlich der Fall. Zur Zeit des Bluttests konnte ich wegen meiner Knieverletzung nicht laufen, meine Ernährung bestand damals vermutlich aus 70 Prozent Kohlenhydraten, 10 Prozent Protein und 20 Prozent Fett.

Sears begann in den 1990ern, diese Thematik verstärkt an die Öffentlichkeit zu bringen. Seine Auffassung, dass kohlenhydratreiche Kost die amerikanische Bevölkerung vorzeitig ins Grab bringt, hat seither langsam Fuß gefasst. Forscher fingen an, sich mit dieser Problematik auseinanderzusetzen, und veröffentlichten eigene Studien, die Sears Ansichten untermauern. In einem Artikel, der im April 2011 im *New York Times Magazine* erschien, stellte der auf Ernährung spezialisierte Journalist Gary Taubes Robert Lustig vor, einen Wissenschaftler an der medizinischen Fakultät der University of California, San Francisco. Lustig ist Kinderarzt, befasst sich schwerpunktmäßig mit Fettleibigkeit im Kindes- und Jugendalter und ist auf Hormonstörungen spezialisiert. Insbesondere hat er untersucht, wie der Konsum von Zucker - vor allem Maissirup - in den USA zugenommen hat. Zucker hat sich zu einem so zentralen Bestandteil der Ernährung entwickelt, dass laut dem US-Landwirtschaftsministerium jeder amerikanische Bürger im Durchschnitt 60 kg pro Jahr verzehrt. Lustig vertritt die Ansicht, dass Zucker ein Gift ist.

»Wenn Lustig recht hat«, schrieb Taubes, »dann ist unser übermäßiger Zuckerkonsum der Hauptgrund dafür, dass die Zahl an Fettleibigen und Diabetikern in den USA in den letzten 30 Jahren so drastisch angestiegen ist. Aber das ist noch lange nicht alles. Wenn Lustig recht hat, würde das bedeuten, dass man durch den Verzehr von Zucker vermutlich zahlreiche andere chronische Krankheiten begünstigt, die als typische westliche Wohlstandskrankheiten gelten: Herzinfarkt, Bluthochdruck und viele verbreitete Krebsarten.«

CrossFit kombiniert den Paläo-Ansatz mit der Sears-Diät. Demgemäß muss man nicht nur seinen Kohlenhydratkonsum im Auge behalten, sondern auch die insgesamt aufgenommene Nahrungsmenge sowie die Nährstoffzusammensetzung. Eine strikte Paläo-Diät einzuhalten und anstelle von Nudeln, Brot und Keksen natürlich vorkommende Kohlenhydrate wie Spinat,

Tomaten und Äpfel zu essen, so sagen engagierte CrossFitter, wird mit an Sicherheit grenzender Wahrscheinlichkeit schon von sich aus zu einer besseren Gesundheit und Trainingsleistung führen. Eine Verringerung der Kohlenhydratzufuhr von 70 Prozent auf einen deutlich geringeren Wert findet bei einer Paläo-Ernährungsweise schon automatisch deshalb statt, weil die Energiedichte der erlaubten Nahrungsmittel deutlich geringer ist als bei einer herkömmlichen Ernährung. Eine normale Portion gekochter Nudeln schlägt beispielsweise mit 220 Kalorien zu Buche, während dieselbe Menge Spinat nur 7 Kalorien hat, eine Tasse Blumenkohl 25 und ein mittelgroßer Apfel 95 Kalorien. Überdies enthalten die Paläo-Kohlenhydrat-Lieferanten wesentlich mehr Ballaststoffe.

DEN ZUSAMMENBRUCH VERMEIDEN

In CrossFit-Level-1-Trainingsseminaren wird den Teilnehmern in kompakter Form vermittelt, warum und wie Makronährstoffe wirken. Wenn man Kohlenhydrate zu sich nimmt, steigt der Blutzucker; infolgedessen schüttet die Bauchspeicheldrüse Insulin aus, um den überschüssigen Zucker aus dem Verkehr zu ziehen und einzulagern. Wenn man Protein isst, wird das Hormon Glukagon freigesetzt, das in den Zellen gespeicherte Energiereserven freisetzt. Anders als Kohlenhydrate und Proteine wirkt sich der Konsum von Fett auf den Hormonhaushalt neutral aus. Das Fett sendet dem Gehirn aber ein Sättigungssignal, das verhindert, dass man sich überisst.

Schafft man es, den Zustand des Gleichgewichts zu erreichen, den Sears »das Optimum« nennt, ist man – wie der Name schon sagt – optimal mit Energie versorgt. Nimmt man eine ausgewogene Mahlzeit zu sich, die den Sears'schen Grundsätzen entspricht, fühlt man sich energiegeladen und erholt, während ein großer Teller Nudeln nur Müdigkeit und das dringenden Bedürfnis hervorruft, einen Mittagsschlaf zu halten.

In den CrossFit-Seminaren lernen angehende Trainer, dass man als Ausgangsbasis ein prozentuales Verhältnis von 40-30-30 anstreben sollte – also 40 Prozent der Kalorien aus Kohlenhydraten und jeweils 30 Prozent aus Proteinen und Fetten. Jeder CrossFitter muss allerdings auf die Signale achten, die ihm sein Körper sendet. Wie man sich nach dem Essen fühlt, zeigt an, ob man auf dem richtigen Weg ist oder noch weitere Anpassungen vornehmen muss. Laut der Sears-Diät macht man etwas falsch, wenn man sich nach einer Mahlzeit extrem träge fühlt oder immer noch Hunger verspürt. Das Ziel ist es, über einen Zeitraum von mindestens drei Stunden satt und gestärkt zu sein, erst dann sollte man sich mittels einer weiteren ausgewogenen Mahlzeit oder eines gesunden Snacks mit neuer Energie versorgen.

Glassman sagt, er habe den Eindruck gewonnen, dass die besten CrossFitter bei der Abstimmung der Ernährung genauso gewissenhaft vorgehen wie Apotheker, die für die Herstellung eines Präparats die Zutaten sorgfältig abwiegen müssen. »Man muss [Fleisch und Gemüse] essen, sich eine Küchenwaage und einen Messbecher zulegen und wirklich aufpassen, wie viel man wovon isst. Sonst leidet die Leistung darunter«, sagt er. »Spitzenleistung erreicht man nun einmal nur mit Spitzentreibstoff. Es bringt nichts, wenn man seinen Tank mit Pisse füllt. Wer nicht genau abwiegt und misst, kann niemals optimale Ergebnisse erzielen, zumindest habe ich das noch nie erlebt.«

In seiner typischen schnoddrigen Art fügt er dann noch hinzu: »Im Grunde genommen ist es mir ja scheißegal. Wir können gerne um die Häuser ziehen, Eis schlecken und den lieben langen Tag Bier saufen. Wenn Sie aber glauben, dass Sie damit besonders leistungsfähig sind, dann ticken Sie nicht richtig. Das hat bisher noch niemand geschafft. Sie können aus jedem x-beliebigen Haufen von Leuten eine Person herauspicken und sie dazu anleiten, ihr Essen zu wiegen und abzumessen. Und die wird den anderen davonziehen.«

ERNÄHRUNG: DAS FEHLENDE PUZZLETEIL

Ernährung gilt in der Philosophie von CrossFit als entscheidender Faktor. In den Vorträgen und Trainingseinheiten wird sehr ausführlich auf diesen Aspekt eingegangen. Wie eingangs erwähnt, betrachtet man sie als Basis der CrossFit-Pyramide, als das Fundament, auf dem Gesundheit und Wohlbefinden aufbauen. Für Glassman ist es eines der beiden Ruder, mit denen man das CrossFit-Boot vorantreibt; wenn es fehlt, bewegt man sich im Kreis. Für andere stellt es sich als so etwas wie das fehlende Puzzleteil heraus.

Nicole Carroll, stellvertretende Leiterin des Ressorts Training im CrossFit HQ, würde mit diesen Ansichten sicherlich übereinstimmen. Einer ihrer

Vorträge über Ernährung ist als Video in der Kategorie »Classic« des *CrossFit Journal* abrufbar. Sie hat für die Zeitschrift auch schon Artikel zum Thema verfasst (einer trug den Titel »Get Off the Crack«, ein Erfahrungsbericht, der beschreibt, wie sie von ihrer Zuckersucht loskam). In dem erwähnten Video erörtert Carroll den Zusammenhang zwischen Ernährung und Leistungsfähigkeit: »Als Trainer haben wir es oft mit Leuten zu tun, die regelmäßig und intensiv CrossFit betreiben und in diesem Zusammenhang auch Fortschritte machen. Aber früher oder später erreichen sie ein Plateau, verschlechtern sich vielleicht sogar. Sie treten auf der Stelle. Eine solche Stagnation hat praktisch immer etwas mit der Ernährung zu tun. Wenn man hart trainiert, sich aber nicht gesund ernährt, wird man seine Ziele nicht erreichen. Vielleicht 50 Prozent davon, aber nicht mehr. Man wird dieses Programm nur überstehen und erfolgreich sein, wenn man ausgewogen isst.«

Bei Briana Drost, der Telefonistin, war das der Fall. Im Januar 2011 fühlte sie sich durch das Training zwar schon deutlich fitter, war aber immer noch unzufrieden mit ihrer Figur und begann daher, auf ihre Ernährung zu achten. Sie erschrak regelrecht, als im Laufe der nächsten vier Wochen knapp 8 kg förmlich wegschmolzen. Sie hatte das fehlende Puzzleteil gefunden.

Chang sagt, das Elysium sehe absichtlich davon ab, seine Mitglieder in Sachen Ernährung bekehren oder indoktrinieren zu wollen. Aber wenn jemand wie Drost mit seinen Fortschritten unzufrieden ist, erhält er Tipps zur Verbesserung der Ernährung. »Es gibt zwei Gründe, weshalb Briana so schnelle Fortschritte machte«, meint Chang. »Zum einen ist der menschliche Körper wie eine Maschine, und jede Maschine läuft nur dann optimal, wenn man sie mit hochwertigem Treibstoff versorgt. Schüttet man Müll in den Tank, ist auch die Leistung Müll. In der Praxis heißt das, dass man sich tagsüber träge fühlt, nachts schlecht schläft und in den Workouts nicht alles geben kann.«

Ihre neue, gesunde Ernährung ermöglichte es Briana, »intensiver zu trainieren und sich schneller zu erholen. Sie gab ihr die Energie, die sie brauchte, um häufiger ins Studio zu gehen«, fügt er hinzu. »Unter diesen Bedingungen ist klar, warum sie solche rapiden Fortschritte machte.« Der zweite Grund für ihre Fortschritte war, dass sie »anfing, auf die richtige Dosierung der Makronährstoffe zu achten. Unter diesen Umständen ist es für eine Person mit Übergewicht praktisch unmöglich, *nicht* abzunehmen.« Mit anderen Worten: Sowohl die Qualität als auch die Quantität der zugeführten Nahrung waren ausschlaggebend für Brianas Erfolg.

Die praktische Umsetzung eines Sears-Paläo-Ansatzes erfordert allerdings ein planvolles Vorgehen. Drost musste beispielsweise alle Mahlzeiten und Snacks für den Tag vorbereiten und mitnehmen, um immer gut versorgt zu sein – während ihrer Zwölf-Stunden-Schicht bei der Polizei, an der Universität, im studienbegleitenden Praktikum und natürlich im Sport. Niemand hat behauptet, es sei einfach, sich gesund zu ernähren, vor allem am Anfang. Aber es macht sich schnell bezahlt.

IHRE NEUE, GESUNDE ERNÄHRUNG ERMÖGLICHTE ES BRIANA, »INTENSIVER ZU TRAINIEREN UND SICH SCHNELLER ZU ERHOLEN. SIE GAB IHR DIE ENERGIE, DIE SIE BRAUCHTE, UM HÄUFIGER INS STUDIO ZU GEHEN«, FÜGT ER HINZU. »UNTER DIESEN BEDINGUNGEN IST KLAR, WARUM SIE SOLCHE RAPIDEN FORTSCHRITTE MACHTE.«

Estrada erinnert sich an die Zeit, in der Briana plötzlich so rapide Fortschritte machte. »Ich äußere mich nur dann zu einem Gewichtsverlust, wenn er deutlich und dauerhaft ist«, sagt er. »Eines Tages sah ich eine Frau im Foyer. Sie stand mit dem Rücken zu mir, ich wusste also nicht, wer sie war. Dann drehte sie sich um und es war Briana. Ich musste zweimal hinsehen – sie hatte sich völlig verändert.« Nach diesem halben Jahr waren auch Drosts Kollegen verblüfft. Sie stellten ihr dieselbe Frage, die sie einige Monate zuvor ihren Freunden gegenüber geäußert hatte: »Hut ab, wie hast du das bloß geschafft?«

Da Chang mitverfolgt hatte, wie beharrlich und motiviert Drost ihr Trainingspensum bewältigte, war er von ihrer Entwicklung nicht überrascht. »Briana ist eine sehr entschlossene und willensstarke Frau«, sagte er. »Sie ist bereit, hart an sich zu arbeiten und Opfer zu bringen, um das zu erreichen, was sie will – in diesem Fall körperliche Fitness. Heutzutage sind das sehr bewundernswerte Eigenschaften.«

Chang bemerkt, »dass die meisten Menschen ständig darüber reden, was sie alles haben wollen, aber nicht bereit sind, dafür auch nur einen Finger zu rühren. Sie denken wohl, die Welt schulde ihnen einen Gefallen. Wenn ich ehrlich bin, regt mich diese Einstellung auf. Briana zum Beispiel musste sich aus finanziellen Gründen entscheiden, ob sie lieber Kabelfernsehen haben oder bei uns trainieren wollte - sie kündigte ihren Kabelvertrag. Ich wette, dass 99 Prozent aller Couch-Potatoes sich anders entschieden und gleichzeitig eine praktische Ausrede dafür parat gehabt hätten, warum sie es nicht zum Workout schaffen.« Er fügt hinzu: »Sie muss berufsbedingt lange wach bleiben und trainiert oft noch nach ihrer Nachtschicht. So motiviert ist sie.«

Weil sie die Ernährung als fehlendes Puzzleteil identifiziert hatte und weiterhin fleißig trainierte, »verdient Briana jeden Erfolg, den sie erreicht, denn sie hat ihn sich hart erarbeitet«, so Chang. »Briana ist ein Musterbeispiel dafür, dass ein Erfolg zum nächsten führt. Jede Leistung, zu der sie sich überwand, jede Wegmarke, die sie überschritt, hat nur zu weiteren Höhenflügen geführt. Als Coach und Freund freue ich mich, ihr dabei zuzusehen.«

EIN KRITISCHER BLICK AUF KONVENTIONELLE ESSGEWOHNHEITEN

Chang ist ein leidenschaftlicher, kompromissloser Mensch, der mit klaren Worten und großem Eifer über die Dinge spricht, die ihm wichtig sind. Für Ignoranz hat er wenig Verständnis. Einmal erzählte er beiläufig von einem Pokerabend, den er bei sich zu Hause abhalten wollte, und ich spielte mit dem Gedanken vorbeizuschauen, da ich annahm, es handle sich um eine entspannte Männerrunde. Sofort bot er mir an, mir einige Pokerbücher auszuleihen - für mich ein untrügliches Zeichen dafür, dass seine Spielabende wohl doch nicht so entspannt sein würden. Später erfuhr ich, dass Chang sich sein Medizinstudium teilweise durch professionelles Pokern in Casinos finanziert hatte. Mehr noch, sein Können am Spieltisch hatte ihm und seiner Frau Alessandra Wall zum Kauf ihres ersten Hauses verholfen. Ich habe nie an einem seiner Pokerabende teilgenommen, und ich wette, dass diese Entscheidung im Hinblick auf meine Ersparnisse richtig war.

Denselben Eifer und Ehrgeiz, den Chang beim Pokern zeigt, trägt er auch ins Fitnessstudio. Man merkt schnell, dass er kein Pardon kennt, wenn jemand demotiviert oder nicht bereit ist, an sich zu arbeiten. Er hat deswegen auch schon Mitglieder aus dem Studio geworfen, und das zu einer Zeit, als es noch neu war und sich erst einen festen Kundenstamm aufbauen musste.

Chang bietet Mitgliedern des Studios, die bestimmte Ziele erreichen wollen, eine individuelle Betreuung an, aber nur unter folgender Voraussetzung:

> NUR FÜR MOTIVIERTE
> Mit dieser Vereinbarung versprechen Sie, 100 Prozent Einsatz zu geben. Es gibt keine Ausreden oder einen zweiten Anlauf. Jeder Tag, jeder Augenblick bietet die Gelegenheit, etwas Besonderes daraus zu machen, besser zu werden, sein Bestes zu geben. Verschwenden Sie Ihre Zeit nicht mit halben Sachen. Wenn Sie hart trainieren, werden die Erfolge nicht lange auf sich warten lassen. Am Ende des Tages sollten Sie sich im Spiegel betrachten und sich fragen, ob Sie alles gegeben haben. Wenn Sie nicht bereit dazu sind, vollen Einsatz zu bringen, sollten Sie weder Ihre noch unsere Zeit verschwenden.

Chang erwartet von seinen Sportlern dieses hohe Maß an Engagement, weil sich nur so optimale Resultate erzielen lassen. Die Leidenschaft, mit der er sie betreut, ist ebenfalls extrem. Als ich genauer darüber nachdachte, fragte ich mich, wie lange man eine solche Disziplin wohl aufrechterhalten könne.

Es hat sich aber herausgestellt, dass selbst Chang eine Schwäche hat: Kaffee. Ich entdeckte diese menschliche Seite an ihm während eines Vortrags über Ernährung, als er gefragt wurde, ob sich der Konsum von Kaffee mit einer gesunden Lebensweise vereinbaren lasse. Sollten wir versuchen, komplett darauf zu verzichten? Die Frage kam aus der ersten Reihe. Chang nahm einen tiefen Schluck aus seinem Kaffeebecher.

»Ich gebe zu«, sagte er, »dass ich koffeinsüchtig bin. Im Rahmen einer ausgewogenen Ernährung ist Kaffee völlig nebensächlich. Sie müssen auf Ihren Zuckerkonsum achten und darauf, naturbelassene Lebensmittel zu essen. Kaffee spielt da praktisch keine Rolle.«

Eine sehr wichtige Rolle spiele dagegen die Landwirtschaft. Chang ist der festen Überzeugung, dass Interessenvertreter der Agrarindustrie die amerikanische Politik »fest im Griff haben« und infolgedessen die öffentliche Diskussion über Ernährung federführend prägen.

»Meiner Meinung nach ist der größte Schwachpunkt im amerikanischen Gesundheitssystem die aktuelle Vorstellung von einer gesunden bzw. ungesunden Ernährung, die völlig haltlos ist«, erläuterte Chang, als ich ihn hierzu befragte. »Alles fußt auf der Nahrungspyramide, die sich die USDA, also das Landwirtschaftsministerium, ausgedacht hat.«

Chang glaubt, dass es politische Gründe für das Konzept gibt. »Es waren dünne wissenschaftliche Fakten, die von der Agrarindustrie aufgebauscht wurden, beispielsweise den Mais- und Weizenproduzenten, und die politische Absicht, Alternativen schlechtzumachen; so ... entstand die heutige Ernährungspyramide.«

Chang vertritt im Grunde dieselbe Ansicht wie die übrige CrossFit-Gemeinde und Barry Sears: »Die kohlenhydratreiche/fettarme Ernährungsweise, die uns allen als segensreich angepriesen worden ist, ist vermutlich der heimtückischste Mörder, der heute in der westlichen Welt sein Unwesen treibt.« Die Krankenhäuser seien voll mit Menschen, die versucht hätten, sich an die Ernährungspyramide der USDA zu halten, sagt er.

Sein Fazit ist, dass »Herz-Kreislauf-Erkrankungen schon seit Jahrzehnten die Haupttodesursache in den Vereinigten Staaten sind und dass Diabetes, Bluthochdruck, Fettleibigkeit [und] Herzerkrankungen miteinander zusammenhängen – wer das eine hat, hat vermutlich auch das andere und so entsteht eine unheilvolle Abwärtsspirale«. »Jeder von uns muss sich, sobald er zu dieser Erkenntnis gekommen ist, einem heftigen Kampf stellen. Die Fülle an Fehlinformationen, die im Umlauf sind, ist überwältigend. Viele Menschen, sowohl Laien als auch Fachleute, mögen es nicht, wenn ihre alten Überzeugungen in Frage gestellt werden. Es ist daher sehr schwer, den Menschen die Augen zu öffnen und sie für neue Ideen zugänglich zu machen. Die Großkonzerne, die die Weizen- und Maisindustrie kontrollieren, haben ein großes Interesse daran, alles beim Alten zu belassen. Es handelt sich um ein Multimilliardengeschäft und Geld regiert nun einmal die Welt. Es ist kein Wunder, dass die Politik sich wenig bis gar nicht bemüht, die Ernährungsgewohnheiten der amerikanischen Bevölkerung zu ändern.«

Chang glaubt, dass sich die Situation im Laufe der nächsten Generationen sehr langsam verändern wird. »Nach und nach werden die Menschen die Wahrheit erkennen und sich von alten Essgewohnheiten abwenden. So gesehen kann CrossFit an der Basis ansetzen und einen ersten Schritt tun, um das Bewusstsein für die Problematik zu schärfen.«

Wenn das stimmt, sollten wir am besten gleich damit anfangen, die Sache selbst in die Hand zu nehmen. In den letzten Jahren haben viele Quellen belegt, dass Diabetes Typ 2 bei Kindern rapide auf dem Vormarsch ist. Das ist eine neue Entwicklung - früher wurde Diabetes Typ 2 auch als »Altersdiabetes« bezeichnet, weil er bei Kindern so selten vorkam. Heute tritt er immer häufiger in Erscheinung, Fettleibigkeit gilt bei Kindern mittlerweile als eines der größten Gesundheitsrisiken überhaupt. Die Sache verschlimmert sich noch dadurch, dass die Medikamente, die erwachsenen Typ-2-Diabetikern verschrieben werden, bei jungen Patienten nicht immer wirksam sind. Diesen Kindern drohen Erblindung, Amputation und chronische Erkrankungen wie Herzbeschwerden und Krebs.

Es ist an der Zeit, die Steinzeiternährung und die Sears-Diät genauer unter die Lupe zu nehmen, und das gilt nicht nur für CrossFitter, sondern für jeden, der sich zurzeit von einer kohlenhydratreichen, stark zuckerhaltigen Kost ernährt.

DIE HERAUSFORDERUNG

CrossFit-Boxen bringen ihren Mitgliedern eine gesunde Ernährungsweise vor allem durch die sogenannte »Challenge« nahe. Ich nahm im August 2011 zum ersten Mal daran teil, damals noch im Elysium, und freute mich auf den spielerischen Wettkampf, war aber auch etwas nervös angesichts der Vorstellung, meine Ernährung radikal umstellen zu müssen.

Die Challenge dauerte sechs Wochen, sie fing an einem Montag an und funktionierte nach einem Punktesystem. Man erhielt Punkte (oder Punktabzüge) für das, was man pro Mahlzeit zu sich nahm. Wenn man ein Gericht aß, dass den Grundsätzen der Paläo-Diät entsprach, erhielt man einen Punkt; für eine Mahlzeit nach der Sears-Methode gab es zwei Punkte; und eine Sears-Paläo-Mahlzeit, das heißt ein Gericht mit natürlichen Zutaten gemäß der Paläo-Diät, die wie bei der Sears-Diät genau abgewogen wurden, brachte drei

Punkte. Wenn alle Kohlenhydrate ausschließlich in Form von Gemüse verzehrt wurden (und nicht in einer Kombination aus Gemüse und Obst), bekam man einen Bonuspunkt. Fürs Training wurden ebenfalls Punkte vergeben - drei Punkte für drei CrossFit-Workouts in der Woche zuzüglich eines Bonuspunkts, wenn man ein viertes Mal ins Elysium kam. Einen Extrabonus erhielt man für fünf Einheiten in der Woche. Zusätzliche Punkte bzw. Punktabzüge gab es für ausreichend viel Schlaf, die Menge Wasser, die man trank, und dafür, dass man täglich Fischölkapseln einnahm.

Am ersten Tag wurden bei jedem das Gewicht und der Körperfettanteil gemessen. Außerdem musste man sich einem CrossFit-Workout namens »Cindy« unterziehen, das als Bezugswert für künftige Leistungssteigerungen dienen sollte. Bei Cindy musste man in der vorgegebenen Zeit möglichst viele Sätze schaffen. Das Workout gestaltet sich folgendermaßen:

CINDY

20 Minuten AMRAP

5 Klimmzüge, 10 Liegestütze, 15 Kniebeugen

Ich stellte mich Cindy am 22. August und tat mein Bestes, um die vorgeschriebene Anzahl an Klimmzügen, Liegestützen und Kniebeugen möglichst zügig zu absolvieren. Dabei versuchte ich mich an den Kipping Pull-ups, die ich gerade erst erlernt hatte, und kämpfte mich tapfer durch den ersten Satz. In den vorgegebenen 20 Minuten schaffte ich insgesamt elf Runden. Dann lag ich in meinem eigenen Schweiß auf dem Boden, Arme und Beine von mir gestreckt, und fragte mich, ob es tatsächlich möglich wäre, jemals ein besseres Ergebnis zu erzielen. Ich hatte mein Workout »RX« absolviert, also wie vorgeschrieben und ohne erleichternde Modifikationen. In diesem Augenblick begann der Wettstreit für mich - sechs Wochen lang würde jeder Bissen, den ich zu mir nahm, eine Rolle spielen, und die Wiederholung des Cindy-Workouts am Ende des Zeitraums würde der Augenblick der Wahrheit sein und offenbaren, ob sich meine eiserne Disziplin gelohnt hatte.

Ein großes Plakat im CrossFit Elyisum zeigte unsere wöchentlichen Fortschritte an. Jeder, der an der Challenge teilnahm, war mit seinem Körperfettanteil,

Gewicht und Cindy-Ergebnis aufgelistet. Sechs Spalten waren für unsere wöchentlichen Ergebnisse freigehalten worden. So wie bei CrossFit üblich wusste jeder, wo der andere gerade stand.

Ich kaufte mir eine kleine digitale Küchenwaage und einen Messbecher, um die genauen Portionsgrößen zu bestimmen. Laut Sears und Glassman ist es nicht Sinn und Zweck der Übung, sein ganzes Leben lang alle Lebensmittel abzuwiegen. Diese Maßnahme dient eher als Hilfestellung für den Anfang, bis man ein Gefühl für die Mengen entwickelt hat. Die Portionen abzumessen ist auch hilfreich, um bei der Zusammenstellung der Mahlzeit das richtige Verhältnis von Protein, Kohlenhydraten und Fett abzuschätzen.

Anhand von Sears' Formel ermittelte ich meinen täglichen Proteinbedarf: 120 Gramm. Diese Menge musste auf drei Mahlzeiten und zwei Snacks verteilt werden. Dazu kamen Kohlenhydrate und Fette im richtigen Verhältnis.

»Es ist nicht leicht«, sagte mir Dr. Sears in einem Interview, »vor allem bei einer reinen Paläo-Ernährung. In meinen Büchern versuche ich, meinen Ansatz daher möglichst einfach zu halten.« (In seinen Büchern gelingt es Sears hervorragend, die Grundsätze seiner Diät zu erklären. Als man mir seine Ernährungsweise zum ersten Mal mündlich nahezubringen versuchte, verstand ich zunächst gar nicht, wie die Makronährstoffe in »Blöcke« unterteilt werden, aber Sears schreibt sehr klar und nachvollziehbar und so begriff ich schnell, was es damit auf sich hatte.)

Die erste Woche war ganz schön hart. Ich hatte mir mehrere Bücher von Sears gekauft und mir vorgenommen, seine Rezepte nachzukochen. Der Proteinteil war einfach. 100 bis 150 Gramm Huhn, Fisch oder rotes Fleisch lassen sich leicht abwiegen und zubereiten. Auch das Fett war kein Problem. Einige Esslöffel Olivenöl, Avocado oder ein paar wenige Nüsse (als Snack gab es beispielsweise eine einzelne Macadamianuss) klingen nach nicht allzu viel, aber immerhin ist dieser Teil leicht umsetzbar. Mehr Fett gab es nicht. Vorbei waren die Zeiten, in denen ich eine Handvoll Nüsse aufs Mal in mich hineinschaufelte.

Die Kohlenhydrate bereiteten mir am meisten Kopfzerbrechen, und zwar aus zwei Gründen. Es war gar nicht so einfach, den Kohlenhydratgehalt verschiedener Gemüsesorten auszurechnen. Am Anfang nahm ich immer einen Online-Kalorienrechner zu Hilfe, um den Brennwert der Gemüsesorten nachzuschauen, die gerade auf dem Schneidbrett vor mir lagen: Blumenkohl, Grünkohl, Spinat, Radieschen, Zwiebeln, was auch immer. Je mehr Zutaten ins Spiel kamen, umso mehr fühlte ich mich wie ein Mathematiker, der an einer komplizierten Formel tüftelte.

Zu jener Zeit entwickelte ich eine neue Liebe zu Tiefkühl-Gemüsemischungen. Sie waren bereits abgewogen, klein geschnitten, gemischt und ersparten mir jede Menge Arbeit. So war es möglich und sogar einfach, alle Kohlenhydrate in Form von Gemüse zu essen und dadurch Bonuspunkte zu sammeln.

Doch genau das war ein großer Knackpunkt. Wenn man nicht gerade Süßkartoffeln aß, musste man Berge an Gemüse vertilgen, um seinen täglichen Bedarf an Kohlenhydraten zu decken. Wenn mein Abendessen 28 Gramm Protein vorsah, benötigte ich der Sears-Methode zufolge 36 Gramm Kohlenhydrate. Eines Abends aß ich meine Kohlenhydrate für die Mahlzeit in Form von Spargel. Eine Spargelstange enthält nur 2,5 Gramm Kohlenhydrate, also musste ich 14,5 Stangen essen. Ich zwang mich dazu, obwohl ich längst satt war und keinen Spargel mehr sehen konnte, aber so verdiente ich mir diesen letzten begehrten Punkt.

Zum Frühstück aß ich normalerweise mehrere Eiweiße sowie ein ganzes Ei und Berge von Spinat. An anderen Tagen begnügte ich mich mit den Punkten für die Sears-Methode und machte mir einen Smoothie nach einem Rezept, das ich in einem CrossFit-Artikel über Ernährung gefunden hatte. Er bestand aus Milch, gefrorenen Erdbeeren und Blaubeeren, Proteinpulver und einem »Messlöffel« Cashewnüssen. Ich bekam dafür zwar nur zwei Punkte, aber zu mehr war ich manchmal einfach nicht fähig. Wie Sears mir im Interview erklärte, ist die Sears-Paläo-Diät aus zweierlei Gründen so schwer umsetzbar: Die Vorbereitung kostet Zeit, was an hektischen Tagen, an denen man erst spät nach Hause kommt, problematisch sein kann. Außerdem sind auch die Zutaten nicht immer verfügbar. Deshalb lief es darauf hinaus, dass ich immer wieder dieselben Dinge aß.

Die gute Nachricht war, dass ich mich mit der Zeit daran gewöhnte und mir schließlich neue Verhaltensweisen aneignete. Ich fing nicht nur an, mein Abendessen mit Bedacht zu kochen, sondern bereitete am Vorabend auch das

ICH FING NICHT NUR AN, MEIN ABENDESSEN MIT BEDACHT ZU KOCHEN, SONDERN BEREITETE AM VORABEND AUCH DAS MITTAGESSEN UND DIE SNACKS ZU, DIE ICH AM NÄCHSTEN TAG IN TUPPERWARE-DOSEN MIT ZUR ARBEIT NAHM.

Mittagessen und die Snacks zu, die ich am nächsten Tag in Tupperware-Dosen mit zur Arbeit nahm.

Zum Mittag- und Abendessen gab es bei mir oft gekochtes Tiefkühl-Gemüse mit Huhn oder Pute als Protein- und Avocado als Fettquelle. Die Snacks bestanden meist aus 30 Gramm Huhn mit etwas Obst, Gemüse und Nüssen in einer Menge, die der Sears-Diät entsprach. Hin und wieder genehmigte ich mir abends aber noch einen zusätzlichen Snack in Form eines kleinen Glases Rotwein und 30 Gramm Huhn.

Reisen stellten ein Problem dar und gelegentlich litt meine wöchentliche Punktzahl darunter, aber es bestand kein Zweifel daran, dass sich meine Ernährungsweise deutlich gewandelt hatte.

Als die Ergebnisse sechs Wochen später bekannt gegeben wurden, war ich beeindruckt. Mein Körperfettanteil war um zwei Prozentpunkte gesunken, von 17 auf 15 Prozent. Wir wiederholten die Cindy-Met-Con und statt der elf Runden schaffte ich jetzt 14. Ich hatte drei ganze Runden zugelegt – also 15 Klimmzüge, 30 Liegestütze und 45 Kniebeugen. Wenn ich bedenke, wie erschöpft ich nach dem Eingangstest gewesen war, hätte mich schon eine Runde mehr positiv überrascht. Aber drei Runden waren beeindruckend.

Am wichtigsten war jedoch der Bluttest, dem ich mich nach der Challenge unterzog, um herauszufinden, ob ich immer noch an Hyperinsulinismus litt. Meine zuvor überhöhten Blutzuckerwerte waren um die Hälfte gesunken und ich befand mich offiziell außerhalb des Gefahrenbereichs. (Obwohl es immer noch Spielraum für Verbesserungen gab – laut Dr. Sears muss man die entzündlichen Prozesse, die auf Zellebene stattfinden, auf ein Minimum reduzieren, um den Körper zu sportlichen Spitzenleistungen zu befähigen.)

Ich war überzeugt. Es funktionierte. Und schließlich musste ich doch meine lang gehegte Überzeugung revidieren, dass ich essen konnte, was ich wollte, solange ich nur regelmäßig lief. Traurig, aber wahr.

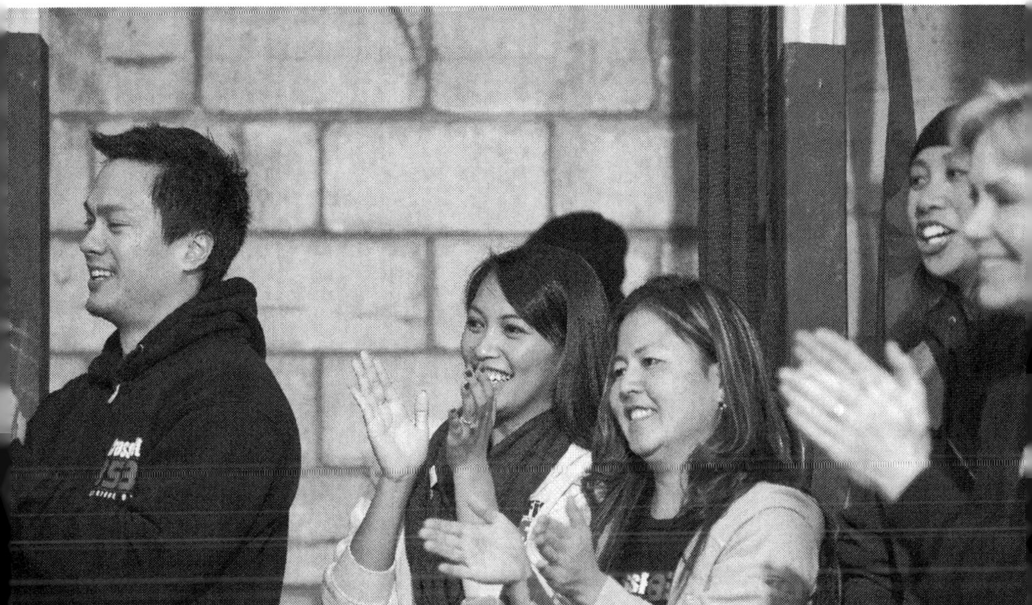

CULTFIT

6

DIE GEMEINSCHAFT UND DER SOZIALE ZUSAMMENHALT BEI CROSSFIT

EINMAL UNTERHIELT ICH MICH NACH EINEM WORKOUT IM ELYSIUM MIT MEINEM CrossFit-Kollegen Dave Bennett. Wir standen vor dem Haupttrainingsbereich in der Nähe des Eingangs und sprachen über ein Ein-Tages-Turnier in Orange County, das er als Zuschauer besucht hatte, unterbrachen aber unser Gespräch, als ein anderes Mitglied hereinkam. Es war eine Frau im Sportdress, die ihre kleine Tochter in einem Kinderwagen vor sich her schob. Sie warf einen Blick auf das WOD und bemerkte, dass es unter anderem aus Sprints im Freien bestand. Dann fragte sie in die Runde hinein, ob sich jemand dazu bereit erklären würde, in dieser Zeit auf ihre Tochter aufzupassen. Bevor Dave oder ich antworten konnten, hatte sich schon eine kleine Schar Freiwilliger gemeldet. Jeder in Hörweite bot von sich aus an, sich um die Kleine zu kümmern.

Dave warf mir einen Blick zu und lächelte. »Ich habe zwar noch keine eigenen Kinder, aber wenn es so weit ist, würde ich sie jederzeit jedem Kollegen hier anvertrauen.«

Eines war klar: Der Zusammenhalt in der Box war stark. Die Studiobesucher vertrauten einander vorbehaltlos. Manche Mitglieder waren neu und kannten die anderen folglich noch nicht besonders gut, aber das schien keine Rolle zu spielen. Das CrossFit Elysium hatte einen soliden Gemeinschaftssinn entwickelt und jeder stand für den anderen ein.

Das muss natürlich nicht zwangsläufig so sein, die Atmosphäre variiert von Studio zu Studio. An diesem Tag befanden sich rund 80 Mitglieder im Elysium; unverkennbar war es eine eingeschworene Gruppe. Ich fragte mich, ob dieselbe Dynamik auch auf einer höheren Ebene existierte. Würde bei größeren CrossFit-Veranstaltungen derselbe Kameradschaftsgeist herrschen? Es dauerte nicht lange, bis ich die Gelegenheit erhielt, das selbst herauszufinden.

Als ich eines Nachmittags nach Carson fuhr, das südlich von Los Angeles liegt, um an den Reebok CrossFit Games 2011 teilzunehmen, stieß ich im Home Depot Center, dem Sportkomplex, in dem die Games stattfanden, auf einen Bekannten. Ich hatte zwei Wochen zuvor während eines Boston-Aufenthalts im

CrossFit Southie mit ihm trainiert, daher war ich doch etwas überrascht, ihn hier zu sehen, über 4800 Kilometer von seiner Heimat-Box entfernt. Wir unterhielten uns über die Games und die große Anzahl an CrossFittern, die aus diesem Anlass aus dem ganzen Land, ja aus aller Welt zusammengekommen waren.

»Ist dir aufgefallen, wie die Leute hier drauf sind?«, fragte er.

»Wie meinst du das?«

»Alle sind nett zueinander. Bei dem ganzen Gedränge, dem Anstehen an den Imbissständen, auf dem Parkplatz, überall. Jeder nimmt Rücksicht auf den anderen. Man geht aufs Klo und wird nicht von Leuten angerempelt, die gerade herausgehen wollen. Sie lächeln und lassen dir den Vortritt. Jeder ist gut gelaunt und gibt sich Mühe, dir behilflich zu sein.«

Das war tatsächlich so. Auch wenn man etwas völlig anderes von Leuten erwartete, die über und über mit Tätowierungen übersät waren und einen Kleidungsstil pflegten, der sich am besten als »AC/DC trifft Aerobic« beschreiben lässt – viele trugen beispielsweise weiße Kniestrümpfe und bunte Minimalschuhe –, die zahlreichen anwesenden CrossFitter verhielten sich durchweg höflich und hilfsbereit.

Vielleicht ist das der Grund, warum Außenstehende, wie ich es früher einmal war, den Eindruck gewinnen, CrossFit müsse so etwas wie ein exzentrischer, masochistischer Fitnesskult sein. Selbst CrossFitter geben zu, dass ihr Sport kultähnlichen Charakter besitzt. In Onlineforen und -diskussionen stößt man in diesem Zusammenhang oft auf die Formulierung »Kool-Aid trinken«, was nicht ganz ernst gemeint ist. Kool-Aid ist ein aromatisiertes, farbiges Getränkepulver, das in den USA Kultstatus besitzt. Die Redewendung bezieht sich jedoch auf die verblendeten Sektenanhänger, die 1978 während des Jonestown-Massakers in Selbstmordabsicht vergifteten Saft tranken. Bei CrossFit gibt es aber keine Gehirnwäsche, es werden auch keine Blumen auf Flughäfen verteilt oder durchgeknallte Gurus verehrt; es ist also keineswegs eine Sekte im herkömmlichen Sinn. Wenn man sieht, wie die Mitglieder dieser eingeschworenen Gemeinde miteinander umgehen, drängt sich trotzdem eine Frage auf. Die sozialen Strukturen, die in CrossFit-Studios normalerweise vorhanden sind, ähneln in vielerlei Hinsicht einer anderen, etablierteren gesellschaftlichen Institution. Wenn CrossFit kein Kult ist, muss man sich fragen, ob CrossFit eine Kirche ist.

IST CROSSFIT EINE KIRCHE?

Laut Dr. Allison Belger, einer Psychologin, die mit ihrem Ehemann TJ Belger vier CrossFit-Studios betreibt und Autorin des Buchs *The Power of Community: CrossFit and the Force of Human Connection* ist, lautet die Antwort ja, wenn man den religiösen Aspekt einmal außen vor lässt. »Wenn wir uns auf die Vorstellung einlassen, Teil einer Gemeinschaft zu sein, deren Mitglieder vielleicht unterschiedlich aussehen, anderer Herkunft sind und verschiedene Interessen haben, wie es in einer CrossFit-Gemeinde in der Regel der Fall ist, dann kann es durchaus sein, dass eine Box eine ähnliche Funktion erfüllt wie eine kirchliche Einrichtung«, erläuterte mir Belger während eines Gesprächs über ihr Buch. Sie fügte hinzu: »Es ist eine der Aufgaben von Religionen, über alle Unterschiede hinwegzusehen und eine Gruppe im Hinblick auf ein gemeinsames Ziel zu einen.«

2008 konnte Belger die Entstehung einer lokalen CrossFit-Gemeinde hautnah miterleben, als ihr Ehemann TJ sein eigenes Fitnessstudio in eine CrossFit-Box verwandelte. Belger bemerkte, dass nicht jedes Mitglied mit dieser Umstellung zurechtkam. Tatsächlich sorgten die beiden kennzeichnenden Merkmale von CrossFit - hochintensives Training und die enorme Bedeutung der Gruppendynamik - dafür, dass ein gewisser Prozentsatz von Interessierten das Studio schon nach dem ersten Betreten ganz schnell wieder verließ. »Einige sagen: Das halte ich nicht aus. Schnell raus hier!« Aber offensichtlich bot CrossFit für andere wiederum genau die Struktur, die sie brauchten, und zwar nicht nur, um ihre Fitnessziele zu erreichen, sondern auch, um ihr Bedürfnis nach sozialer Interaktion zu befriedigen, das in Zeiten von Facebook und Co. allzu oft auf der Strecke bleibt. Die Mitglieder schätzen den Zusammenhalt der Gruppe, die wohlwollende Aufmerksamkeit, mit der sie betreut werden, und dass konkrete Ziele festgelegt und Leistungsfortschritte exakt ermittelt und beobachtet werden. Der starke Gemeinschaftsaspekt von CrossFit, sagt Belger, sei auf jeden Fall ein wichtiger positiver Nebeneffekt des Trainings in einer Box. Dort träfen sich Leute, die sich sonst niemals begegnet wären, und schlössen

»CROSSFIT UNTERSTÜTZT UND ERLEICHTERT DEN ABBAU VON SCHRANKEN.«

ohne große Umstände Freundschaft miteinander. »CrossFit unterstützt und erleichtert den Abbau von Schranken.«

Dass der soziale Zusammenhalt in einer CrossFit-Box weit über das hinausgeht, was man als Mitglied eines normalen Sportstudios erlebt, zeigte sich Belger in aller Deutlichkeit, als Margie Simenstad, die ihrem Studio sechs Monate zuvor beigetreten war, erfuhr, dass ihr Bruder Joe in New York aus dem Fenster eines Apartments im zweiten Stock gestürzt war. Er hatte schwere Hirnverletzungen und andere körperliche Schäden erlitten. Um bei ihm zu sein, beschloss Simenstad kurzerhand, nach New York zu fliegen.

In *The Power of Community* heißt es, dass Simenstad auf ihrem langen Nachtflug nach New York die Studiogemeinde auf eine Art und Weise um Unterstützung bat, die sie nie zuvor in Betracht gezogen hatte. »Ich gab mir große Mühe, die Hoffnung nicht aufzugeben, aber ich fühlte mich so klein und hilflos - es gab nichts, was ich tun konnte, um Joe zu helfen«, berichtete sie später. »Ich bin sehr praktisch veranlagt, und es fällt mir schwer, an Dinge zu glauben, die auch nur ansatzweise mit übernatürlichen Kräften zu tun haben. Aber traumatische Erlebnisse können dazu führen, dass man seine Gewohnheiten durchbricht.«

Simenstad dachte, es könne vielleicht helfen, wenn eine große Anzahl von Menschen auf die Genesung ihres Bruders hoffte. Also schickte sie eine SMS an TJ, schilderte die Situation und fragte, ob er ihre Bitte an die Mitglieder der Box weitergeben könne: Bitte sendet meinem Bruder eure positiven Gedanken.

TJ Belger veröffentlichte im Studio-Blog eine Nachricht mit Simenstads ungewöhnlichem Anliegen. In der nächsten Woche erhielt Simenstad eine wahre Flut an E-Mails und Telefonanrufen von »Leuten, die ich nur flüchtig oder gar nicht kannte, die mir aber alle ihre Anteilnahme aussprachen. Sie boten mir ihre Unterstützung an, in Form von positiven Gedanken, Hilfe bei der Kinderbetreuung und netten Worten ... Aus der Vorstellung, dass so viele Leute zu Hause an Joe dachten, schöpfte ich in meinen schwersten Stunden eine ungeheure Kraft ... Mir wurde schnell und eindringlich klar, welches Glück ich hatte, TJs Studio beigetreten zu sein.«

ALLEIN IN DER MENGE

Es ist durchaus verständlich, dass Psychologen und Soziologen in Zeiten von Facebook und Co. die große Sorge beschäftigt, dass die Technologie den Gemeinschaftssinn und das Zusammengehörigkeitsgefühl untergräbt.

In seinem Essay »Bowling Alone: America's Declining Social Capital«, der 1995 im *Journal of Democracy* veröffentlicht wurde (und 2000 in überarbeiteter Form als Buch mit dem Titel *Bowling Alone: The Collapse and Revival of American Community* erschien), stellte Robert Putnam fest, dass in den USA sowohl die allgemeine Solidarität als auch die direkte zwischenmenschliche Interaktion seit 1950 kontinuierlich abgenommen hätten. Der Titel seines Essays bezog sich auf die Tatsache, dass bis 1995 die Anzahl der Mitglieder in Bowlingvereinen sichtbar abgenommen hatte, obwohl gleichzeitig die Anzahl an Bowlingspielern zugenommen hatte. Putnam deutete dieses Phänomen als Beleg dafür, dass Amerikaner sich selbst immer mehr isolierten und die aktive Beteiligung an gemeinnützigen Vereinen und anderen sozialen Gruppen mieden.

Dabei muss man sich vor Augen halten, dass 1995, also zum Zeitpunkt der Veröffentlichung des Essays, Modems und E-Mails erst langsam aufkamen. Soziale Netzwerke gab es damals praktisch noch nicht, SMS waren ziemlich teuer. Smartphone-Apps, die uns so in ihren Bann schlagen, dass wir unsere Umgebung gar nicht mehr wahrnehmen, zeichneten sich am Horizont noch nicht einmal in weiter Ferne ab. Für Putnam waren vor allem das Fernsehen und das Vorstadtleben die Übeltäter. Seine Theorien haben sich immer mehr bewahrheitet, je weiter die Technologie vorangeschritten ist.

In jüngster Zeit diskutieren Experten darüber, inwiefern soziale Netzwerke zunehmend als Ersatz für echte zwischenmenschliche Kontakte dienen. In der Mai-2012-Ausgabe des *Atlantic* berichtete Stephen Marche in dem Beitrag »Is Facebook Making Us Lonely?« von den Auswirkungen der »Einsamkeitsepidemie« auf die Gesundheit der US-Bevölkerung:

> »Eine Umfrage der AARP im Jahr 2010 ergab, dass 35 Prozent der Erwachsenen über 45 Jahren sich dauerhaft einsam fühlten; ein Jahrzehnt früher betrug die Quote in einer vergleichbaren Gruppe

> nur 20 Prozent. Laut einer größeren Studie, die von einem führenden Forscher zu diesem Thema geleitet wurde, sind etwa 20 Prozent der Amerikaner – also um die 60 Millionen Menschen – deswegen mit ihrem Leben unzufrieden. In der gesamten westlichen Welt haben Ärzte und Krankenschwestern bereits angefangen, offen über eine Epidemie der Einsamkeit zu sprechen ... Einsam zu sein wirkt sich extrem negativ auf die Gesundheit aus. Wer einsam ist, landet viel früher im Altersheim als eine gleichaltrige, nicht einsame Person. Man bewegt sich voraussichtlich auch weniger. Außerdem neigt man eher zu Übergewicht. Es ist weniger wahrscheinlich, dass man eine aufwendige Operation langfristig überlebt, und wahrscheinlicher, dass man an Hormonstörungen leidet. Man hat ein viel größeres Risiko für entzündliche Erkrankungen. Die Erinnerung lässt nach. Man ist gefährdeter, depressiv zu werden, schlecht zu schlafen, an Demenz zu leiden und seine kognitiven Fähigkeiten einzubüßen.«

Sherry Turkle ist Psychologie-Professorin am Massachusetts Institute of Technology und Autorin des Buches *Verloren unter 100 Freunden: Wie wir in der digitalen Welt seelisch verkümmern* (2012). Darin spricht sie darüber, dass die moderne Technologie es den Menschen erleichtere, den emotionalen Stress und die Gefahren zu vermeiden, die von direkten Konfrontationen ausgehen. Sie verweist auf neue Hilfsmittel, die über eine ausgefeilte künstliche Intelligenz verfügen, wie die Siri-Spracherkennung des iPhone. Diese technischen Errungenschaften seien mehr als eine praktische Spielerei, denn sie verwandelten ein Telefon in einen virtuellen Gefährten, mit dem die Menschen reden könnten. In einem von ihr geleiteten Experiment wurde einer Bewohnerin einer Senioreneinrichtung ein kleiner Roboter anvertraut, der wie ein Plüsch-Seehund aussah. Der Roboter schien ihr in die Augen zu sehen und zuzuhören. Turkle berichtete, dass die Frau binnen Kurzem anfing, dem Seehund vom Tod ihres Kindes zu erzählen.

Andere Forscher verwendeten den Roboter-Seehund, den Takanori Shibata am Institut für fortgeschrittene Arbeitswissenschaft und Technik in Japan entwickelt hatte, um Demenzkranke, die oft in ihrer eigenen Welt leben und keinen

Bezug zu ihren Mitmenschen mehr aufbauen können, aus ihrer Einsamkeit herauszuholen. Aber Einsamkeit ist keine Krankheit, unter der nur Ältere leiden, und die Vorstellung, dass die Gesellschaft eines Roboter-Seehunds Trost spendet, kommt einem beinahe so vor, als sei sie einem Science-Fiction-Roman entsprungen. Doch diese Entwicklung bietet eine mögliche Erklärung dafür, dass die Mitglieder einer CrossFit-Box so begeistert von dem dort herrschenden Gemeinschaftssinn sind. In dem Bemühen, reale Gespräche mit realen Menschen wieder zu einem festen Bestandteil unseres Lebens werden zu lassen, schrieb Turkle im April 2012 in einem Kommentar in der *New York Times*:

> »Wir haben uns daran gewöhnt, ›gemeinsam einsam‹ zu sein. Mithilfe der Technik sind wir in der Lage, beim anderen und dabei gleichzeitig ganz woanders zu sein. Wir können uns mit jedem Ort der Welt verbinden und wollen unser Leben trotzdem möglichst individuell gestalten. Wir beschäftigen uns mal mit dem einen, mal mit dem anderen, weil das, was wir am meisten schätzen, unsere Entscheidungsfreiheit ist. Wir haben uns an die Vorstellung gewöhnt, eine Insel für uns zu sein und niemandem Rechenschaft zu schulden. ... Wir sind versucht anzunehmen, dass die kleinen ›Häppchen‹, die uns unsere Online-Kontakte bieten, zusammengenommen einen großen Bissen authentischer Konversation ergeben. Aber das ist nicht der Fall. Twitter, Facebook, alles das hat seine Berechtigung – in der Politik, in der Wirtschaft, in Partner- und Freundschaften. Aber ganz gleich, wie wertvoll diese Medien auch sein mögen, sie können keine echten Gespräche ersetzen.«

In einer Festrede, die der Romancier Jonathan Franzen, ein »schrulliger 51-Jähriger«, wie er sich selbst beschreibt, 2011 am Kenyon College hielt, sprach er über die große Versuchung, sich mithilfe der modernen Technik von seinen Mitmenschen abzukapseln:

> »Schmerzlos durchs Leben zu gehen bedeutet, niemals gelebt zu haben. Und wenn man sich auch nur sagt: ›Ach, die Sache mit der Liebe und dem Herzschmerz, damit befasse ich mich, wenn ich 30 bin‹, dann

heißt das, dass man zehn Jahre damit verbringt, sinnlos Platz auf unserem Planeten zu belegen und seine Ressourcen für nichts und wieder nichts zu verbrauchen. Es bedeutet, dass man nichts anderes ist als ein Konsument (und das meine ich im wahrsten Sinne des Wortes) ... Wenn man in seinem stillen Kämmerlein sitzt, eine wahnsinnige Wut im Bauch hat, auf andere herabsieht oder sie mit Gleichgültigkeit betrachtet, so wie ich es jahrelang getan habe, erscheinen die Welt und ihre Probleme unbezwingbar. Aber wenn man hinausgeht und eine echte Beziehung zu echten Menschen oder auch Tieren aufbaut, dann besteht eine reelle Chance, dass man für manche von ihnen etwas empfindet. Und wer weiß, was dann mit einem passiert?«

CrossFit-Gemeinschaften verzichten nicht auf Computer, Facebook oder Twitter. Sie nutzen diese technischen Möglichkeiten sogar in großem Umfang. Das CrossFit Elysium zum Beispiel ist auf Facebook sehr aktiv. Aber wie Franzen und Turkle zeigen – und auch die Geschichte von Marge Simenstad –, ergänzt die Internet-Kommunikation nur die echte, verbindende Erfahrung, sich im täglichen Workout Seite an Seite mit den anderen an seine Grenzen zu bringen.

VERBUNDENHEIT FINDEN

Belgers Beobachtung, dass eine CrossFit-Box die einzigartige Fähigkeit besitzt, eine vielfältige Gruppe von Individuen zusammenzubringen und aus ihnen eine ungewöhnliche Gemeinschaft zu schmieden, interessierte mich, weil ich im CrossFit Elysium selbst miterlebt hatte, wie dies geschah. Mit einem solchen Gemeinschaftssinn hatte ich nicht gerechnet. San Diego ist eine Stadt voller Pendler, die sehr viel Zeit damit verbringen, sich durch den Straßenverkehr zu quälen. Ich habe sieben Jahre dort gelebt und hatte wie viele andere abgesehen von meiner Arbeit nicht das Gefühl, dem Ort oder den Menschen dort besonders verbunden zu sein.

Als mir das CrossFit-Mantra – »das Unangenehme angenehm machen« – zum ersten Mal erklärt wurde, wollte ich das Studio ganz schnell wieder verlassen, genauso wie Belger es beschreibt. Der Slogan bezieht sich aber nicht nur auf das harte Training, sondern auch auf die Überwindung, die es kostet, neue Bekanntschaften zu schließen. Zu Beginn eines jeden Workouts stellt der Coach sicher, dass jeder Neuzugang die anderen kennenlernt - aber ich war damals frisch geschieden und wollte mich am liebsten Tag und Nacht in meiner Wohnung verkriechen, die mir Schutz vor der Außenwelt bot.

Sobald ich aber Gefallen an den Workouts gefunden hatte und regelmäßig zum Training erschien, war es schlicht unmöglich, mich weiterhin so abzugrenzen. Eines der ersten Dinge, die mich überzeugten, war die außerordentliche Fähigkeit der Trainer im CrossFit Elysium, sich nicht nur die Namen aller Mitglieder zu merken, meinen eingeschlossen, sondern auch die besonderen Trainingsleistungen der betreffenden Personen. Coach Paul Estrada war in dieser Hinsicht ein erstaunliches Phänomen. Obwohl das Elysium damals schon 80 Mitglieder hatte, stellte ich bald fest, dass er sich selbst an einzelne Workouts erinnerte, die ich vier oder fünf Wochen zuvor absolviert hatte. Er konnte eine große Gruppe unterrichten, einschließlich zahlreicher Neuzugänge, und wusste praktisch immer sofort, wie jeder hieß.

Da die Coaches die Mitglieder namentlich ansprachen, dauerte es nur wenige Wochen und ich hatte schon mit mehr als zehn Mitgliedern des Elysium ein paar persönliche Worte gewechselt. Sicher liegt es auch an der Beschaffenheit der Workouts selbst, dass sich innerhalb einer Box so schnell ein Gefühl der Kameradschaft entwickelt - an der Nervosität, die mit einer unbeliebten Met-Con verbunden ist, dem Ehrgeiz, sich gemeinsam durch etwas zu kämpfen, was man zuvor für unüberwindbar gehalten hat. Wenn man zusammen solche Herausforderungen bewältigt, entwickelt man Respekt füreinander und, wie mir auffiel, auch eine gewisse Fürsorge. Im Elysium gab es zudem gesellige Zusammenkünfte und Feste, unter anderem eine Halloween-Party, eine Weihnachtsfeier, oder auch spezielle WOD, die Leistungen bestimmter Mitglieder würdigten. Außerhalb des Studios griff das Elysium auf Facebook zurück, um den Gedankenaustausch der Mitglieder anzuregen - diese und ähnliche mediale Kommunikationswege wurden oft und gerne genutzt.

Der rege Dialog trug auch wesentlich dazu bei, dass die Mitglieder ihre gesundheitlichen Ziele erreichten. Weil man durch ständig wechselndes/anaerobes Training schnelle Ergebnisse erzielt, verbessert man seine Fitness mit CrossFit wesentlich effizienter als mit herkömmlichen Ansätzen, so viel steht fest. Auch wenn das vor allem an der Beschaffenheit der Workouts selbst liegt, kommt es doch auch stark auf die Unterstützung, den freundschaftlichen Wettstreit untereinander, kurzum: auf die Verbindlichkeit und Motivation an, die diese Gemeinschaft auszeichnen. Wir alle kamen regelmäßig zusammen, trainierten hart und befassten uns mit weiteren Möglichkeiten, unseren jeweiligen Fortschritt voranzutreiben, etwa der Verbesserung unserer Ernährung oder Stretching.

DIE HAUPTZUTATEN

Im Dezember 2001 fing Greg Amundson an, in Glassmans erstem CrossFit-Studio zu trainieren. Hautnah erlebte er die Entstehung der ersten CrossFit-Gemeinde mit, die später zum Vorbild für Tausende von Boxen werden sollte. Für Amundson war klar, dass das Engagement der einzelnen Mitglieder der Kitt war, der die Gemeinschaft zusammenhielt.

»Wir konzentrierten uns auf den Weg und weniger auf das Ziel, und bei CrossFit ist mit Weg die Mühe gemeint, die man sich gibt«, erzählte mir Amundson. »Das Studio war ein magischer Ort. Der soziale Status, den man außerhalb des Studios besaß, bedeutete dort nichts. Seine beruflichen oder privaten Probleme gab man an der Tür ab. Bei uns hieß es nur: drei, zwei, eins, los, und alles andere war vergessen.« Er führt aus, dass man sich im Studio den Respekt und die Anerkennung der anderen nicht dadurch verdiente, dass man das Workout als Bester, Zweitbester oder auch Vorletzter beendete. Es wurde viel mehr der Einsatz gewürdigt, den man dabei zeigte.

»Im WOD waren alle gleich«, sagt Amundson. »Das WOD scherte sich nicht darum, ob man einen College-Abschluss hatte, gerade befördert worden war oder als Erster fertig wurde. Das Einzige, was zählte, war die Anstrengung, die man an jenem Tag in jenem Workout erbrachte.«

Amundson fügt hinzu, dass das Workout, gerade weil es so schwer zu bewältigen ist, das Beste aus den Menschen herausholt: »Im Studio, beim WOD, stellt man sich einem echten Kampf. Nachdem man sich da hindurchgequält hat, weiß man, was man geleistet hat. Man schwitzt. Die Kehle brennt. Man hat Schwielen an den Händen. Man weiß, dass man etwas Hartes, etwas Ehrliches und Echtes geleistet hat.«

Im April 2011 besuchte ich einen Vortrag, den Belger vor einer Gruppe von Städteplanern hielt, die mehr über die Beziehung zwischen Menschen und ihren Lebensräumen erfahren wollten. Sie fasste ihre Sicht auf die Rahmenbedingungen, die notwendig sind, damit eine Gemeinschaft erfolgreich ist und Bestand hat, in wenigen Worten zusammen. Es war nicht gerade das, was das Publikum erwartet hatte. »Damit eine Gemeinschaft wirklich funktioniert«, sagte sie, »braucht es ein gewisses Maß an Leidensdruck. Es muss ein bisschen hart sein. Denken Sie mal an die schwierigsten Dinge, die Sie jemals in Ihrem Leben gemeistert haben – und wie oft sie Ihnen nur deshalb gelangen, weil Sie Teil einer Gruppe oder eines Teams waren.«

> ***»DAMIT EINE GEMEINSCHAFT WIRKLICH FUNKTIONIERT, BRAUCHT ES EIN GEWISSES MASS AN LEIDENSDRUCK. ES MUSS EIN BISSCHEN HART SEIN.«***

Captain Michael Perry, ein Offizier der Special Forces, rief Greg Glassman eines Tages an und berichtete ihm, erst CrossFit habe ihm vor Augen geführt, wie der Zusammenhalt beschaffen sein muss, der eine militärische Einheit zu einer eingeschworenen, schlagkräftigen Truppe macht. »Es ist eine Mischung aus Lachen und Weinen«, erzählte er Glassman. CrossFitter treiben sich in harten Workouts gegenseitig an und lachen sich danach gemeinsam darüber kaputt.

»Alle wirklich guten Dinge, egal aus welcher Gegend und welchem Lebensbereich, fallen immer jenen zu, die bereit sind zu leiden, Opfer zu erbringen und sich einer Sache voll zu verschreiben«, sagt Glassman auf CrossFit.com in einem Interview mit Tony Budding, dem Leiter von CrossFit Media. »Das trifft sowohl auf das Berufsleben zu, auf die Physik als auch auf das Erlernen eines Musikinstruments, der Geige zum Beispiel. Nur wenn man Opfer bringt, wird man besser. Dafür muss man bis zu einem gewissen Grad leidensfähig sein. In Form zu kommen ist hart und frustrierend. Etwas, was alle CrossFitter gemeinsam haben, ist deshalb die Auffassung, dass aus Opfern und Unbehagen letztlich etwas Gutes erwächst. Eine stoische Haltung sozusagen.«

Glassman glaubt, dass diejenigen, die den Weg zu CrossFit finden, »die gute alte Von-nichts-kommt-nichts-Auffassung vertreten«. Wer hingegen glaubt, er könne den Weg des geringsten Widerstands gehen oder mit Tricks arbeiten, wird herausgefiltert. »Sobald man die Leute aussiebt, die denken, es gebe einen leichteren Weg, hat man es automatisch nur noch mit Menschen zu tun, die sich durch bewundernswerte Eigenschaften auszeichnen. Die Zeiträuber verschwinden.«

»Der Glaube an das eigene Potenzial schweißt zusammen«, fährt Glassman fort. »Es ist mir egal, wer oder was du bist. Wenn du glaubst, dass wir miteinander Spaß haben, uns gegenseitig unterstützen und körperliche Ziele erreichen können, dann lass es uns tun - helfen wir uns gegenseitig in einem großen Gemeinschaftsprojekt, einer verbindenden, positiven Erfahrung, und dir wird schnell klar werden, dass du einer von uns bist.«

Neben der starken Identifikation mit der Gruppe erfüllen Glassmans neueste Initiativen ein weiteres wichtiges Kriterium, das viele Glaubensgemeinschaften auszeichnet: Gemeinnützigkeit. Glassman hofft, dass möglichst viele Box-Inhaber seinem Beispiel folgen und in ihren eigenen Studios ähnliche soziale Aktivitäten entfalten werden wie er: Nachhilfe für Hochschulzulassungsprüfungen, die Förderung von Trinkwasser-Projekten in Afrika, finanzielle Zuschüsse, um Kleinkindern Schwimmunterricht zu erteilen, und ein Programm, das der beunruhigenden Tendenz entgegenwirken will, dass immer mehr Kinder bei Badeunfällen ertrinken oder einen Gehirnschaden erleiden, sowie Unterstützungsprojekte für Soldaten, Polizisten und Feuerwehrleute.

Eine Anekdote, die die Gruppendynamik von CrossFit besonders gut veranschaulicht, ist die Geschichte der 37-jährigen Meghan Kearney, die als Sozialarbeiterin in San Francisco arbeitet. Sie hilft verhaltensauffälligen Jugendlichen dabei, ihr Leben wieder in den Griff zu bekommen. Und sie ist ein Stammmitglied des San Francisco CrossFit - etwas, was sie sich, wie sie selbst sagt, noch vor wenigen Jahren niemals hätte vorstellen können. Ihr Leben nahm 2007 eine schlagartige Wendung, als sie, die damals in Colorado lebte, mit der Diagnose Brustkrebs konfrontiert wurde. Sie und ihr Freund trennten sich während der Chemotherapie, wodurch sie den Kampf gegen den Krebs als besonders beschwerlich und belastend empfand. Sie musste sich operieren lassen, erhielt ein Brustimplantat und verlor ihre Haare. Danach beschloss sie, Colorado zu verlassen, und ging nach San Francisco, wo sie bei einer alten Freundin, Gretchen Weber, einzog.

»Ich hatte keinen Job und kannte kaum jemanden in der Stadt«, erinnert sie sich. »Die meiste Zeit über starrte ich einfach aus dem Fenster.« Weber war eines der ersten Mitglieder des SFCF und überredete Kearney schließlich dazu, mit ihr ins Studio zu kommen. Wenn Kearney über diese Phase ihres Lebens spricht, erinnert sie sich nicht mehr an viele Einzelheiten, aber eines blieb ihr nachhaltig in Erinnerung: der Tag, an dem sie unter der Anleitung ihres Coaches zum ersten Mal einen Klimmzug ausführen sollte. Ihre Haare, die ihr in der Chemotherapie ausgefallen waren, waren noch immer nicht ganz nachgewachsen, und der Krebs hatte auch an ihrer Muskelmasse gezehrt, aber ihre Kraft kehrte langsam wieder zurück.

»Alle Anwesenden im Studio standen im Kreis um mich herum - die Betreuer, die anderen Sportler, alle redeten mir gut zu, dass ich es schaffen könne«, sagt sie. Und Kearney schaffte es - den ersten Klimmzug ihres Lebens. »Das San Francisco CrossFit half mir dabei, meinem Leben eine neue Wendung zu geben.«

Wenn ich an meine eigenen Erlebnisse zurückdenke, erinnere ich mich daran, wie ich das erste Mal die Internetseite CrossFit.com besuchte. Meine Ehrfurcht vor dem sportlichen Können der vorgestellten Athleten war gepaart mit einer Abneigung gegen den fanatischen Masochismus, der sich im CrossFit manchmal Bahn bricht. Zu trainieren, bis sich die Haut von den Handflächen löst (ein häufiges Problem beim übermäßigen Gebrauch von Langhanteln, Klimmzugstangen und Turnringen), und sich nach dem Workout zu übergeben, gilt bei manchen Zeitgenossen als eine Art Auszeichnung. Für mich war das ein rotes Tuch. Wie dämlich musste man sein, um sich willentlich die Haut von den Handflächen zu reißen? Oder sein Mittagessen zu erbrechen? (Später erfuhr ich, dass ich mit dieser Meinung keineswegs allein dastand. Auch die Trainer, mit denen ich zu tun hatte, versuchten, ihre Sportler von solchen Dingen abzubringen.) Mir imponierte jedoch, wie fit die CrossFit-Sportler waren. Sie bewegten sich so leicht und anmutig.

Obwohl ich nicht annähernd so ein hartes Los hatte wie Kearney mit ihrer Krebserkrankung, ging es mir dennoch schlecht, und ich wusste einfach nicht, wie ich meine Abwärtsspirale anhalten konnte. Ich wollte etwas für mich tun, suchte aber keinen Anschluss. Der Gedanke, neue Leute kennenzulernen, war für mich damals so reizvoll wie alle mittelalterlichen und neuzeitlichen Foltermethoden zusammengenommen. Zu diesem Zeitpunkt kannte ich den Gemeinschaftssinn, der unter CrossFittern herrscht, aber noch nicht. Ich hatte keine Ahnung, dass es im CrossFit wichtig ist, seine Kurskollegen kennenzulernen - bis es zu spät war und ich mich schon mit einigen angefreundet hatte. In diesem Moment erkannte ich auch, dass die meisten CrossFitter keine Fitnessfanatiker sind, sondern ganz normale, bodenständige Leute, die Wert auf einen aufrichtigen, ehrlichen Umgang miteinander legen.

CrossFit war für mich, so wie damals für Kearney, ein Rettungsanker in einer schwierigen Zeit, in der ich den Boden unter den Füßen zu verlieren drohte. Irgendwann begann ich dann, selbst die Skepsis in den Augen von Außenstehenden zu sehen, wenn ich sie begeistert dazu einlud, selbst einmal zum CrossFit zu kommen. Es war ihnen nicht übel zu nehmen; wie jeden neuen Anhänger einer Bewegung hatte mich der missionarische Eifer gepackt.

Als ich meine Mitgliedschaft im CrossFit Elysium schließlich zum Februar 2012 kündigte, weil ich nach San Francisco ziehen wollte, war ich bedrückt. Das wunderte mich fast ein wenig, da ich nur sechs Monate dabei gewesen war. Nach meinem letzten Workout im Elysium saßen wir noch ein wenig zusammen und unterhielten uns. Ich wurde zu meinem bevorstehenden Umzug befragt. Wie würde ich dorthin fahren? Welcher Box würde ich beitreten? Ich stellte mit Bedauern fest, dass ich Menschen verlassen würde, die mir nahestanden. Ohne damit zu rechnen, hatte ich Freundschaften geschlossen, die mir wirklich wichtig geworden waren. Deshalb fiel es mir schwer, Lebewohl zu sagen.

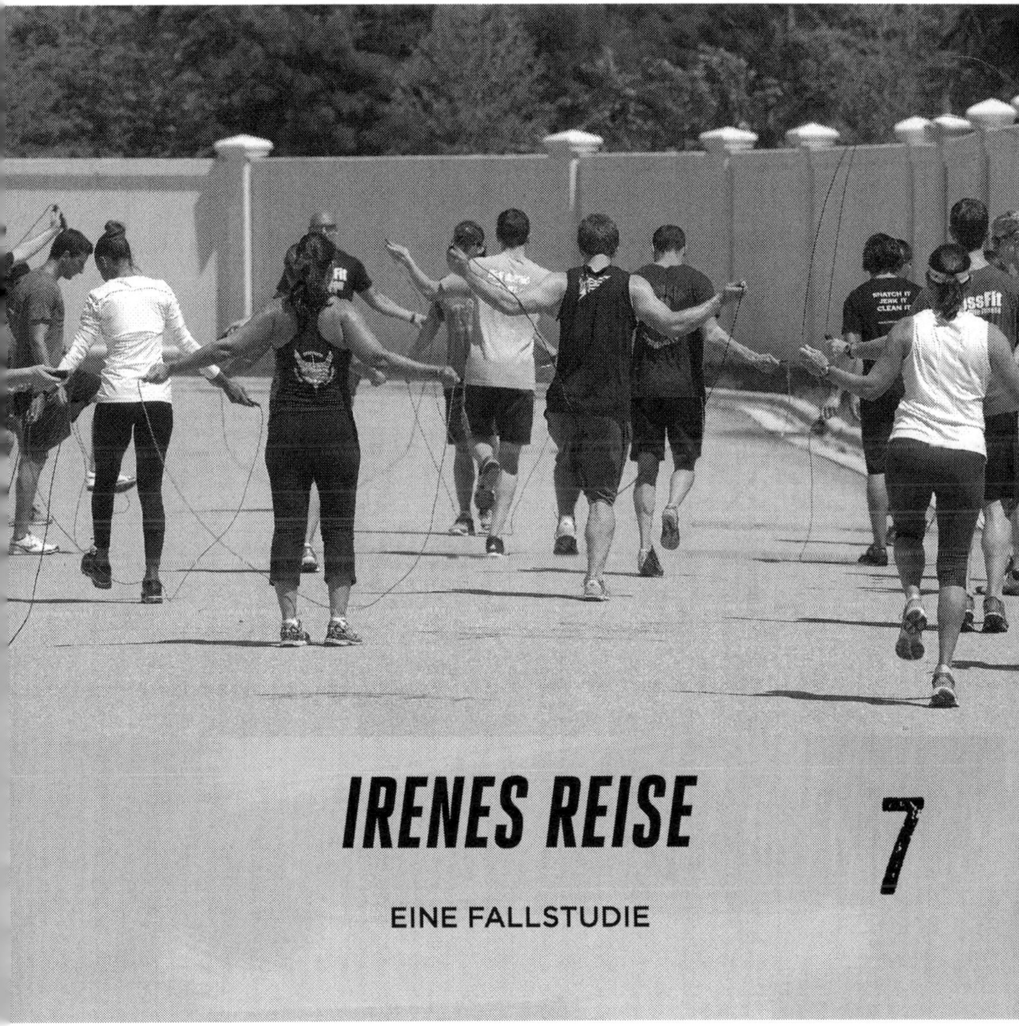

IRENES REISE

7

EINE FALLSTUDIE

WENN SIE AN EINEM WERKTAG UM 16.30 UHR INS CROSSFIT ELYSIUM GEHEN UND am Workout dort teilnehmen, wird sich unter Ihren Trainingspartnern mit Sicherheit Irene Mejia befinden. Sie wird sich Ihnen sehr wahrscheinlich vorstellen und Sie in der Box willkommen heißen. Vielleicht bekommen Sie zum Schluss auch noch eine Umarmung von ihr, obwohl Sie beide schweißgebadet sein werden. Irene gibt immer alles und man erkennt sie auch daran, dass sie gelegentlich einen Kampfschrei loslässt, wenn sie wieder einmal versucht, einen neuen persönlichen Rekord im Gewichtheben aufzustellen. Sie trainiert sehr oft, sechs Mal in der Woche - was ich nicht könnte, denn bei mir würde das zu Übertraining führen. An den Wochenenden legt sie zusätzliche Übungseinheiten in anderen CrossFit-Boxen ein (bis Juni 2012 hat sie bereits 48 Filialen besucht und dort trainiert). Irene hat ein mädchenhaftes Lächeln und lebhafte, strahlende Augen, die immer freundlich blicken und gute Laune verbreiten. Sie hat hispanische Wurzeln, liebt Disneyland und tanzt gerne Salsa. Kurzum: Sie genießt das Leben in vollen Zügen.

Über Irene Mejia sollte man aber auch Folgendes wissen: Als sie dem CrossFit Elysium im Juni 2010 beitrat, konnte sie die zwei Straßenzüge von ihrer Wohnung zum Studio kaum zu Fuß bewältigen. Sie wog knapp 190 kg und war somit krankhaft fettleibig.

Irene ist 38 Jahre alt. Talkshows, Nachrichtensendungen, Blogs sowie Online- oder Printmedien berichten immer wieder von der angeblich größten gesundheitlichen Bedrohung des Jahrzehnts: Fettleibigkeit, die bei Kindern, Jugendlichen und Erwachsenen um sich greift. Und sie haben recht. Fettleibigkeit hat sich in der Tat zu einem ernst zu nehmenden Problem entwickelt.

Die US-Gesundheitsbehörden berichten, dass über ein Drittel der erwachsenen Bevölkerung in den Vereinigten Staaten adipös ist. Offiziellen Angaben zufolge betrugen im Jahr 2008 die »durch Fettleibigkeit verursachten Behandlungskosten rund 147 Milliarden Dollar«. Die Kosten, die den Krankenversicherungen durch ihre übergewichtigen Kunden entstanden, waren wesentlich höher als bei Normalgewichtigen (im Durchschnitt 1429 Dollar pro Person höher, um genau zu sein).

Fettleibigkeit gilt sowohl bei Kindern als auch Erwachsenen als Hauptrisikofaktor für Diabetes. Sie kann außerdem zu Bluthochdruck, Atembeschwerden, Herzerkrankungen und Krebs führen.

Jedes Fitnessprogramm, das etwas taugt, muss sich mit dieser Thematik auseinandersetzen. Aber welche Lösung bietet CrossFit an, um eine der größten gesundheitlichen Bedrohungen des 21. Jahrhunderts abzuwenden? Dieses Kapitel zeigt, welchen Beitrag CrossFit hierzu leisten kann, und zwar nicht pauschal und abstrakt, sondern anhand einer Fallstudie, die das Leben einer ganz konkreten Person beschreibt - Irene.

DER LÖSUNGSANSATZ

CrossFit-Trainer versichern immer wieder, dass CrossFit aufgrund der einzigartigen Kombination aus hochintensivem Workout und gesunder Ernährung das effektivste Mittel sei, um Fettleibigkeit zu bekämpfen. Und zwar führen sie zwei Gründe hierfür an. Erstens bringt hochintensives Training überschüssige Pfunde zum Schmelzen und trägt wesentlich wirksamer zum Wachstum von Muskelmasse bei als aerobes Training. Zweitens verbindet CrossFit die Paläo- mit der Sears-Diät und geht so die Hauptursache für die in den USA um sich greifende Fettleibigkeit offensiv an: den übermäßigen Konsum von Kohlenhydraten.

Ein hoher Zuckerkonsum führt, wie bereits in Kapitel 5 besprochen wurde, mit der Zeit zu Hyperinsulinismus, einer Vorstufe von Diabetes Typ 2. CrossFit-Coaches empfehlen abnehmwilligen Mitgliedern daher, ihren Konsum von Zucker, verarbeiteten Lebensmitteln sowie Fast Food stark einzuschränken und stattdessen Paläo-Sears-kompatible Nahrungsmittel zu sich zu nehmen: Fleisch, Geflügel, Fisch, Gemüse, Obst, Nüsse, Samen und Kerne im richtigen Verhältnis und in angemessener Menge. Stärke und Zucker dagegen sind zu vermeiden.

Diese Theorien sind zwar einleuchtend, aber wie sieht es mit der praktischen Umsetzung aus? Funktioniert dieses Programm wirklich? Um es kurz zu machen: ja. Irenes Geschichte zeigt, wie man dabei am besten vorgeht.

In meinen ersten Wochen im CrossFit Elysium erkannte ich schnell, dass die immer gut gelaunte Irene für die anderen Mitglieder eine Art Führungspersönlichkeit und treibende Kraft war. Sie wog damals um die 145 kg und entsprach nicht dem typischen Bild eines CrossFit-»Stars«. Die Medien richten ihre Aufmerksamkeit gerne auf Spitzensportler, aber CrossFit folgt in dieser Hinsicht anderen Idealen. Dieser Sport spricht sehr verschiedene Zielgruppen an, und zwar nicht nur Leistungs-, sondern auch Breitensportler, die ihre Fitness und Gesundheit verbessern wollen. Jemand wie Irene kann in der CrossFit-Gemeinschaft eine genauso wichtige Rolle spielen wie jeder noch so durchtrainierte Modellathlet. Wenn man tagsüber eine CrossFit-Box besucht, darf man nicht erwarten, eine Horde Elitesoldaten vorzufinden; viel wahrscheinlicher ist es, dass man dort auf eine Gruppe von Müttern mit ihren Babys und Kindern trifft.

Irene ist ein Musterbeispiel dafür, dass CrossFit nicht nur Fortgeschrittenen oder bereits sportlich aktiven Menschen offensteht, sondern auch untrainierten Anfängern. Dass diese Trainingsform ein so großes Spektrum an Fitnessniveaus anbieten kann, ist dabei auf zwei Faktoren zurückzuführen. Zum einen liegt es an der gegenseitigen Kommunikation zwischen Trainern und Sportlern. Jedes Mitglied kann sich von Anfang an auf die Unterstützung seiner Betreuer verlassen. Diese merken sich akribisch die Namen ihrer Schützlinge, stellen sie den anderen Kursteilnehmern vor und achten darauf, dass jeder Neuzugang umgehend als vollwertiges Mitglied anerkannt wird. Der zweite Faktor ist die Trainingsstruktur. Jeden Tag steht ein neues, wie ein Wettbewerb aufgebautes Workout auf dem Plan. Dieses System erlaubt es Menschen aller Fitnesslevels, sich im selben Wettkampf miteinander zu messen. Wegen des Konkurrenzcharakters wird jeder neue CrossFitter vom ersten Tag an als Sportler betrachtet und entsprechend gefordert.

Diese beiden Grundsätze zeichnen CrossFit vor allen anderen Fitnesstrends aus und bilden eine Gegenbewegung zu der weitverbreiteten Gewohnheit, Sportler vom heimischen Sofa aus zu verehren. Der Philosophie von CrossFit zufolge kann und sollte sich *jeder* als Sportler sehen und einen entsprechenden Lebensstil pflegen. Es geht darum, sich dieser Herausforderung zu stellen und dabei vollen Einsatz zu zeigen. Irene Mejias Geschichte ist das beste Beispiel dafür.

»Ich war mein ganzes Leben lang dick«, erzählte mir Irene. »Ich habe so ziemlich alles ausprobiert ... NutriSystem, Jenny Craig, Weight Watchers, Blitzdiäten. Oft nahm ich dann ein bisschen ab, verlor aber schnell die Motivation und nahm wieder zu, der Jo-Jo-Effekt eben. Vor etwa fünf Jahren spielte ich mit dem Gedanken an eine Magenverkleinerung und begann, mich darüber zu informieren, aber dann wurde meine Abteilung in einen anderen Bundesstaat verlegt und ich verlor meinen Job – mit der Folge, dass ich keine Krankenversicherung mehr hatte. Eigentlich war ich erleichtert, dass ich die OP auf diese Weise umgehen konnte, denn im Grunde wollte ich diesen Weg gar nicht einschlagen. Das änderte aber nichts an meinem Wunsch, abzunehmen.«

»ICH WAR MEIN GANZES LEBEN LANG DICK«, ERZÄHLTE MIR IRENE. »ICH HABE SO ZIEMLICH ALLES AUSPROBIERT.«

Irene zog von Los Angeles nach San Diego und arbeitete bei der Gesundheitsorganisation Kaiser Permanente in der Finanzbuchhaltung. Sechs Jahre lang war sie außerdem bei einer Filiale der Baumarktkette Home Depot angestellt. In jener Zeit arbeitete sie im Schnitt 70 Stunden pro Woche. Bei diesem hohen Zeitaufwand wurden Ernährung und Bewegung nebensächlich und so kam es, dass sie schließlich ein Höchstgewicht von über 200 kg erreichte.

Diese sechs Jahre währende Talfahrt hätte für Irene fatale Konsequenzen haben können. Bei ihrem Lebensstil war Altersdiabetes praktisch unvermeidlich. Aufgrund ihrer Fettleibigkeit drohten ihr weitere gesundheitliche Folgeschäden.

»Dann gingen mir irgendwann die Ausreden aus und so fing ich im Januar 2010 an, konkrete Schritte zu unternehmen, um meine Gesundheit zu verbessern«, sagt sie. »Ich strich Fast Food und Limonade von meinem Speiseplan ... begann mich mithilfe einer Fitness-DVD in Form zu bringen und ging drei bis vier Mal in der Woche aufs Laufband. Von Januar bis Mai 2010 nahm ich ohne fremde Hilfe 20 kg ab. Das meiste davon verlor ich gleich zu Beginn. Danach bemerkte ich, wie meine Motivation allmählich nachließ und sich alte Essgewohnheiten wieder einschlichen, sodass ich wieder etwas zunahm.«

Auf dem Weg zur Arbeit sah Irene jeden Tag ein Schild, das auf das CrossFit Elysium hinwies, und so beschloss sie, der Website einmal einen Besuch abzustatten. Sie schrieb gleich mehreren Trainern eine E-Mail, unter ihnen Leon Chang, und fragte, ob sie der Box beitreten dürfe.

EINE BEHUTSAME EINFÜHRUNG

Chang berichtete mir, das erste Problem, mit dem sich die Trainer auseinandersetzen mussten, sei Irenes Bewegungsumfang gewesen – also ihre Fähigkeit, die im Rahmen der Übungen erforderlichen Bewegungen überhaupt körperlich umzusetzen. Sie war damals stark übergewichtig, daher war keineswegs klar, ob CrossFit tatsächlich für sie geeignet war.

»Wenn man krankhaft fettleibig ist, so wie Irene damals, ist man bei der Ausführung von Verbundübungen, wie sie im CrossFit häufig vorkommen, ziemlich beeinträchtigt«, sagte Chang. Er erklärte es mir folgendermaßen:

> »Selbst Körpergewichtsübungen wie Kniebeugen sind am Anfang zu anspruchsvoll. Auch heute noch arbeitet Irene an ihrer allgemeinen Beweglichkeit und ihrem Bewegungsumfang. Sie wird mit jedem Workout besser, hat aber noch einen weiten Weg vor sich. Es war uns klar, dass wir für sie praktisch alles modifizieren mussten: den Bewegungsumfang, die verwendeten Hanteln – und sogar die Bewegungsabläufe selbst. Am Anfang schaffte Irene zum Beispiel weder einen Sit-up noch einen Liegestütz. Ihr fehlten sowohl die nötige Kraft als auch die Beweglichkeit. Außerdem musste sie sich für beide Bewegungen auf den Boden legen und am Anfang gelang es ihr nicht, ohne fremde Hilfe wieder aufzustehen. Also passten wir beide Übungen an ihr Leistungsniveau an (halbe Sit-ups bzw. Liegestütze auf einer Bank), und als sie mit der Zeit besser wurde, konnte sie die Übungen auch regulär am Boden ausführen.«

Wenn wir bei adipösen Menschen von einer Einschränkung der Bewegungsfreiheit sprechen, sagte Chang, dann bedeutet das nicht, dass ihre Muskeln und Gelenke weniger flexibel sind als die Normalgewichtiger. Es hat schlichtweg mit dem Körperumfang zu tun. »In Irenes Fall ... ist es so, dass sie sich wegen ihrer Leibesfülle nicht frei im Raum bewegen kann«, erklärte er. »Sie kann beispielsweise ihre Zehen nicht berühren, weil ihr Bauch im Weg ist. Aus demselben Grund kann sie auch die Langhantel nicht sauber umsetzen oder reißen. Kastensprünge kann sie ebenfalls nicht machen, weil ihre Beine, obwohl sie im Vergleich mit denen anderer weiblicher Studiomitglieder sehr stark sind, nicht genug Schnellkraft erzeugen können, um 140 kg explosiv aufwärts zu bewegen und auf einen Kasten zu befördern. Wir sind also täglich aufs Neue gefordert, Bewegungsabläufe oder Übungen so anzupassen, dass sie immer noch einen ausreichenden Trainingsreiz bieten, für Irene aber machbar sind.«

Die Trainer machten sich die Entscheidung nicht leicht, Irene als Mitglied aufzunehmen; sie besprachen ausführlich die Gefahren und Hindernisse, die das Training für sie darstellen würde. Es war zweifellos Glück, dass Irenes Wahl auf ein CrossFit-Studio fiel, das von einem Arzt mitbetrieben wurde. Chang profitierte im Umgang mit Irene sowohl von seinem medizinischen Know-how als auch von seinen eigenen Erfahrungen mit hochintensivem Training. In meinen Gesprächen mit Chang war ich beeindruckt von seinem Fachwissen und seiner Einschätzung, was CrossFit zu leisten vermag und was nicht. Er hatte sich mit dem Thema ausführlich auseinandergesetzt und ist von Natur aus ein umsichtiger, logisch denkender Mensch, also keineswegs der typische Kool-Aid-Trinker. Er stand auch in einem regelmäßigen wissenschaftlichen Austausch mit Trainern, die kein CrossFit praktizierten, sodass seine Maßstäbe entsprechend hoch waren, wenn es um die Anwendung neuer Strategien, Pläne und Methoden im Elysium ging.

Also beratschlagten die Betreuer lange und ausführlich darüber, ob und wie es ihnen gelingen könnte, die Herz-Kreislauf-Belastung von CrossFit für Irene zu adaptieren. Chang beschreibt ihre Überlegungen wie folgt:

> »Wir gingen davon aus, dass Irene nicht in der Lage sein würde, über einen langen Zeitraum hinweg intensiv zu trainieren. Unser Grundsatz – so hart und schnell wie möglich zu trainieren, aber immer abhängig vom Leistungsniveau der betreffenden Person – bedeutete, dass wir das Workout genau auf sie abstimmen und sie entsprechend anleiten mussten. Irene zeigte uns auf überzeugende Weise, dass sie bereit war, an sich zu arbeiten, wir wussten also von Anfang an, dass wir uns keine Gedanken über nachlassende Motivation machen mussten.

Das größte Problem bei extrem übergewichtigen Klienten sind vorhandene Herz-Kreislauf-Erkrankungen, Gelenkprobleme und andere gesundheitliche Beeinträchtigungen, die ein konsequentes Training erschweren oder sogar zur Gefahr werden lassen. Es gibt diesbezüglich keine eisernen Gesetze. Der wohlgemeinte Ratschlag, man solle seinen Arzt zu Rate ziehen, bevor man mit einem Fitnesstraining beginnt, ist in diesem Zusammenhang wertlos. Kein Arzt kann seinem Patienten mit hundertprozentiger Sicherheit sagen, ob Training ihm schaden könnte oder nicht. Selbst die Definition von Training ist schon eine sehr schwammige Angelegenheit: Gilt drei Mal in der Woche zügiges Gehen schon als Training? Einkäufe nach Hause tragen? Aus Angst vor den nicht absehbaren Konsequenzen gehen viele Ärzte lieber auf Nummer sicher und empfehlen Übergewichtigen die langweiligsten, anspruchslosesten Formen körperlicher Aktivität. Unter diesen Voraussetzungen ist es nicht weiter verwunderlich, dass hochintensives Training von vielen als ›gefährlich‹ gebrandmarkt wird.

Zum Teil ergibt das auch Sinn, denn hochintensives Training wie CrossFit fordert das Herz, die Atemwege, die Beweglichkeit und Gelenke eines Klienten weit mehr als beispielsweise Gehen. Die Frage, ob ein Sport wie CrossFit für fettleibige Personen geeignet ist oder nicht, kann daher nicht generell beantwortet werden.

Ich hatte keine Bedenken, Irene aufzunehmen, denn trotz ihres extremen Übergewichts war sie noch verhältnismäßig jung, Mitte 30. Infolge ihres Gewichts litt sie zwar an einer Vorstufe von Diabetes, wies aber keine weiteren Risikofaktoren für eine Herz-Kreislauf-Erkrankung auf. Also nahmen wir sie auf und führten sie langsam an das Training heran. Falls es Anzeichen dafür gegeben hätte, dass ihr Körper nicht mit dem zurechtkam, was wir ihr zumuteten, hätten wir sofort die Reißleine gezogen. Hätte ich von ihr verlangen können, sich vorher einer ärztlichen Untersuchung zu unterziehen? Klar, aber meiner Einschätzung zufolge war das Risiko relativ gering und ich wollte sie nicht zurückschicken – weil sie dann mit größter Wahrscheinlichkeit entmutigt gewesen und nie mehr wiedergekommen wäre, was ihr auf lange Sicht noch mehr geschadet hätte.«

Schon in den ersten Monaten stellte sich heraus, dass Irene ein Ausnahmefall war. Sie ging mit derselben Einstellung an ihr CrossFit-Training heran, mit der sie auch sechs Jahre lang ein Arbeitspensum von 70 Stunden in der Woche bewältigt hatte. »Erstaunlicherweise stellte sich heraus, dass ihr Herz und ihre Lunge den Herausforderungen sehr wohl gewachsen waren«, sagte Chang. »Nach einigen Wochen übertraf sie sogar regelmäßig andere Studiomitglieder und schaffte die Workouts schneller oder öfter. Wenn man bedenkt, welche Masse Irene dabei bewegen und mit Blut versorgen musste, ist das eine beachtliche Leistung. Sie stemmte nicht nur oft dieselben Hantelgewichte wie die anderen, sondern trug zusätzlich mehr als 50 kg Übergewicht mit sich herum. Ihr Herz und ihre Lunge funktionierten einwandfrei.«

Chang fragte sich allerdings, ob es Irene gelingen würde, ihre Motivation über einen so langen Zeitraum hinweg aufrechtzuerhalten. Denn es würde eine beträchtliche Zeit dauern, um von fast 200 kg auf ein normales, gesundes Gewicht zu kommen. Seine Frau, Dr. Alessandra Wall, ist ausgebildete Psychologin und auf Patienten mit Essstörungen spezialisiert. In den frühen Diskussionen, in denen die Trainer Irenes Fall besprachen, wies Wall darauf hin, wie wichtig es sei, konkrete Ziele zu formulieren.

»Ich wollte sichergehen, dass sie mit Irene über ihre Ziele sprachen und ihr klarmachten, dass sie realistisch bleiben musste, was die Dauer betraf, in der sie erreichbar waren«, sagte Wall. »Sie würde mit Sicherheit Stagnationen erleben, die ihre Motivation untergruben.«

Chang stimmte zu. »Es ist nie einfach, motiviert zu bleiben«, sagte er, »und das gilt erst recht für krankhaft fettleibige Klienten.« Dabei spielt der Faktor Zeit eine zentrale Rolle: »Weil sie einen weiten Weg vor sich haben, laufen sie leicht Gefahr, die Motivation zu verlieren und aufzugeben. Jemand, der 180 kg wiegt und 45 kg abnimmt, hat schon viel geleistet, doch oft halten sich die Betroffenen trotzdem für Versager, weil sie immer noch übergewichtig sind.

Wenn ein Übergewichtiger am Anfang nicht einmal eine Kniebeuge schafft und ihm nach einem Jahr eine passable Überkopfkniebeuge mit einer unbestückten Langhantel gelingt, ist das beachtlich, aber er denkt vielleicht, das sei immer noch höchst unbefriedigend im Vergleich zum Nebenmann, der 70 kg stemmt.«

Auch hier war Irene die Ausnahme von der Regel. Die Tatsache, dass das Elysium eine kleine Box war, erwies sich als Vorteil für sie, weil sie auf diese Weise schnell Freundschaften schloss. Entgegen aller Befürchtungen blieb sie motiviert.

»Irene zeigte schon ziemlich früh, dass sie motivierter ist als vielleicht jedes andere Mitglied im Studio«, sagte Chang. »Diese Motivation nahm durch die Verbesserung ihrer Fitness und den kontinuierlichen Gewichtsverlust sogar noch weiter zu, sodass das Ganze bald überhaupt kein Thema mehr war. Außerdem waren die Mitglieder im CrossFit Elysium überaus hilfsbereit, Irene freundete sich schnell mit vielen von ihnen an, und das kann eine enorm treibende Kraft sein.« Irene war nicht nur beharrlich, sie wurde auch zum Vorbild für viele andere. Fotos und Videos auf Facebook haben Irenes Geschichte über die Grenzen des Elysium hinaus bekannt gemacht.

GRUNDLAGENARBEIT

Machen wir einmal ein kurzes Gedankenexperiment. Sagen wir, Sie haben Schauergeschichten von schweißtreibenden Met-Cons gehört, haben CrossFit.com besucht und dort die Videos und Bilder zahlreicher Modellathleten gesehen, die eine ganze Reihe scheinbar unmöglicher Bewegungen vollführen. Sie wissen, dass im CrossFit Klimmzüge, Muscle-ups und 1,30 Meter hohe Sprünge auf aufgetürmte Kästen und Platten gefordert sind. Dennoch haben Sie beschlossen, sich der Herausforderung zu stellen – Sie sind bereit, einem CrossFit-Studio beizutreten und sich anzustrengen, um etwas für Ihre Gesundheit zu tun.

Sie wissen, dass das seine Zeit dauert und Sie im Studio neben Sportlern trainieren werden, die ein breites Kreuz haben, stramme Oberschenkel, muskulöse Schultern und massive Unterarme.

Der erste Schritt ins Studio kann schon jeden halbwegs fitten Zeitgenossen einiges an Überwindung kosten. Aber um wie viel härter ist es, wenn Sie auch noch fettleibig sind? Was, wenn Sie stolze 180 kg auf die Waage bringen?

Wer Sie sich dieses Szenario ausmalt, ahnt vielleicht, wie es Irene gegangen sein muss. »Ich war vor dem ersten Einsteigerseminar richtig nervös, ich hatte den ganzen Tag bei der Arbeit schon einen flauen Magen, wenn ich nur daran dachte«, erzählte sie mir. Nach dem Workout ging sie zu Fuß nach Hause. »Ich brauchte dreimal so lange wie sonst. Meine Beine fühlten sich wie Pudding an, weshalb ich kleine Trippelschritte machte. Die Beine gaben sogar mehrmals unter mir nach. Ich musste mich an allem festhalten, was in Reichweite war, um nicht hinzufallen.«

Am nächsten Morgen hatte Irene einen mörderischen Muskelkater in den Beinen. »Ich konnte den Muskelkater bei jedem Schritt spüren. Aufzustehen und mich wieder hinzusetzen war die reinste Qual; wenn ich mich auf eine Bank setzte, dauerte es 30 Minuten, bis ich wieder auf die Beine kam. Ich war wütend auf mich, weil ich es so weit hatte kommen lassen – dass ich einen solchen Muskelkater hatte und nicht einmal von einer Bank aufstehen konnte –, und traurig, weil ich CrossFit keinesfalls weiter betreiben konnte, wenn ich nach jedem Workout einen solchen Muskelkater bekommen würde.«

»ICH KONNTE DEN MUSKELKATER BEI JEDEM SCHRITT SPÜREN. AUFZUSTEHEN UND MICH WIEDER HINZUSETZEN WAR DIE REINSTE QUAL«

Bis zu ihrer zweiten Trainingsstunde verging eine Woche; der Muskelkater war inzwischen abgeklungen:

> »Ich beendete das Einsteigerseminar nach etwa anderthalb Wochen und war bereit. Da ich in erster Linie abnehmen wollte und wusste, dass das lange dauern würde, waren die ersten Monate am härtesten. Ich fing zunächst mit drei Trainingseinheiten pro Woche an und war jedes Mal extrem nervös. Gleichzeitig wollte ich meinen Betreuern aber auch zeigen, dass es mir ernst war. Wenn ich beim Gewichtheben eine gute Leistung brachte, lobten sie mich, und das tat mir gut. Am Anfang trainierte ich mit einer unbestückten Langhantelstange und stellte daher jede Woche einen neuen persönlichen Rekord auf. Ich

war richtig euphorisch, wenn ich wieder einmal meine Bestmarke knackte. Gleichzeitig begann ich abzunehmen, also hatte ich den Beweis dafür, dass der Ansatz funktionierte. In der ersten Zeit sagte ich vor jedem Workout zu Coach Paul: ›Ach, das schaff ich doch nie‹, und er entgegnete mir regelmäßig: ›Doch, das schaffst du!‹ Der Begriff ›modifizieren‹ wurde mir sehr vertraut.

Die Jungs und Mädels im Elysium waren und sind ein sehr wichtiger Faktor für mich. Sowohl meine Betreuer als auch die Trainingskollegen sind mir sehr ans Herz gewachsen. Die Trainer begleiteten mich bei jedem noch so kleinen Schritt und auch die anderen Mitglieder sorgten von Anfang an dafür, dass ich mich wohlfühlte.«

DIE ERSTEN ZIELE

Nach 21 Monaten Training am CrossFit Elysium erreichte Irene im März 2012 ein lange angepeiltes Ziel. »Am Sonntag, den 18 März, wog ich erstmals unter 135 kg«, sagte sie mir. »Ich war völlig aus dem Häuschen. Normalerweise stellte ich mich montagmorgens auf die Waage und schickte den Trainern ein Foto von der Gewichtsanzeige, aber dieses Mal wollte ich nicht warten. Mein Gefühl sagte mir, dass ich mein Ziel schon erreicht hatte, daher wog ich mich bereits am Sonntag. Ich war den ganzen Tag auf Wolke sieben, und wenn ich ehrlich bin - eigentlich schon die ganze Woche.«

Am folgenden Donnerstag wurde im CrossFit Elysium ein besonderes Workout zu Ehren von Irene abgehalten. Als Belohnung gönnte sie sich einen Besuch in Disneyland. »Ich war zuletzt vor 15 Jahren dort gewesen. Danach hatte ich Bedenken gehabt, ich würde nicht mehr in die Sitze der Fahrgeschäfte passen«, sagte sie.

Es ist faszinierend, die Bilder zu betrachten, die Irenes enorme Wandlung zeigen. Die neue 135-kg-Irene ist energiegeladen, voller Lebensfreude und strahlt übers ganze Gesicht. Das liegt nicht nur am Gewichtsverlust. Als ich noch im Elysium trainierte, stellte ich fest, dass viele Gespräche früher oder später auf Irene kamen; nicht nur, weil jeder von ihrer Leistung beeindruckt war, sondern, weil sie ein sehr einnehmendes Wesen hat. Auch wenn sie nicht dem Bild einer Modellathletin entsprach, hatte sie sich doch zu einer Leitfigur, wenn nicht sogar zur wahren Heldin des Elysium entwickelt. Für so ziemlich jeden, mit dem man dort sprach, war sie beides.

Die Coaches sind davon überzeugt, dass Irenes Erfolg genauso auf ihre wilde Entschlossenheit zurückzuführen ist wie auf die Mischung aus Training und Ernährung, die CrossFit auszeichnet. Wobei die Faktoren Workout und Diät natürlich schon das Ihrige tun. Statt einem Ernährungsplan zu folgen, der ausschließlich auf Kalorienzählen fußt und dem Grundsatz folgt, dass Abnehmen letztlich eine Rechenaufgabe ist (bei der die Kalorienbilanz stimmen muss), geht CrossFit einen anderen Weg. Tatsächlich veränderte sich Irenes Figur vor allem deshalb, weil sich ihr Stoffwechsel veränderte.

Ich bat Dr. Barry Sears darum, mir zu erklären, wie dieser Prozess abläuft, und er beschrieb mir ausführlich, was im Körper passiert, wenn Ernährung und Training Hand in Hand gehen:

> »Gewichtsverlust tritt infolge hormoneller Veränderungen ein, die einerseits dazu führen, dass Gene, die für Entzündungsprozesse verantwortlich sind, heruntergeregelt werden, und andererseits auch epigenetische Modifikationen bewirken ... Eine kürzlich veröffentlichte Studie hat sogar gezeigt, [dass] eine Verringerung des Kohlenhydratkonsums bei gleichzeitiger Erhöhung der Proteinzufuhr bereits nach 24 Stunden die Expression verschiedener Gene grundlegend verändert, und zwar werden entzündungshemmende Gene hochreguliert und entzündungsfördernde Gene herunterreguliert. Diese Umstellung hält so lange an, wie man sich an die entsprechende Ernährungsweise hält. Wenn man das Feuer löscht, das in den Fettzellen brennt, schmilzt das Fett. Das Ganze ist offensichtlich etwas komplizierter als die Vorstellung, dass man zum Abnehmen einfach nur mehr Kalorien verbrennen als aufnehmen muss.«

Mit anderen Worten: Als Irene mit dem Training anfing und ihre Ernährung so umstellte, dass sie den von Dr. Sears unterstützten CrossFit-Grundsätzen entsprach, löste sie eine Kettenreaktion aus, die dafür sorgte, dass die entzündlichen Prozesse in ihrem Körper nachließen. Die Gene, die auf Zellebene Entzündungen mitverursachten, wurden unterdrückt. Jene, die Entzündungen natürlich entgegenwirken, wurden aktiv verstärkt. Diese Veränderungen setzten innerhalb von 24 Stunden ein. Da Irene beharrlich blieb, führte dies zu einem kontinuierlichen Gewichtsverlust und Muskelzuwachs.

NEUE ZIELE

»Mein nächstes Ziel ist es, weitere 25 kg abzunehmen und unter 110 kg zu kommen«, erzählte mir Irene. »Ich möchte die nächsten 25 kg auch viel schneller verlieren als die letzten. Ich fühle mich so fit und bin so motiviert, dass ich dieses Ziel bis zum Ende des Jahres erreichen will.«

Als Irene ihr Etappenziel erreichte und die 135 kg unterschritt, setzte das neue, ungeahnte Kräfte in ihr frei. Erst neulich beschrieb sie mir ihr aktuelles Trainingspensum: Im Laufe einer Woche hatte sie sechs WOD absolviert – und fünf davon noch zusätzlich um eine Rudereinheit von 2000 Metern ergänzt. Sie nahm auch zwei Probleme in Angriff, mit denen sie in den 21 Monaten seit ihrem Trainingsbeginn zu kämpfen hatte: Ernährungsdefizite und Schlafmangel.

Irene hatte ihren Trainern anvertraut, dass sie im Durchschnitt nur fünf Stunden pro Nacht schlief. Sie rieten ihr zu mindestens sieben Stunden. Was die Ernährung betraf, hatte Wall das Gefühl, dass Irene ihre Fortschritte durch ihre Essgewohnheiten untergrub, die sie noch nicht radikal verändert hatte. »Irenes Problem in Sachen Ernährung ist, dass sie nicht konsequent bleibt«, sagte Wall. Die Psychologin vertritt die Auffassung, dass man sich nur dann langfristig gesund ernährt und sein Gewicht hält, wenn man eine vernünftige Einstellung zum Essen und Kochen entwickelt. Mit radikalen Fastenkuren kommt man nicht besonders weit, weil sie nur funktionieren, wenn man äußerste Willenskraft aufbringt und ständig Verzicht übt. »Ich halte nicht viel von Radikaldiäten«, sagt Wall. »Ich bin der Überzeugung, dass eine Ernährungsumstellung dann am erfolgreichsten ist, wenn sie sich dauerhaft im Alltag umsetzen lässt.«

Irene aß unter der Woche in der Regel nur Hühnchen und Gemüse, an den Wochenenden aber verfiel sie in alte Gewohnheiten und verzehrte viel Süßes und Fast Food. Wall erkannte, dass sich Irene vor allem deshalb keine ausgewogene Ernährung aneignete, weil sie schlichtweg nicht kochen konnte. Deshalb organisierte Wall eine Reihe von Kochkursen, die im Studio stattfanden. Verschiedene interessierte Mitglieder kamen zwanglos zusammen und verbrachten den Nachmittag damit, gemeinsam neue, gesündere Rezepte auszuprobieren. Die Nachmittage wurden zu Workshops, in denen sich Irene einige grundlegende Kochkenntnisse aneignete.

Aber Irenes Geschichte ist noch nicht zu Ende. Die neuen Kochkünste werden ihr vielleicht dabei helfen, schnellere Fortschritte zu erzielen. In jedem Fall hat es ihr nicht geschadet, an Walls Kochunterricht teilzunehmen. Irenes Entschlossenheit ist wirklich erstaunlich, aber sie hat mit Sicherheit auch davon profitiert, dass so viele Menschen hinter ihr stehen und sie bestärken. Außerdem hatte sie das große Glück, ein CrossFit-Studio mit einem Mediziner im Trainerstab zu finden, dessen Frau obendrein auf Essstörungen spezialisiert ist. Alle diese Dinge wirkten sich positiv auf ihre Entwicklung aus.

Doch wie ungewöhnlich ist ihre Geschichte? Ist CrossFit, kombiniert mit einer ausgewogenen Ernährung, ein gangbarer Weg für Menschen, die mit lebensbedrohlichen Gewichtsproblemen zu kämpfen haben? Es gibt keine Pauschalantwort auf diese Frage, weil vieles von der einzelnen Person und dem Studio abhängt. Changs medizinische Betreuung war sicher ein notwendiger und entscheidender Faktor für Irenes Erfolg. Jeder, der sich in einer ähnlichen Situation befindet und es ihr gleichzutun versucht, sollte allerdings Rücksprache mit seinem Arzt halten.

Irenes Mut war vorbildlich. Sie hat sich nicht nur getraut, in ein CrossFit-Studio zu gehen und ihm beizutreten, sie wurde auch die überzeugendste Botschafterin für CrossFit, der ich jemals begegnet bin. Aus einem Gefühl der Freundschaft und Solidarität heraus besucht sie auch regelmäßig andere CrossFit-Boxen. Im Elysium war sie nicht selten die treibende Kraft hinter Partys und anderen geselligen Abenden. Mit einem Lächeln und einer Umarmung pflegt sie ihre Trainingskollegen dann zu solchen Veranstaltungen einzuladen und duldet keine Widerworte. Es scheint fast so, als habe Irene eigenbrötlerischem, unsozialem Verhalten den Kampf angesagt. Sie überredete mich sogar einmal dazu, mit ihr Salsa tanzen zu gehen. Und Sie können mir glauben: Das war nicht leicht.

Am meisten beeindruckt mich aber, dass Irene die Lebenseinstellung einer echten Sportlerin angenommen hat. Sie verweigerte sich einfach der Rolle, die die Gesellschaft ihr wegen ihres Gewichts aufzudrängen versuchte. Ich trainierte zweimal in der Woche mit ihr und konnte dabei fast jedes Mal beobachten, wie es ihr enorm schwerfiel, eine schwere Langhantel über den Kopf zu stemmen oder sich in den Met-Cons durch die »Höhle des Schmerzes« zu kämpfen. Aber ich konnte auch miterleben, wie sie eine Hürde nach der anderen nahm: Ich wurde Zeuge ihres ersten Burpees und sah ihr bei ihrem ersten 200-Meter-Sprint zu, obwohl sie noch kurz zuvor keine fünf Schritte am Stück hätte rennen können. Dabei behandelten die Trainer sie genauso wie jeden anderen im Elysium. Sie erwarteten 100 Prozent Einsatz von ihr, nicht mehr und nicht weniger.

AM MEISTEN BEEINDRUCKT MICH, DASS IRENE DIE LEBENSEINSTELLUNG EINER ECHTEN SPORTLERIN ANGENOMMEN HAT. SIE VERWEIGERTE SICH EINFACH DER ROLLE, DIE DIE GESELLSCHAFT IHR WEGEN IHRES GEWICHTS AUFZUDRÄNGEN VERSUCHTE.

Eine E-Mail, die Irene dem Trainerstab des Elysium einmal schickte, bringt es auf den Punkt. Sie schrieb darin: »Ich weiß zwar, dass ich das Mitglied mit dem meisten Übergewicht bin, aber sobald ich die Box betrete, fühle ich mich wie eine echte Sportlerin. Und nicht (mehr) wie das dicke Mädchen von nebenan.«

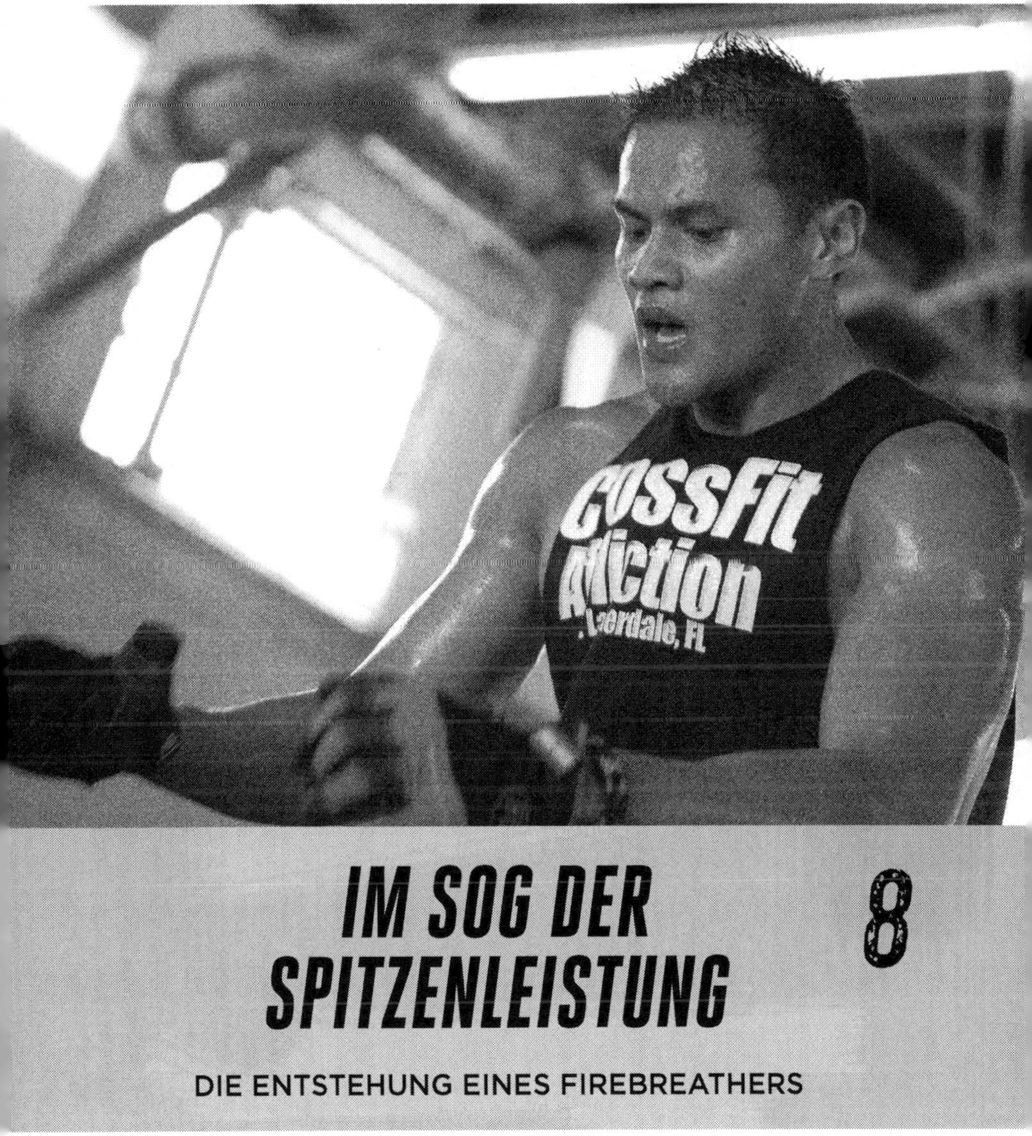

IM SOG DER SPITZENLEISTUNG

8

DIE ENTSTEHUNG EINES FIREBREATHERS

FIREBREATHER, ZU DEUTSCH »FEUERSPUCKER«: 1. JEMAND, DER SICH GROSSEN körperlichen Herausforderungen mit unbeugsamem Willen stellt. 2. Eine optimistische Grundeinstellung, die dem Kämpferherz eines Sportlers entspringt.

Die Verwendung des Begriffs »Firebreather« reicht zurück bis in die frühen Tage des ersten CrossFit-Studios, das Glassman in Santa Cruz eröffnet hatte. Er entstand, als sich Greg Amundson, ein ortsansässiger Sheriff, der sich durch wilden Ehrgeiz und eiserne Disziplin auszeichnete und Glassmans Trainings- und Ernährungstipps strikt befolgte, eines Tages nach einer besonders brutalen MetCon zu Boden fallen ließ, nach Luft rang und röchelnd stöhnte: »Das fühlt sich an, als würde ich Feuer spucken.« Amundson gilt somit als erster Firebreather der Geschichte; seither hat sich das Wort zu einem feststehenden Begriff entwickelt. Es wird inzwischen von der gesamten CrossFit-Gemeinde benutzt und meint die ehrgeizigsten und besten Mitglieder einer Box.

Wie wir bereits gesehen haben, verwenden CrossFitter gerne blumige Formulierungen. Die Feuer-Metapher allein reicht aber nicht aus, um die Naturgewalten zu beschreiben, mit denen man sich konfrontiert sieht, wenn man es im CrossFit zu Höchstleistungen bringen will. In diesem Zusammenhang sind zwei weitere Elemente erwähnenswert, nämlich Wasser und Luft. Glassman nennt dies den »Sog der Spitzenleistung«. Dieser kraftvolle Strudel führt CrossFitter zu ungeahnten Höhen, und er reißt jeden mit, der hineingerät. Das heißt jeden, der die Disziplin aufbringt, kompromisslos nach der CrossFit-Philosophie zu leben – und zwar dauerhaft. Damit ist also nicht nur das Training gemeint, sondern auch die anderen Elemente wie ausreichend Schlaf, Trinken, Essen nach der Paläo-Sears-Diät, Dehnübungen sowie andere ergänzende Maßnahmen. Wenn man auch nur einen dieser Aspekte außer Acht lässt, wird man nicht die volle Sogwirkung nutzen, die CrossFit auszuüben vermag.

Glassmans Sog-Metapher scheint durchaus zutreffend. Aufgrund meiner eigenen Beobachtungen kann ich der Aussage zustimmen, dass jeder, der sich dem CrossFit-Lebensstil verschreibt, beachtliche Fortschritte erzielen kann. Ich bekam aber schnell den Eindruck, als gäbe es auch eine spezielle Eigenschaft oder innere Einstellung, die ein CrossFitter haben musste, um ganz an die Spitze zu kommen. Firebreather haben herausgefunden, wie sie in den Sog geraten und sich von ihm mitreißen lassen können. Auf diese Weise sind sie in der Lage, immer wieder unvorstellbare körperliche Höchstleistungen zu vollbringen.

In meiner Highschoolzeit waren die Jungs aus dem Ringerteam diejenigen Sportler, die die größte Ähnlichkeit mit den Feuerspuckern der heutigen CrossFit-Welt besaßen - was die Disziplin betrifft, nicht die Gesundheit. Ringer greifen immer wieder zu drastischen Mitteln, um in den Stunden vor einem Kampf radikal Gewicht zu machen, was dem Körper erheblich zusetzt und daher nicht zu empfehlen ist. Die Aufmerksamkeit, die Ringer vielen anderen, scheinbar nebensächlichen Dingen schenken, ist mit der von CrossFittern aber durchaus vergleichbar. Für die ehrgeizigsten, besten Athleten ist CrossFit nicht nur eine Trainingsform, sondern eine Lebensweise.

Dieser Menschenschlag wird oft mit Worten wie »hoch motiviert«, »besessen« oder sogar »masochistisch« beschrieben. Es ist schwierig, den Persönlichkeitstyp zu beschreiben, der sich zu CrossFit hingezogen fühlt und es dort zu wahrer Meisterschaft bringt - oder gar ein psychologisches Profil zu erstellen, das allgemeingültig und zugleich konkret ist. Wenn man Feuerspucker beobachtet, fällt auf, dass sie im Training nicht nur gut, sondern auch richtig motiviert sind. Sie haben die Fähigkeit entwickelt, sich jederzeit zusammenreißen und großes Unbehagen ertragen zu können, um Dinge zu erreichen, von denen die meisten CrossFitter nicht einmal träumen.

Jede Box hat ihre Feuerspucker. Während ich sie im Elysium beobachtete und mich in ihrer Nähe aufhielt, entstand in mir der Wunsch, ihrem Vorbild zu folgen. Ihre außergewöhnliche Leistungsbereitschaft zeigte sich in jedem Workout, und zwar tagtäglich. Es waren aber die Wettkämpfe, in denen sie ihr Können am eindrucksvollsten unter Beweis stellten.

DER THROWDOWN

Im CrossFit gibt es eine Veranstaltung, die als »Throwdown« bekannt ist und die vor allem in Großstädten auch bei fitnessbegeisterten Nicht-CrossFittern immer beliebter wird. Es handelt sich um eine Art informelles Turnier, das jeweils von einer Box ausgerichtet wird. Normalerweise wird dazu ein weiteres Studio (oder zwei) aus der Nähe eingeladen, dessen Mitglieder im Laufe des Tages in mehreren WOD gegeneinander antreten. Es gibt sowohl eine Mannschafts- als auch eine Einzelwertung, und CrossFit-unerfahrene Gäste können in der Regel eine modifizierte Fassung absolvieren. Die WOD sind den CrossFit Games nachempfunden und werden von Kampfrichtern mit Punkten bewertet, die sich im Laufe der verschiedenen Ausscheidungsrunden summieren.

Die Veranstaltungen zeichnen sich vor allem durch eine heitere Rummelplatz-Atmosphäre aus – die Besucher bringen Speisen, Hunde und ihre Kinder mit und tragen meist T-Shirts und Sweatshirts, auf denen das Logo ihrer Box prangt. Während einige Mitglieder der verschiedenen Boxen am Turnier teilnehmen, versammeln sich ihre Studiokollegen um sie herum und feuern sie lautstark an. Ihre aufmunternden Rufe vermischen sich mit der lauten Hintergrundmusik und dem Lärm zu Boden krachender Hanteln zu einer Geräuschkulisse, die dem Wort »Throwdown« (zu Deutsch »Hinwurf«, aber auch »Knallerbse«) alle Ehre macht und zugleich an die Jahrmärkte vergangener Zeiten erinnert.

Der Throwdown, den die drei CrossFit-Studios Mission Gorge, 858 und Elysium am 12. November 2011 gemeinsam austrugen, fand im Elysium statt. Der eigentliche Wettkampf bestand aus drei WOD. Die Zeiten der teilnehmenden Sportler wurden festgehalten und nach einem Punktesystem bewertet. Im Gegensatz zu den CrossFit Games, bei denen man erst kurz zuvor erfährt, aus welchen Übungen die WOD bestehen, wurden die für das Throwdown erforderlichen Übungen vom Elysium im Voraus online angekündigt, inklusive aller Regeln und Vorgaben zur Wertung. Zwar stand das Turnier allen Leistungsstufen offen (Anfänger konnten die Workouts modifizieren und wurden gesondert benotet), doch für den offiziellen Sieg mussten die Teilnehmer alle Workouts wie vorgeschrieben absolvieren und dabei der kritischen Prüfung der Kampfrichter standhalten.

Auch ich nahm daran teil, wenngleich mit einer Mischung aus freudiger Aufregung und blankem Entsetzen: freudige Aufregung, weil ich gemeinsam mit meinem Team um Punkte kämpfen würde; blankes Entsetzen, weil ich schon genug gesehen hatte, um zu wissen, dass mich nach der Veranstaltung wahrscheinlich jemand nach Hause würde tragen müssen.

Als ich am Tag des Throwdowns morgens aufwachte, war ich nervös. Einige Monate zuvor hatte ich bereits einmal bei einem Throwdown im CrossFit Mission Gorge zugesehen. Trotz offener Garagentore hatte man das Gefühl gehabt, man sei in den Tropen. Das WOD, das ich damals beobachtet hatte, bestand aus drei Sätzen mit jeweils 21 Kettlebell-Swings, 15 Frontkniebeugen und 12 Burpees, bei denen man zusätzlich über eine am Boden liegende Langhantel springen musste.

Ich erinnere mich noch heute an die erschöpften Gesichter der CrossFitter, die von ihren Betreuern und Kollegen lautstark angefeuert wurden, damit sie die strapaziöse zwölfminütige Met-Con überstanden und nicht nachließen. Ich konnte ihren Puls mit über 200 Schlägen förmlich spüren. Sie hätten so gerne kurz Luft geholt oder Magnesia in ihren Handflächen verrieben, aber genau das versuchten ihre Freunde zu verhindern, um wertvolle Zeit zu sparen. Wenn ein Sportler die Langhantel nach einem halben Satz ablegte, um einmal kurz durchzuatmen, begannen die Trainer sofort, sie zu ermahnen: »Hände an die Stange. Sofort!« Die Teilnehmer hatten keine Chance, aufzugeben oder nachzulassen.

Ich nippte an diesem Morgen meinen Kaffee und wusste, dass ich mich auf eine Tortur gefasst machen musste. Was hatte ich mir da nur eingebrockt? Ich hatte dieses unheilvolle Gefühl schon einmal empfunden - damals, als ich mich für einen Ironman-Triathlon angemeldet hatte. Ich erinnerte mich an die Unlust, die mich seinerzeit am Wettkampftag befallen hatte, und bemerkte, dass es mir diesmal ganz ähnlich ging. Ich tröstete mich aber damit, dass der Wettkampf nicht ewig dauern und früher oder später zu Ende gehen würde.

AUF DIE PLÄTZE, FERTIG ...

Als ich im Studio eintraf, war schon allerhand los. Fast alle hatten eine Art Mannschaftsdress an - Sweatshirts, T-Shirts und Strickmützen mit dem Namenszug ihrer Box. Die einzelnen Teams standen in Gruppen vor der Wettkampffläche, die Sportler dehnten sich und legten sich auf Hartschaumrollen, um ihre Muskeln zu lockern. Einige machten sich an den Rudermaschinen warm. Langsame Rapmusik dröhnte aus den Lautsprechern, während die Trainer des Elysium den Hauptbereich für das erste WOD vorbereiteten und etwa kniehohe Kästen neben einer Reihe von Klimmzugstangen aufstellten.

An der Rückwand des Studios waren Listen mit Informationen zu den verschiedenen Ausscheidungsrunden ausgehängt, und ich ging hinüber, um nach meiner Startzeit zu sehen. Ein Ausdruck enthielt nähere Angaben zu den einzelnen WOD und war deshalb ebenfalls von Interesse für mich. Er beschrieb das Programm der drei Workouts an jenem Tag. Zwischen den einzelnen WOD lag jeweils eine Pause: eine etwa einstündige Unterbrechung zwischen Workout 1 und 2 und eine Mittagspause zwischen Workout 2 und 3.

Das erste WOD war ein Couplet, das heißt, dass zwei Ausdauerübungen kombiniert wurden, welche die Teilnehmer in einer vorgegebenen Zeit möglichst oft wiederholen mussten (AMRAP). Ein Couplet kann aus zwei beliebigen Übungen bestehen. In diesem Fall waren es Klimmzüge und Kastensprünge, als Zeitrahmen waren acht Minuten vorgegeben. Dieses WOD erforderte sowohl Kraft als auch Beweglichkeit und Ausdauer. Damit CrossFitter aller Leistungsstufen an dem Wettkampf teilnehmen konnten, gab es auch eine modifizierte Version. Das ganze Workout sah also wie folgt aus:

WOD 1

10 Klimmzüge, 10 Kastensprünge (50 cm) – AMRAP 8 Min.
Modifizierte Fassung: 10 x Rudern an Ringen,
10 Kastensprünge oder Step-ups (50 cm) – AMRAP 8 Min.

Mit dem zweiten WOD wurden die Fähigkeiten der Teilnehmer im klassischen Gewichtheben ermittelt. Hierzu wurde mit einer Langhantel der Clean and Jerk (Umsetzen und Stoßen) ausgeführt, der aus zwei separaten Bewegungen besteht. Man stellt sich zunächst hinter die Hantel, ergreift sie, geht in die Hocke und hebt das Gewicht langsam hoch, bis es etwa auf Kniehöhe ist. Dann führt man einen kleinen »Sprung« aus und bringt die Hantel durch eine explosive Aufwärtsbewegung der Hüftmuskulatur nach oben. Im Sprung hebt der Gewichtheber kurz vom Boden ab, er »zieht« sich unter die Stange und legt diese auf Schultern und Brust ab, woraufhin er eine Frontkniebeuge macht und sich aufrichtet. Alles das zusammengenommen ist das Umsetzen. Man kann in dieser Position so lange verharren wie nötig, um zu Atem zu kommen und sich auf die nächste Bewegung vorzubereiten, das Stoßen. In der ersten Phase des Stoßens geht man leicht in die Knie, um Schwung zu holen; dann setzt man seine Hüftmuskeln ein, um die Hantel einige Zentimeter weit nach oben zu stoßen. Man stellt sich wieder unter die Stange und drückt sie gleichzeitig hoch, bis die Arme durchgestreckt sind und man aufrecht dasteht.

Es handelt sich um eine anspruchsvolle und komplexe Übung, die Erfahrung, Beweglichkeit, Schnelligkeit und Kraft erfordert. Wie das Reißen (eine andere olympische Disziplin, bei der man die Hantel ruckartig vom Boden über den Kopf hebt) zählt das Umsetzen und Stoßen zu den frustrierendsten und schwierigsten Dingen, mit denen man in seinem ersten CrossFit-Jahr in Berührung kommt. Im zweiten WOD hatte man acht Minuten Zeit, um sich zu einem Maximalversuch im Stoßen vorzuarbeiten; mit anderen Worten: Man musste eine Langhantel mit möglichst hohem Gewicht einmal vom Boden heben, umsetzen und über dem Kopf ausstoßen.

WOD 2

Maximalversuch im Umsetzen und Reißen in 8 Min.
Jeder Teilnehmer hat eine eigene Station bestehend aus
Hantelstange und -scheiben.
Modifizierte Fassung: dasselbe

Das dritte Workout war der eigentliche Grund für meinen unruhigen Schlaf gewesen.

WOD 3

30 Kettlebell-Swings (m 24 kg/w 16 kg), 20 Burpees,
10 Thrusters (m 52 kg/w 33 kg) –
3 Runden auf Zeit
Modifizierte Fassung: 30 Kettlebell Swings (m 24 kg/w 12 kg),
20 Burpees, 10 Thrusters (m 34 kg/w 24 kg) – 3 Runden auf Zeit

Thrusters mit einer 52 kg schweren Langhantel, drei ganze Runden lang, noch dazu strategisch ungünstig zwischen Burpees und Kettlebell-Swings platziert, und das alles am Ende eines Tages, an dem man bereits zwei harte WOD hinter sich hat. Obendrein waren alle drei Bestandteile dieses dritten Workouts Verbundübungen, die dem Ausführenden bei hohen Wiederholungszahlen das untrügliche Gefühl gaben, ein verrückt gewordener Schneebesen rotiere in seiner Brust. Thrusters waren für mich an und für sich machbar, aber ein Hantelgewicht von 52 kg, das war schwer.

Trotz des scheinbaren Chaos, das überall herrscht, laufen die Ausscheidungsrunden in einem Throwdown sehr diszipliniert ab. Sieben oder acht Teilnehmer gehen auf die Turnierfläche und werden einem Kampfrichter zugeteilt. Diese waren entweder Mitglieder eines der teilnehmenden Studios, die selbst nicht mitmachten, oder erfahrene CrossFitter bzw. Trainer aus der Gegend von San Diego. Der Kampfrichter muss in erster Linie die Wiederholungen mitzählen und nur diejenigen in das Ergebnis einfließen lassen, die den im Regelwerk festgesetzten formalen Vorgaben entsprechen.

Wenn ein Teilnehmer zum Beispiel einen Klimmzug macht, dabei sein Kinn aber nicht über die Stange bringt, bewertet der Kampfrichter die Wiederholung mit »ungültig« und zählt den Klimmzug nicht mit. Ebenso zählt ein Box Jump nur dann, wenn man sich oben auf dem Kasten aufrichtet und die Beine streckt. Ansonsten ist auch dieser Versuch ungültig und die ganze Mühe, die man gerade investiert hat, war umsonst.

LOS!

Für das WOD des Throwdowns stellten sich die Teilnehmer an den Klimmzugstangen auf. Eine Menschentraube bildete sich neben der Wettkampffläche und auf der Empore, die sonst als eine Art Abstellkammer diente. Eine große Digitaluhr, die sich über eine Fernbedienung steuern ließ, hing an der Seitenwand des Studios. Zwei hüfthohe Behälter mit Magnesia standen vor den schwarzen Kästen, die für die Sprünge aufgestellt worden waren.

Kipping Pull-ups setzen die Hände einer hohen Reibung aus, und da es sich um das erste von drei Workouts handelte, bei denen man durchweg eine Hantel- bzw. Klimmzugstange oder Kettlebell greifen musste, hielt ich es für eine gute Idee, Magnesia aufzutragen, um meine Hände zu schonen. Ein Riss in der Handfläche oder an der Fingerwurzel hätte die Qualen dieses Tages noch unerträglicher gemacht. Zu Beginn der ersten Ausscheidungsrunde flirrte die Luft im CrossFit Elysium schon vor Magnesiastaub.

»Drei, zwei, eins, los!« lautete das Start-Kommando für den ersten Durchgang. Die teilnehmenden CrossFitter wirkten alle sehr durchtrainiert, und ich vermutete, dass etwa zwei Drittel der 36 Teilnehmer des Throwdowns zu den stärkeren CrossFittern ihrer jeweiligen Studios gehörten. In durchschnittlichen Trainingsgruppen lag ich damals stets irgendwo im Mittelfeld oder oberen Drittel. Angesichts der starken Konkurrenz musste ich an jenem Tag aber davon ausgehen, dass ich eher im hintersten Viertel landen würde. Das Turnier begann unter den Zurufen der Zuschauer, die von allen Seiten her ihre Sportler anfeuerten, sowie denen der Richter, die jede Wiederholung laut mitzählten.

In diesem ersten Durchgang stand ich zwischen zwei externen, extrem schnellen CrossFittern und bemerkte, dass meine Methode, vom Kasten zu steigen, viel zu viel Zeit kostete (ich sprang nicht herunter, sondern setzte einen Fuß nach dem anderen auf dem Boden ab – zulässig, aber langsam). In der Zeit, in der ich einen Box Jump absolvierte, hatten die anderen bereits anderthalb oder zwei geschafft. Außerdem musste ich meine Klimmzüge in Sätze à 5 Wiederholungen aufteilen, um mir hin und wieder eine kleine Pause zu gönnen. Mit der Zeit setzte die Erschöpfung ein und etwa in der Mitte des Durchgangs schaffte ich nur noch zwei Klimmzüge am Stück; dann musste ich kurz absetzen, bevor ich fortfahren konnte. Als die letzten beiden Minuten anbrachen, brannten meine Hände und ich hatte keine Kraft mehr im Oberkörper. Ich musste hochspringen, um die Stange zu fassen zu bekommen, zog mich in einer Schaukelbewegung nach oben und hatte dabei meine liebe Mühe, das Kinn über die Stange zu bringen. Zu mehr war ich zu diesem Zeitpunkt nicht mehr imstande. Ich ließ die Stange los, stand am Boden und gönnte meinen Muskeln einige Sekunden Pause, dann machte ich weiter. Meine Konkurrenten fingen ebenfalls an, ihre Klimmzüge in Blöcke aufzuteilen, schafften aber noch vier oder fünf Wiederholungen in Folge. Als das Workout zu Ende war, spürte ich, wie eine Woge der Müdigkeit und Erleichterung über mich hereinbrach. Ich war dem erfolgreichen Ende einen entscheidenden Schritt nähergekommen.

Das zweite WOD bestand aus Umsetzen und Stoßen – einer Disziplin, die meine Vergangenheit als Läufer schonungslos offenbarte. Ich hatte ernüchtert festgestellt, dass das exzessive Langstreckenlaufen meiner Beweglichkeit, Koordination und Schnellkraft enorm geschadet hatte – im Gewichtheben sind diese Fitnessaspekte allerdings von entscheidender Bedeutung. Während die anderen Teilnehmer 90 kg und mehr stemmten, schaffte ich gerade einmal 65 kg, und das mit einer Technik, mit der man Müllsäcke in einen Lastwagen hievt. Mein Wettkampfrichter erklärte mir, worin mein Problem bestand: Ich versuchte, das Gewicht mit reiner Muskelkraft nach oben zu wuchten; mir fehlte jede Form von Technik. Ohne Technik (und mit eingeschränkter Kraft) ist ein Scheitern vorprogrammiert. Und so war es ja dann auch in meinem zweiten WOD.

Dann brach die 90-minütige Mittagspause an. Ich machte mich über meine mitgebrachten Tupperware-Dosen her und versuchte, mich mental auf das dritte WOD einzustellen, das mit Sicherheit hart werden würde. Ich startete in der offenen und nicht in der modifizierten Klasse, was vielleicht ein Fehler war, denn als ich die Liste mit den Zwischenständen in die Hände bekam und nachsehen wollte, an welcher Stelle ich lag, brauchte ich lange, um meinen Namen zu finden, denn er stand ganz unten. Ich war auf dem letzten Platz.

Das dritte und letzte WOD ist die Stunde der Wahrheit, der Killer eines jeden CrossFit-Turniers. Die längsten, härtesten WOD werden üblicherweise für den Schluss aufgespart, wenn die Teilnehmer bereits völlig verausgabt sind und keine Kraft mehr haben. Das ist also durchaus beabsichtigt. In den CrossFit Games wird das letzte WOD auch »Chipper« genannt – Häckselmaschine. Es verlangt den weltbesten CrossFittern in sämtlichen Bereichen alles ab und zerlegt den Sportler auf ähnliche Weise wie ein Häcksler einen Baum.

DAS LETZTE WOD

WOD Nummer 3 bestand aus drei klassischen Verbundübungen: Kettlebell-Swings, Burpees und Thrusters.

An dieser Stelle ist vielleicht ein wenig Hintergrundwissen hilfreich: Die Übungen, die bei CrossFit ausgeführt werden, stammen nicht nur aus dem Gewichtheben, Kraftdreikampf und Turnen, sondern auch aus der obskuren Welt des Kettlebell-Sports. Kettlebells kommen aus Russland und dienten den

Bauern dort ursprünglich als Vergleichsgewicht bzw. Maßeinheit, um Getreide zu wiegen. Die gusseiserne Kugelhantel wurde mit einem Griff versehen, sodass man sie leichter transportieren konnte. Wenn sich die Bauern auf dem Feld zu einer Mahlzeit versammelten, veranstalteten sie oft Wettkämpfe mit Kettlebells, um ihre Kräfte zu messen, und so entstand dieser Sport.

Der Kettlebell-Swing kommt im CrossFit häufig vor und beginnt damit, dass man die Kugelhantel mit beiden Händen vor dem Körper hält. Die Arme hängen gestreckt herab. Dann schwingt man die Kettlebell durch die Beine hinter den Körper. Indem man Rumpf und Hüften ruckartig nach vorne schiebt, versetzt man die Bell in eine Aufwärtsbewegung. Je nach den Vorgaben des Trainers soll die Kettlebell Augenhöhe erreichen bzw. diese überschreiten. Wenn man bei dieser Übung nur seine Arme und Schultern einsetzt, ist man verloren - das hält man nicht lange durch. Um wie im dritten WOD Sätze mit jeweils 30 Kettlebell-Swings zu schaffen, muss man aus der Kraft der Rumpfmuskeln arbeiten. Selbst dann sind 30 Wiederholungen immer noch wahnsinnig fordernd. Dieses WOD sah die Verwendung einer 24 kg schweren Kettlebell vor - Gewicht, das russische Bauern als 1½ Pud bezeichnen würden.

Auch Burpees oder Liegestützstrecksprünge strapazieren die Lunge über Gebühr. Viele Highschool-Sportler, vor allem Footballspieler, kennen diese Übung. Wenn man regelmäßig CrossFit praktiziert, macht man mindestens einmal in der Woche Burpees. Sie kommen in allen möglichen Met-Cons vor und dienen in erster Linie der Verbesserung der Ausdauer. 20 Burpees pro Runde, gleich nach den Kettlebell-Swings ausgeführt, haben es in sich und zehren enorm an den Kräften, die einem dann fehlen, wenn es mit den Thrusters weitergeht - einer Kombination aus Frontkniebeuge und Push Press.

Weil ich den letzten Platz belegte, kam ich gleich in der ersten Runde dran. Das verschonte mich davor, den anderen dabei zuzusehen, wie sie vom dritten WOD zerstört wurden. Ich würde zur ersten Opferwelle gehören.

Ich befand mich im hintersten Eck des Studios, wofür ich aber ganz dankbar war, weil dort aufgrund der beengten Verhältnisse nur wenige Zuschauer standen. An der Rückwand gab es zwei Reihen mit Zuschauern. Ich hatte meine Kettlebell, eine kleine Fläche für die Burpees und eine 20-kg-Langhantelstange, die mit zwei 16 kg schweren, dunkelgrau gummierten Hantelscheiben bestückt war, insgesamt als 52 kg wog. Nach einem kurzen Blick in mein Trainingstagebuch war ich mir sicher, dass ich den Thruster noch nie mit einem solchen Gewicht versucht hatte. Ich wusste, dass ich, um mich aufzuwärmen, probehalber einige Wiederholungen hätte ausführen sollen, aber ich wollte mich einfach nicht der Tatsache stellen, dass ich noch nicht in der Lage sein würde, 10 Thrusters mit einer 52 kg schweren Hantel auszuführen.

»Drei, zwei, eins, los!« Ich hatte die Met-Con geistig bereits in Abschnitte unterteilt, konzentrierte mich nur auf die unmittelbar anstehende Aufgabe und unterdrückte jeden Gedanken an alles, was danach kam, um nicht in Panik zu verfallen. Das funktionierte in den ersten beiden Teilen der ersten Runde - den ersten 30 Kettlebell-Swings und 20 Burpees - ganz gut. Ich hörte meinen Namen und aufmunternde Rufe, die von meinen Elysium-Kollegen skandiert wurden. Nach den ersten beiden Blöcken drehte ich mich um und wandte mich der Langhantel zu. Ich ging in die Knie und versuchte, sie umzusetzen. An der Reaktion meines Wettkampfrichters - offener, unverhohlener Besorgnis - konnte ich erkennen, dass ich dabei wohl schon unverhältnismäßig angestrengt aussah. Anschließend ging ich in die Hocke, achtete darauf, dass meine Hüften sich unterhalb der Knie befanden, und versuchte, mich dann explosionsartig aufzurichten und die Arme nach oben zu strecken. Die Hantel bewegte sich nur widerwillig mit. Als sie auf Kinnhöhe war, drückte ich sie hoch und hörte, wie ein seltsames Geräusch über meine Lippen kam - solche Laute muss ein Tier von sich geben, wenn es versehentlich in eine Bärenfalle gerät. Mein Kampfrichter riss die Augen weit auf, die Hantelscheiben auf der linken Seite wackelten verdächtig, aber ich war voller Adrenalin und konnte die Arme über den Kopf strecken.

Bei Thrusters muss man den Schwung nutzen und dem Rhythmus der Bewegung folgen, um im Fluss zu bleiben. Im Idealfall hätte ich in dem Augenblick, in dem die Wiederholung als gültig gezählt wurde, die Langhantel von der Schwerkraft nach unten ziehen lassen können. Ich hätte meine Knie gebeugt und wäre somit automatisch in die Startposition zurückgekehrt. Stattdessen ließ ich die Hantelstange aus voller Höhe und mit großem Getöse zu Boden fallen. Ich konnte spüren, wie ich von den Zuschauern in meiner Nähe misstrauisch taxiert wurde - anderen CrossFittern, die wussten, dass ich mich mit dem Gewichtheben schwertat.

Ich hatte 15 Minuten Zeit, das Workout zu beenden, ansonsten würde ich disqualifiziert werden. In den nächsten zwölf Minuten hätte ich die Tatsache ignorieren können, dass ich keine Kraft mehr hatte. Dann hätte ich einfach weitergemacht und wäre trotz meines Ehrgeizes bereits am ersten Satz Thrusters gescheitert. Mein Kampfrichter versuchte, mich zu beruhigen, und sagte: »Mach einfach einen nach dem anderen.« Er wusste, wie es um mich bestellt war.

Vor jeder Wiederholung atmete ich dreimal tief durch, setzte das Gewicht auf meine Schultern um und ging wieder den ganzen qualvollen Bewegungsablauf durch. Während ich mich durch den ersten Satz plagte, war es so, als suche ich in meinem tiefsten Inneren nach einer unbekannten Kraftquelle, aus der ich schöpfen konnte. Jede Wiederholung, zu der ich mich durchrang, entzog mir ein kleines bisschen mehr Energie. Aber irgendwie schaffte ich es dennoch, den ersten Satz zu bewältigen. Der Schweiß lief mir in die Augen. Die Muskeln rund um meinen Brustkorb hielten dem Tempo und dem scheinbar gewachsenen Umfang meiner Lungenflügel nicht stand. Die Menge ertappte mich dabei, wie ich nach dem letzten Thruster erst einmal Luft holen musste, um mich für die nächste Runde zu sammeln, und johlte: »Nimm endlich die Kettlebell!« Runde zwei war eröffnet.

Im zweiten Satz Thrusters nahm ich mir wieder eine Wiederholung nach der anderen vor. Ein Fotograf, der Bilder von der Veranstaltung machte, stellte sich zwischen mich und die Garagentür an der Seitenwand der Halle. Ich habe mir in meinem ganzen Leben noch nie so sehr gewünscht, ein Kameraobjektiv zertrümmern zu dürfen, wie in jenem Augenblick.

Die Urschreie, die ich bei jeder Wiederholung von mir gab, wurden immer peinlicher - sie waren schrill und kehlig zugleich -, aber ich konnte nichts daran ändern. Ich brachte den zweiten Satz Thrusters hinter mich und bemerkte in diesem Moment, dass mir nur noch vier Minuten blieben, um das Workout erfolgreich abzuschließen.

Das ist das Besondere an CrossFit: Trotz des Gemeinschaftssinns geht es letztlich darum, dass jeder für sich kämpft und Ziele zu erreichen versucht, die nur für ihn und niemanden sonst auf der Welt etwas bedeuten. Es geht nicht um Urkunden oder eine andere Form von äußerer Anerkennung. Es geht um das Gefühl persönlicher Genugtuung. Wegen der unendlichen Vielfalt an Workouts - Techniken, Übungen, Met-Cons, WOD, nach Frauen benannten

DAS IST DAS BESONDERE AN CROSSFIT: TROTZ DES GEMEINSCHAFTSSINNS GEHT ES LETZTLICH DARUM, DASS JEDER FÜR SICH KÄMPFT UND ZIELE ZU ERREICHEN VERSUCHT, DIE NUR FÜR IHN UND NIEMANDEN SONST AUF DER WELT ETWAS BEDEUTEN.

Workouts, Hero-WOD, die man alle mit einem persönlichen Rekord assoziiert – gibt es auch immer einen inneren Antrieb, seine eigene Bestmarke zu überbieten. Dieser Augenblick im Throwdown war für mich ein solcher Moment – ich würde zwar Letzter werden, aber in jenem Moment war das Einzige, was zählte, die persönliche Genugtuung, das Workout zu beenden und nicht wegen Zeitüberschreitung disqualifiziert zu werden.

Aber in der dritten Runde versagte mein Körper langsam seinen Dienst. Ich teilte mir die Kettlebell-Swings in Blöcke à 10 Wiederholungen ein und machte dabei ein zunehmend schmerzverzerrtes Gesicht (das die Kamera natürlich festhielt) und neue, wimmernde Geräusche. Die Burpees fielen mir noch am leichtesten, weil es hier nur darum ging, weiterzumachen und nicht aufzuhören. Als ich für den letzten Satz Thrusters die Hantelstange mit meinen Händen umklammerte, blieb mir nur noch eine Minute. Bei meinem ersten Versuch konnte ich die Stange etwa 10 cm über die Schultern heben, dann hörte sie einfach auf, sich weiterzubewegen, und mich verließen die Kräfte. Ich versuchte es immer wieder und schaffte noch einen gültigen Versuch. Dann war die Zeit abgelaufen und ich lag im wahrsten Sinne des Wortes am Boden.

In jenem Augenblick war ich nur noch froh, dass das Trauerspiel vorbei war.

DIE FIREBREATHER DES ELYSIUM

Im letzten Durchgang des dritten WOD kamen die Athleten an die Reihe, die die Rangliste anführten. Ich kroch auf die Empore, um ihnen zuzusehen. Wie erwartet gaben die Feuerspucker des Elysium im Throwdown eine gute Figur ab. Einer von ihnen, Dave Bennett, war im allerletzten Durchgang, was bedeutete, dass er gute Chancen hatte, in der Herren-Klasse zu gewinnen.

Ich sah ihm beim letzten WOD zu, das mir so große Probleme bereitet hatte. Die Elysium-Coaches Estrada und Chang standen neben ihm und riefen ihm unaufhörlich Anweisungen und Aufmunterungen zu. Sie wussten, dass er Sieger im Gesamtklassement werden würde, wenn er dieses Workout als Erster beendete. Dave brachte drei Runden Burpees, Kettlebell-Swings und Thrusters so schnell hinter sich, als wolle er dem Unbehagen, das sich allmählich aufbaute, einfach davoneilen und sich die körperlichen Schmerzen für einen späteren Zeitpunkt aufheben. Estrada und Chang trieben ihn mit einer Mischung aus Drohungen, Befehlen und aufmunternden Worten zu Höchstleistungen an. Wenn Dave auch nur einen Augenblick pausierte und die Hantel kurz ablegte, konnte man Rufe wie »Dave, heb die Hantel auf!« durch all den Lärm hindurch hören, den die anderen Trainer verursachten, die ihren Spitzensportlern dieselben Ratschläge erteilten.

Nachdem ich selbst gerade erst mein Workout nach besten Kräften absolviert hatte, stellte ich fest, dass es beinahe wehtat, Bennett zuzusehen. Aber er schien sich einfach über den enormen Energieverbrauch hinwegzusetzen, den er seinem Körper abverlangte. Als er den letzten Thruster beendet und damit dieses WOD und das gesamte Turnier gewonnen hatte, ließ er die Hantel zu Boden fallen und taumelte benommen umher. Einen Augenblick später lag er flach auf dem Boden. Der schonungslose Umgang mit dem eigenen Körper forderte seinen Tribut.

Bennett war als Angehöriger der Air Force in Südkorea wie auch in Afghanistan stationiert gewesen und hatte CrossFit während seines Aufenthalts in Südkorea für sich entdeckt. Er war dem Elysium einige Monate nach seiner Entlassung aus dem Militär beigetreten. Ich hatte ihn im Herbst 2011 kennengelernt und damals ein Interview mit ihm geführt. Als ich ihn nun so sah – als Sieger schwer atmend auf dem Boden liegend –, war ich wie die anderen anwesenden Trainingspartner stolz auf ihn.

Während unseres Interviews redeten wir darüber, was ihn zu dem Sport geführt hatte. »Es war eher so, dass CrossFit mich gefunden hat«, erzählte mir Bennett. »Bis ich Tom Morrison traf, dachte ich, ich sei topfit. Tom war ein 39-jähriger TAC-P – gehörte also einem Fliegerleittrupp an. Als ich Tom zum ersten Mal sah, stemmte er gerade eine Hantel, die meiner Maximalkraft (1 RM) entsprach, 10 Mal vom Boden über Kopf, dann sprintete er 400 Meter, und das insgesamt drei Mal.« Bennett war beeindruckt. Wer war dieser Kerl? Was warf er sich ein? Bekomme ich auch was davon ab?, dachte er.

»In diesem Augenblick entsagte ich allen anderen Sportarten«, sagte Bennett. Er trainierte mehrere Monate mit Morrison, bis er von Südkorea nach Colorado versetzt wurde. Dort begann er mit Matt Hathcock zu trainieren, einem Personal Trainer im Bally's Gym und zertifizierten CrossFit-Trainer. Hathcock eröffnete kurz darauf in Englewood, Colorado, seine eigene Box namens CrossFit Unbroken. »Es war eine schäbige, düstere Werkstatthalle, in der früher ein kleines Taxiunternehmen seinen Sitz hatte«, erinnert sich Bennett. »Wir machten aus dieser Bude ein Paradies für CrossFitter.«

Dave ist 1,77 Meter groß und wiegt 79 kg. Seine CrossFit-Ergebnisse waren ordentlich: Fran in 3:19 Minuten, ein Rekord von 57 Klimmzügen am Stück, 186 kg im Kreuzheben, 99 kg im Umsetzen und Stoßen. Er beherrschte nicht nur die CrossFit-Übungen bis zur Perfektion, sondern hatte auch wie alle Firebreather eine hohe Schmerzresistenz entwickelt. Ich beobachtete ihn oft im Studio, das er direkt nach der Arbeit noch in Anzug und Krawatte aufsuchte. Als Erstes pflegte er ans Whiteboard zu gehen und die Met-Con des Tages in Augenschein zu nehmen – das machte er, noch bevor er sich umzog. Er sah auch nach, wie die anderen CrossFitter abgeschnitten hatten; ihre Ergebnisse, Hantelgewichte und Zeiten wurden jeden Tag sorgfältig von Coach Estrada auf die Tafel geschrieben.

In einem CrossFit-Studio herrscht zwischen den Sportlern, die sich auf einem ähnlichen Leistungsstand befinden, ein reger Konkurrenzkampf. Vladimir Spasojevic war ein Konkurrent, mit dem Bennett im freundschaftlichen Wettstreit stand – ein außergewöhnlich starker CrossFitter, der in der Regel um 6 Uhr morgens trainierte. »Vladimir hat keine Schmerzgrenze«, sagte Estrada einmal. Oft sah Bennett Vladimirs Ergebnisse und wusste, dass er noch mehr geben musste als im letzten Workout, um mit Spasojevic mithalten zu können.

Als Bennett nach dem Throwdown schwer keuchend auf dem Boden lag, bemerkte eine andere CrossFitterin aus dem Elysium, Karla Wagner, dass Bennett eine Kettlebell an den Kopf bekommen könnte, wenn er weiter dort liegen blieb, und überredete ihn, sich an den Rand der Wettkampffläche zu schleppen.

Wagner, selbst eine Firebreatherin, gewann an jenem Tag in der Damen-Klasse. Wie viele andere CrossFitter verbrachte sie so viel Zeit im Studio, dass man darüber leicht vergaß, dass sie auch ein Leben außerhalb der Box führte. Sie arbeitete als Wissenschaftlerin und Dozentin für Gesundheitswesen an der University of California, San Diego. Berufsbedingt fuhr sie regelmäßig ins mexikanische Tijuana und führte dort Befragungen bei Prostituierten und Drogenabhängigen durch, um Bezüge zur Verbreitung des HI-Virus herzustellen. Ich fragte mich oft, ob sie sich durch CrossFit die physische und psychische Stärke angeeignet hatte, die sie brauchte, um ihren harten Job durchzustehen, oder ob umgekehrt ihr harter Job dazu geführt hatte, dass sie im CrossFit zur Firebreatherin geworden war. In jedem Fall war sie eine Ausnahmeerscheinung.

Wagner hat kurze Haare und wache blaue Augen. Sie ist schlank, aber kräftig, mit definierten Schultern, Armen, Beinen - einer Figur, die sie mit vielen der erfahrensten und besten CrossFitterinnen gemeinsam hat. Sie sind eher drahtig als muskulös - durchtrainiert und voller Energie. Im Studioalltag umgab Wagner eine stoische, ruhige Präsenz. Ich sah oft, wie sie andere Mitglieder motivierte, aber sie teilte sich ihre aufmunternden Worte gut ein. Sie hob sie sich immer für die kritischen Augenblicke in einem Workout auf - einen Maximalversuch zum Beispiel - und flüsterte sie fast immer. Estrada sagt: »Wenn sie jemandem sagt, dass er es schafft und nicht aufgeben soll, wirkt sie fast wie ein Coach, nicht wie eine wohlwollende Kurskollegin.« Andere CrossFitter betrachten sie als Vorbild. Ein aufmunterndes Wort von Karla, im richtigen Augenblick geäußert, kann den Ausschlag zwischen Scheitern und Erfolg geben. Wie Bennett ist auch Wagner eine studiointerne Führungspersönlichkeit, wie es sie im CrossFit-Universum durchaus häufiger gibt.

Bennett und Wagner sind außerdem akribische Archivare, sie zeichnen ihre Leistungen in einem Trainingstagebuch auf. Ihre Entwicklung - aber auch Stagnationen - lässt sich dort schwarz auf weiß ablesen. Bennett hat außerdem eine Excel-Tabelle angelegt, in die er jedes CrossFit-Workout einträgt, das er jemals absolviert hat. Daran orientiert er sich, wenn er sich neue Ziele setzt. Ich fragte ihn in unserem Interview, auf welche Ziele er zurzeit hinarbeite. Er gab mir zwei Listen. Seine kurzfristigen Ziele sahen wie folgt aus:

1. Als Mitglied des Elysium-Teams an den Games teilnehmen.
2. Stärker werden: Kniebeuge 143 kg, Kreuzheben 188 kg, Umsetzen und Stoßen 106 kg, Überkopfkniebeuge 93 kg
3. Beweglichkeit verbessern (durch Yoga, Pilates u. a.).
4. Mit anderen Elysium-Mitgliedern samstags außerhalb der Box trainieren.
5. Level-1-Zertifizierung ablegen und Coach werden.
6. Gesund bleiben.
7. Bei der Regionalqualifikation 2012 möglichst gut abschneiden.

Dann gab es noch die langfristigen Ziele:

1. Gesund bleiben.
2. Andere zum CrossFit führen (Freunde, Familie).
3. Mich als freiwilliger Helfer für CrossFit-Veranstaltungen melden.
4. Bis ans Lebensende CrossFitter bleiben.

Während ich Bennett über einen Zeitraum von einigen Monaten beim Trainieren zusah, konnte ich miterleben, mit welcher Leidenschaft er diese Ziele verfolgte.

WAS DEN FIREBREATHER AUSMACHT

Ein »Feuerspucker« zeichnet sich durch überragende Fähigkeiten in einer Vielzahl von Disziplinen aus. Im CrossFit gibt es jede Menge davon; sie umfassen unter anderem Turnübungen, Gewichtheben und Kraftdreikampf, außerdem verschiedene Ausdauersportarten wie Rudern und Laufen. Die CrossFit-Philosophie besagt, dass das Trainingsprogramm ständig variieren muss, um effektiv zu sein. Das ist das Erfolgsgeheimnis von CrossFit, aber auch seine größte Herausforderung. Die CrossFitter, die zu Firebreathern werden, arbeiten beharrlich an sich und tun alles, was erforderlich ist, um ihr Können zu perfektionieren – vor allem in jenen Bereichen, in denen sie Defizite haben.

Auf der Startseite von CrossFit.com werden oft neue, überraschende Elemente für das WOD vorgestellt. Einmal musste man zum Beispiel mehrfach eine Strecke von 25 Metern tauchen. (Das war natürlich nicht in allen Studios umsetzbar, sodass man die Möglichkeit hatte, das WOD diesbezüglich zu modifizieren.) Bei den Reebok CrossFit Games 2011 wurde von den Teilnehmern einmal verlangt, einen Softball so weit wie möglich zu werfen. Auf das »Unbekannte und Unwägbare« vorbereitet zu sein, ist schließlich ein wichtiger Bestandteil des gesamten Trainingskonzepts.

Weil es so viele Fähigkeiten zu erwerben gilt, legen Firebreather vor oder nach den Workouts noch zusätzliche Einheiten ein, um an ihrem Können zu feilen. Es sind diejenigen, die als Erste zum Workout kommen und als Letzte gehen. Ich habe das bei Bennett und Wagner immer wieder erlebt. Andere Studiomitglieder dehnten sich vielleicht vor dem Workout oder massierten ihren Rücken mit einer Hartschaumrolle. Bennett und Wagner waren viel aktiver und trainierten stattdessen Back Extensions an der »Glute-Ham-Bank« (die wie ein mittelalterliches Folterinstrument aussieht) oder griffen sich die Turnringe und machten Ring-Dips oder Muscle-ups.

Beim Aufwärmen widmet sich Bennett aggressiv seinen Schwächen (im CrossFit auch als *goats*, zu Deutsch »Ziegen« bezeichnet), die sich ihm im Rahmen seiner Workouts offenbaren. Kelly Starrett nennt sie auch »Leistungslöcher«. Eigene Schwächen auszumerzen ist seiner Meinung nach einer der Hauptgründe, warum man CrossFit überhaupt praktizieren sollte. »Wenn man das Studio als Labor betrachtet, kann man sagen, dass wir uns in einer kontrollierten und sicheren Umgebung befinden. Hier können wir gezielt die Leistungslöcher identifizieren, die uns an der Weiterentwicklung hindern.«

Es kam nicht oft vor, dass Bennett mit einer »Ziege« ringen musste, aber einmal sah ich, wie er Probleme mit einem Workout hatte, in dem »Pistols« vorkamen. Das sind einbeinige Kniebeugen, die außergewöhnlich viel Balance, Kraft und Beweglichkeit erfordern. Bennett fiel diese Übung zunächst schwer, bis er beschloss, sie in sein Warm-up zu integrieren und sich vor jedem Workout gezielt damit zu befassen. Diese bewusste Auseinandersetzung mit den eigenen Schwächen unterscheidet einen Firebreather von anderen CrossFittern. Die meisten von uns

DIE BEWUSSTE AUSEINANDERSETZUNG MIT DEN EIGENEN SCHWÄCHEN UNTERSCHEIDET EINEN FIREBREATHER VON ANDEREN CROSSFITTERN.

hätten in seiner Situation vermutlich versucht, Pistols zu vermeiden – in der Hoffnung, dass sie in nächster Zeit nicht mehr gefragt sein würden. Wenn sie aber doch einmal vorkämen, könnte man dieses WOD notfalls auch ausfallen lassen. Angesichts der ständig wechselnden WOD kann man leicht ein oder zwei Fähigkeiten vernachlässigen. Bennett aber machte die Pistols zu einem täglichen Ritual.

Als ich ihn hierzu befragte, zuckte er mit den Schultern und sagte: »Das mache ich immer dann, wenn ich irgendetwas nicht gut kann. Ich baue es einfach ins Warm-up ein.« Wenn ich eine solche Entschlossenheit und Beharrlichkeit erlebe, komme ich mir immer noch ein Quäntchen fauler und träger vor als sonst schon. Ich bewundere diese Einstellung und natürlich auch Dave Bennett selbst, der sie so trefflich verkörpert.

Nach den Workouts feilen Wagner und Bennett weiter an ihrer Technik. Man sieht sie dann oft an den Turnringen Muscle-ups trainieren. Muscle-ups bzw. Zugstemmen kommen im CrossFit häufig vor und sind eine typische »Ziege«. Die einen beherrschen sie, die anderen nicht, und sie scheinen irgendwie die Spreu vom Weizen zu trennen.

Wagner und Bennett trainierten nicht nur häufig, sondern auch intensiv. An den Wochenenden nahmen sie zudem oft an Veranstaltungen wie dem Throwdown teil. Sie waren auch regelmäßige Besucher des »Elite-WOD«, das jeden Sonntagmorgen im Elysium abgehalten wurde – einer 90-minütigen Einheit, die fortgeschrittenes Können und überragende Fitness erforderte. Sie verlangten sich Tag für Tag alles ab, aber wenn das Maß voll war, gönnten sie sich auch Ruhetage. Diese Fähigkeit, ohne schlechtes Gewissen eine Pause einzulegen, schien sie von den zwanghaften Sportlern zu unterscheiden, mit denen ich ebenfalls Bekanntschaft gemacht hatte und denen es offenbar schwerfiel, auf ihre Körpersignale zu hören und angemessen darauf zu reagieren. Somit spiegelte auch das Pausierenkönnen eine ungewöhnliche Disziplin und Selbstbeherrschung wider.

»Ich höre auf meinen Körper«, sagte Bennett einmal nach einer besonders brutalen Met-Con zu mir. »Jetzt gerade bin ich ziemlich im Eimer. Völlig hinüber. Also nehme ich mir morgen frei. Wenn's sein muss auch zwei oder drei Tage.«

Wagner plante ebenfalls ausreichende Erholungsphasen ein. Im Elysium nahm ich mittwochabends im Anschluss an das Workout an einem Yogakurs teil, den sie ebenfalls besuchte. Eines Tages bemerkte ich, wie sie im Unterricht verzweifelt versuchte, ihren Ehrgeiz abzuschalten und sich zu entspannen. In einer schwierigen Haltung, die noch durch die Tatsache erschwert wurde, dass Klara zuvor ein besonders anstrengendes WOD aus Maximalkrafttraining und einer Met-Con absolviert hatte, bemerkte die Kursleiterin ihre aufkeimende Wut und fragte, ob es ihr gut gehe. »Ich versuche nur gerade, nicht auszurasten«, antwortete Wagner. Es fiel ihr schwer, im Yogaunterricht auszuspannen und zur Abwechslung einmal nicht leistungsorientiert zu denken - genau deshalb brauche sie das Yoga-Training auch, sagte sie mir später: als Ausgleich nämlich.

Auch wenn man darauf achtet, sich ausreichend zu erholen, hinterlassen all die vielen Stunden, die man in der Box zubringt, unvermeidlich ihre Spuren. Die Hände eines Firebreathers - vor allem die Handflächen - legen ein beredtes Zeugnis davon ab. Sowohl Bennett als auch Wagner achteten deshalb penibel auf ihre Hände; beide klebten sie vor den Workouts sorgfältig mit Tape ab - gerade die empfindlichen Finger wurden mit mehreren Lagen sauber umwickelt. Vor allem bei Klimmzügen entsteht viel Reibung, die dazu führt, dass die Haut an den Fingern oder der Handfläche reißt - oder sich eine Schwiele ablöst. Als ich eines Tages spätabends wieder einmal auf CrossFit.com surfte, entdeckte ich ein Video von einem Mann, der aussah wie ein Wikinger und sich auch so verhielt. Er grinste mit weit aufgerissenen Augen in die Kamera, während er sich ein langes Stück Haut von der Hand abzog. Rissige und blutige Hände sind nicht unüblich, und Schwielen werden mit einem gewissen Stolz zur Schau gestellt. In meinen ersten Monaten als CrossFitter, als sich meine Hände langsam an die neue Belastung gewöhnten, löste sich einmal eine Schwiele komplett ab und ich musste während der folgenden Wochen darauf achten, dass die Haut verheilte, die Stelle sich nicht entzündete und der Schmerz sich während des Trainings in Grenzen hielt. Ich war nicht begeistert davon, hatte aber das Gefühl, das gehöre zum Spiel.

Klimmzüge verursachen den größten Schaden an den Handflächen, doch Kettlebell-Swings, Gewichtheben, Toes-to-Bar-Übungen, bei denen man an einer Klimmzugstange hängend die Füße zur Stange bringt, und Übungen an den Turnringen haben es ebenfalls in sich. Bei längeren Veranstaltungen, wie etwa den CrossFit Games, bei denen die Sportler in einem Zeitraum von drei Tagen täglich zwei oder drei lange Workouts absolvieren, müssen die Hände mehr als sonst gepflegt werden. Im CrossFit Elysium konnte man Coach Estrada, selbst ein Firebreather mit der Körpergröße und Statur eines Footballspielers, daher nicht selten dabei beobachten, wie er in einem Eck stand und die Schwielen an seinen Händen mit einer Hornhautraspel bearbeitete. Bennett verwendet Schleifpapier. Und alle verwenden Handcreme.

BESCHEIDENHEIT LERNEN

Dave Bennetts Bereitschaft, sich Tag für Tag neuen Herausforderungen zu stellen; Irene Mejias Entschluss, ihre inneren Widerstände zu überwinden und eine Box aufzusuchen; meine eigene peinliche Erfahrung, als ich in meinem ersten CrossFit-Kurs nur mit Mühe eine Überkopfkniebeuge schaffte und damit allen nur überdeutlich zeigte, wie lang der Weg sein würde, der vor mir lag – alle diese Dinge lassen sich auf einen gemeinsamen Nenner bringen: Wer es im CrossFit zu etwas bringen will, muss bescheiden sein.

WER ES IM CROSSFIT ZU ETWAS BRINGEN WILL, MUSS BESCHEIDEN SEIN.

Während man seine Leistung allmählich steigert, sich nach und nach unterschiedlichste Abläufe und Fertigkeiten aneignet und über Monate hinweg immer intensivere Workouts bewältigt, ist es praktisch unmöglich, diese Lektion *nicht* zu lernen. Am Anfang kann es hin und wieder – oder auch oft – passieren, dass man im Training nur schwer mitkommt. Am Tag nach dem Throwdown sah ich mir im Elysium die Ergebnisse an und war entsetzt, als ich feststellen musste, dass ich unter all jenen, die disqualifiziert worden waren, auch nach Punkten an allerletzter Stelle stand.

Ich war mit Football, Basketball und Leichtathletik aufgewachsen und hatte mich später zu einem guten Marathonläufer und brauchbaren Triathleten entwickelt. Couch-Potatoes sehen anders aus. Deshalb bin ich mir ziemlich sicher, dass der Throwdown die erste Veranstaltung überhaupt war, an der ich freiwillig teilgenommen und trotzdem den letzten Platz belegt hatte. Das muss man erst einmal verdauen und ich müsste lügen, wenn ich behaupten würde, dass mir das nichts ausgemacht hätte - zumal die Ergebnisse öffentlich einsehbar waren. Aber genau das hilft, zumindest teilweise, die persönliche Entwicklung bei CrossFit voranzutreiben, und führt dazu, dass aus einem durchschnittlichen Sportler ein Firebreather wird. Ich hakte meinen letzten Platz ab, denn einerseits wusste ich, dass mir das nicht zum letzten Mal passiert war. Andererseits spürte ich nach einem Blick auf mein Ergebnis - und auf das der anderen Sportler - deutlich, wie die Flamme in mir ein klein wenig stärker loderte. Ich dachte schon an den nächsten Throwdown.

In einem Artikel, der in der Oktober-2011-Ausgabe der *Men's Health* erschienen war, schrieb Grant Stoddard darüber, dass er CrossFit zwar selbst ausprobiert hatte, davon aber nicht sonderlich begeistert war. Er vermutete, dass eine Fitnessbewegung, bei der Sportler Videos von sich online stellten, die sie bei diversen Übungen zeigten, ihn einfach nicht anzuziehen vermochte. Und Stoddard hat recht - viele CrossFitter stellen gerne Bilder und Videos von sich auf Facebook und YouTube. Ich kenne aber auch Langstreckenläufer, die nur allzu gerne Videos von sich und ihren Rennen im Internet veröffentlichen würden. Tatsächlich scheinen einige Spitzensportler der vergangenen Jahre, beispielsweise der ehemalige mehrfache Weltrekordhalter Henry Rono aus Kenia, dies auch zu tun.

Jedenfalls glaube ich nicht, dass dies der entscheidende Punkt war, der Stoddard störte. Ich denke, ihm gefiel CrossFit einfach deshalb nicht, weil er, wie er es in seiner Geschichte auch schildert, von den weiblichen Teilnehmerinnen in seinem Kurs ordentlich vorgeführt wurde. Ich kenne dieses Gefühl. Ich habe es bei meinem ersten Training erlebt, aber auch, als ich im Throwdown den letzten Platz belegte, und bei einer anderen Gelegenheit, als ich selbst hinter einem Sportler zurückblieb, der zusätzlich eine Bleiweste trug (was mich, ganz nebenbei, in den Wahnsinn trieb). Ich gehe davon aus, dass so ziemlich jeder, der jemals den Mut aufgebracht hat, zum allerersten Mal einen CrossFit-Kurs zu besuchen, dieselbe Erfahrung gemacht hat. Jeder bekommt seine Abreibung; und mehr noch, diese Abreibung ist, zusammen mit dem Namen des Gedemütigten, auch noch für alle auf dem Whiteboard einsehbar.

Wie jemand auf diese Erfahrung reagiert, sagt viel über ihn aus. Es zeigt, wie er oder sie sich auf lange Sicht bei CrossFit schlägt. Manche Leute probieren es genau einmal aus und verschwinden dann sofort wieder von der Bildfläche, so wie Stoddard; andere halten durch und machen sich keine allzu großen Gedanken darüber, welchen Rang sie belegen. Sie lernen, sich nicht weiter daran zu stören, und finden relativ zügig ihren Platz in der Gruppe.

Aber dann gibt es noch die, die in den Sog der Spitzenleistung geraten. Das sind jene, die schon allein deshalb überdurchschnittlich motiviert sind, weil sie nicht gern verlieren, und die echte Steherqualitäten besitzen. Auch sie werden anfangs vielleicht jeden Tag aufs Neue geschlagen, verbessern sich aber auch immer ein wenig und arbeiten systematisch an ihren Schwächen, bis sie eines Tages verblüfft feststellen, dass aus ihnen ein Firebreather geworden ist.

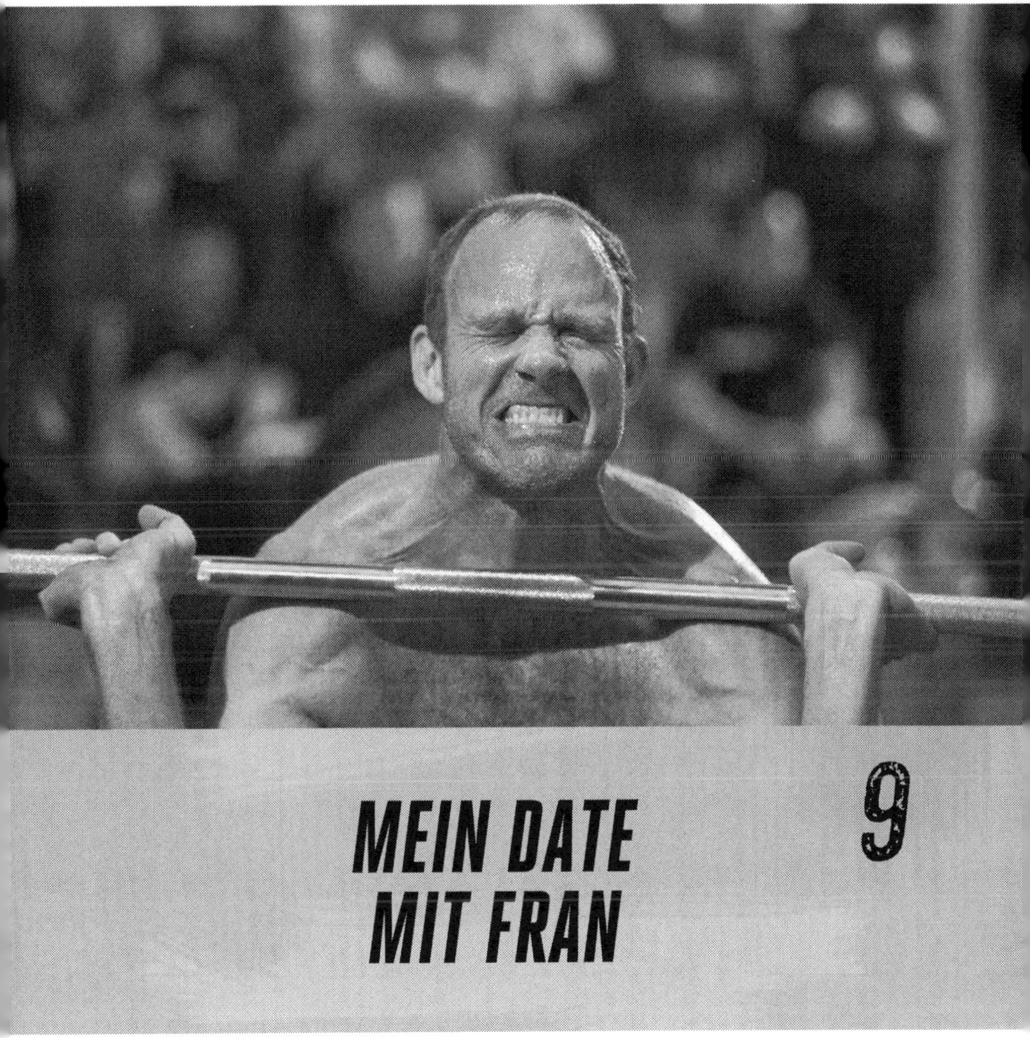

9

MEIN DATE MIT FRAN

18. NOVEMBER 2011. DER 11-UHR-KURS IM CROSSFIT ELYSIUM. ES WAR FREITAG. Coach Paul Estrada war da. Etwa zehn Minuten vor Trainingsbeginn traf ich in der Box ein. Die Met-Con »Danny« stand an - ein 20-minütiges AMRAP Hero-WOD bestehend aus 30 Box Jumps, 20 Push Presses und 30 Klimmzügen. Das Workout war nach dem aus Oakland stammenden 35-jährigen SWAT-Sergeant Daniel Sakai benannt, der am 21. März 2009 mit seinen Kollegen Sergeant Ervin Romans, Sergeant Mark Dunakin und Officer John Hege in Ausübung seiner Pflicht gestorben war, ermordet von einem Straftäter, der wegen Verstoßes gegen die Bewährungsauflagen steckbrieflich gesucht wurde.

Ich wärmte mich entspannt an einem Rudergerät auf und legte eine Strecke von 500 Metern zurück, um Schultern, Rumpf und Rücken auf das bevorstehende Training vorzubereiten. Die Maschine surrte gleichmäßig und beruhigend vor sich hin. Fünf Minuten vor Kursbeginn war ich immer noch der einzige anwesende Teilnehmer. Das erinnerte mich an etwas, was Greg Glassman in der Anfangszeit von CrossFit aufgefallen war, als er das Personal Training zugunsten des Kleingruppenmodells aufgegeben hatte: Seine Klienten bezahlten nun weniger Geld für die Stunde, insgesamt verdiente er aber trotzdem mehr. Mit einiger Faszination stellte er fest, dass seine Klienten offenbar lieber in kleinen Gruppen trainierten als einzeln, und er fragte sich, warum das wohl der Fall war. Er vermutete, dass seine Klienten es als Vorteil ansahen, wenn sich seine Aufmerksamkeit während dieses hochintensiven und extrem fordernden Trainings auf mehrere Personen verteilte und der Einzelne nicht permanent im Mittelpunkt stand und peinlichst genau von ihm beobachtet wurde.

Auch Estrada ist ein hervorragender Trainer. Er schafft es immer wieder, seine Sportler mit knappen Worten dazu zu bringen, das Letzte aus sich herauszuholen. Es gibt eine Menge überenthusiastische CrossFitter und Coaches, Estrada gehört allerdings nicht dazu. In Sachen Lob hält er sich an die Devise »Weniger ist mehr« oder »Nicht geschimpft ist Lob genug«. Er ist unerbittlich, aber trotzdem fürsorglich und verfügt über einen enormen Weitblick. In den Kursen besitzt er die unheimliche Fähigkeit, die Leistung eines jeden Sportlers exakt einschätzen zu können und immer genau zu wissen, wie sehr sich dieser gerade anstrengt.

Estrada, mit seinen 1,90 Metern eine imposante Erscheinung, stand normalerweise mit verschränkten Armen in einer Ecke, um alles möglichst gut im Blick zu behalten. Sein Kopf bewegte sich nicht, aber seine Augen suchten ständig den Raum ab, um Fehler an Kursteilnehmern zu entdecken, zu beanstanden – oder bei Bedarf ihre Leistung positiv zu bestärken. Je größer die Gruppe, umso ernster sein Tonfall. Am häufigsten hörte ich von ihm Äußerungen wie »Gewicht auf die Fersen«, »Hantelstange eng am Körper«, »Knie nach außen«, »Ellbogen hoch« oder »Weitermachen«.

Estradas Stimme war normalerweise bestimmt, aber ruhig. Wenn er aber nur das geringste Anzeichen für Faulheit entdeckte, konnte er durchaus laut werden. Selbst intensive Met-Cons, die den gesamten Kurs total ausknockten, riefen bei Estrada kein Mitgefühl für seine »Untergebenen« hervor. Wer jammerte, wie anstrengend das Workout doch sei, wurde geflissentlich ignoriert. Die klassische Szene am Ende eines Workouts im CrossFit Elysium bestand aus einem Raum voller Menschen, die mit ausgestreckten Gliedmaßen auf dem Boden lagen und nach Luft rangen, während Estrada mit verschränkten Armen ungerührt in seiner Ecke stand.

Was ich damit sagen will? Es war optimal, wenn Paul Estradas Aufmerksamkeit sich gleichmäßig auf eine Gruppe verteilte. Der einzige Teilnehmer zu sein ließ dementsprechend nichts Gutes erwarten. Ich stellte mich darauf ein, dass Estradas kritischer Blick diesmal ausschließlich mir gelten würde.

Als die Anzeige der Uhr von 10.59 auf 11.00 sprang, sah Estrada erst zu mir und dann auf das Whiteboard. Er dachte kurz über das Workout nach, das an dem Tag anstand, und kam zu dem Schluss, dass man heute ausnahmsweise vom Plan abweichen könne, da ich an jenem Tag der einzige Kursteilnehmer war. Ich wusste, was mir bevorstand, und spürte, wie mir das Adrenalin ins Blut schoss. Mir wurde flau im Magen. Ich schaltete in den Kampfmodus. Mit einem Mal waren alle meine Sinne geschärft – ich konnte hören, wie ein Lkw draußen in den zweiten Gang schaltete. Nervös rückte ich die dunkelrote Strickmütze mit dem Mickey-Mouse-Aufnäher zurecht, die ich mir in Disneyland gekauft hatte. Ich war gleichzeitig voller Tatendrang und Furcht und zeigte auch körperlich alle Anzeichen einer Stressreaktion: erhöhter Herzschlag und Blutdruck und eine höhere Atemfrequenz.

»Wie wäre es mit Fran? Lust auf 'nen Test?«, fragte Estrada.

»Klar, warum nicht. Gute Idee.«

TEST UND WIEDERHOLUNG DES TESTS

Test/retest (»Test/Testwiederholung«) ist ein Ausdruck, den man in der CrossFit-Welt oft zu hören bekommt. Haben Sie Zweifel, dass Ihr Ernährungs- bzw. Trainingsplan den gewünschten Erfolg bringt? Hätten Sie gerne einen evidenzbasierten Beleg dafür, dass Ihre persönliche Fitnessphilosophie tatsächlich funktioniert, aber es gibt keine wissenschaftliche Literatur dazu? CrossFits Antwort auf Fragen wie diese ist: Nehmen Sie die Sache einfach selbst in die Hand. Mit anderen Worten: Machen Sie einen Test und wiederholen Sie diesen.

1. Test: Ermitteln Sie Ihren gegenwärtigen Fitnessstand.
2. Setzen Sie das Programm über einen Zeitraum von mehreren Wochen konsequent um.
3. Wiederholen Sie den Test.

In jenem November wollte ich den Grundsatz auf die Probe stellen, dass man ein konkretes CrossFit-Ziel am besten erreicht, wenn man möglichst vielseitig trainiert, das heißt keine Trainingsschwerpunkte setzt. Also einfach nur jeden Morgen aufstehen, in die Box gehen, das WOD absolvieren, das man auf dem Whiteboard vorfindet, sich ausgewogen ernähren, viel schlafen, Wasser trinken und den Test wiederholen. Dann sieht man, ob und wie sehr man sich verbessert hat.

Ich war seit vier Monaten CrossFitter und hatte zahlreiche Erfolgsgeschichten gehört, die sich genau so zugetragen hatten – zum Beispiel von jemandem, der innerhalb von etwa zwei Monaten seinen persönlichen Rekord im Kreuzheben deutlich hatte verbessern können, obwohl er es fast gar nicht trainiert hatte.

Eine solche Leistungssteigerung widerspricht den konventionellen Trainingsgrundsätzen, mit denen ich aufgewachsen bin, vor allem dem Grundsatz der Spezifität. Dieser besagt, dass man ein sportliches Ziel erreicht, indem man sich verstärkt damit auseinandersetzt. Das heißt also: Wer schneller laufen will, muss viel laufen. Wer im Bankdrücken besser werden will, muss viel bankdrücken. Wer hoch springen will, muss viel springen. CrossFit vertritt dagegen die Auffassung, dass man ein CrossFit-Ziel am besten mithilfe eines bewusst allgemein gehaltenen Programms erreicht.

Wenn es einen Aspekt an CrossFit gab, den ich nach wie vor für hanebüchen hielt, dann war es dieser. Um fair zu sein, muss man natürlich berücksichtigen, dass es bei CrossFit letztendlich darum geht, eine möglichst breit gefächerte allgemeine Fitness und Gesundheit herbeizuführen. Wenn man mit Trainern über dieses Thema spricht, geben sie sehr wohl zu, dass man seinen Zeitrekord im Workout Fran am schnellsten verbessern kann, indem man hauptsächlich Thrusters und Klimmzüge übt. Allerdings wird man auf diese Weise ein Spezialist, also jemand, der Fran zwar außergewöhnlich gut beherrscht, in allen anderen Bereichen aber Rückschritte macht. Ein anderes Extrembeispiel ist der Marathonläufer, der ausschließlich für lange Läufe trainiert und andere Fitnessaspekte (wie etwa Beweglichkeit) vernachlässigt – alles wird dem großen Ziel untergeordnet, möglichst schnell möglichst weit zu laufen.

Das CrossFit-Modell lädt hingegen dazu ein, sich Ziele zu setzen und diese zu verfolgen, indem man seine Aufmerksamkeit auf die Grundlagen richtet. Sagen wir, dass Sie drei Mal in der Woche zum CrossFit gehen, aber andere Dinge wie Ernährung, Beweglichkeit und Schlaf, die Sie als »nebensächlich« erachten, bisher komplett außen vor gelassen haben. Sie arbeiten mit einem Betreuer zusammen, der im Dialog mit Ihnen eines oder mehrere Ziele formuliert. Dann versuchen Sie, diese zu erreichen, indem Sie ein insgesamt besserer CrossFitter werden. Ein Anfänger setzt sich vielleicht die folgenden Ziele:

1. 2,5 kg Körperfett verlieren.
2. Einen Klimmzug ohne Hilfestellung schaffen.
3. Die persönliche Bestzeit über 500 Meter Rudern um 10 Sekunden verbessern.

Viele würden nun ein Diätprogramm erwarten, um Ziel 1 näherzukommen, verschiedene Übungen für Ziel 2 und natürlich ausgedehnte Rudereinheiten für Ziel 3. Das ist aber mit Sicherheit nicht das, was Sie in einer CrossFit-Box bekommen werden. Stattdessen erstellt Ihr Coach für Sie einen Plan, der in allen Bereichen mehr Engagement von Ihnen fordert. Zum Beispiel einen Acht-Wochen-Plan, der vier wöchentliche CrossFit-Einheiten vorsieht. Sie erhalten vielleicht auch Tipps für eine gesündere Ernährung (was Sie erwartet haben) und für mehr Schlaf (das haben Sie vielleicht nicht erwartet). Sie werden im Warm-up möglicherweise Zusatzübungen machen, die in Zusammenhang mit ihren spezifischen Zielen stehen (beispielsweise das Einüben von Klimmzügen), aber es gibt keine individuellen Workouts, die sich konkret mit Ihren Zielen befassen. Es gibt nur das WOD, das täglich wechselt.

Eine Anmerkung zum Thema Schlaf: Ich fragte Coach Chang, der ja Arzt ist, einmal bei passender Gelegenheit, warum Schlaf für das CrossFit-Training eine so wichtige Rolle spiele. Er gab folgende Erklärung ab: »Die meisten von uns leiden an chronischem Schlafmangel. Das führt dazu, dass man sich vom Alltagsstress und dem Workout nicht mehr ganz erholt. Schlafmangel schmälert die Erfolge, die man durch das Training normalerweise erzielen würde, und irgendwann erlahmt dann der Fortschritt.« Chang sagte auch, dass Schlafmangel eine verstärkte Ausschüttung von Kortisol bewirke, einem Stresshormon, das die Immunabwehr schwächt. Außerdem führe Schlafmangel »zu einer verminderten Aktivität der Schilddrüse, was den Stoffwechsel verlangsamt und die Kalorienverbrennung hemmt, hinzu kommt eine Begünstigung von Fetteinlagerungen an Rücken und Bauch sowie ... ein Abbau von Muskel- und Bindegewebe«.

Gut, das überzeugte mich: Ich musste mehr schlafen. Aber ich hatte immer noch meine Zweifel, was die Wirksamkeit eines unspezifischen Trainings betraf. Also beschloss ich, dies anhand eines Tests mit Testwiederholung zu überprüfen. Ich wollte selbst herausfinden, ob sich diese Theorie bewahrheiten würde.

ZIELE SETZEN

Estrada und Chang schlugen mir zwei Hauptziele vor, die in der CrossFit-Welt wahre Klassiker sind: die Verbesserung meiner Zeit im Fran-Workout und die Erhöhung meines Maximalgewichts im Kreuzheben. Diese Ziele entsprachen Glassmans Definition von Fitness, denn sie erforderten völlig unterschiedliche körperliche Fähigkeiten über verschieden lange Zeiträume hinweg - das Fran-Workout würde einige Minuten dauern, der Maximalversuch im Kreuzheben aber nur wenige Sekunden.

Fran ist das in der CrossFit-Welt möglicherweise bekannteste Workout. Es ist berühmt dafür, dass es extremes Unbehagen verursachen kann, was sich regelmäßig in Erbrechen äußert. Es stellt nicht nur die allgemeine Kraft und Explosivkraft des Sportlers auf die Probe, sondern auch seine Ausdauer, Koordination, Beweglichkeit und Willensstärke. Beim Kreuzheben hingegen geht es mehr um rohe Gewalt. Sagen wir einmal, ein umgestürzter Baumstamm hat einen Freund von Ihnen unter sich begraben. Sie müssen Ihre gesamte Kraft aufwenden, um ihn zu befreien. Das Kreuzheben ist hierfür die beste Technik, wenn man ohne Hilfsmittel auskommen muss. Ich musste mich nach einem Maximalversuch Kreuzheben noch nie übergeben, allerdings spüre ich danach immer, wie das Blut von den beteiligten Muskeln in den Kopf schießt und Schwindel erzeugt. Ich taumle etwa 20 Sekunden benommen durch das Studio, bis ich wieder zu mir komme.

Kreuzheben dauert maximal einige Sekunden, aber in dieser kurzen Zeit stellt es eine enorme Belastung für den Körper dar. Das Workout Fran hingegen schaffen die besten CrossFitter in drei Minuten, vielleicht schneller, ein Anfänger braucht dafür aber gern mal eine halbe Stunde. Neulingen fehlen normalerweise sowohl die Kraft als auch die Technik für die Kipping Pull-ups und Thrusters, die in Fran vorkommen. Diese beiden Übungen erfordern Kraft, Explosivkraft sowie bewegliche Hüft- und Schultergelenke. Sie beanspruchen die dort befindlichen großen Muskelgruppen, die eine enorme Kraft entfalten können. Dieser Kraftaufwand kostet jedoch entsprechend viel Energie und nach einer Reihe solcher Klimmzüge und Thrusters fühlt sich ihre Lunge

DAS FRAN-WORKOUT IST DESHALB SO BERÜCHTIGT, WEIL ES EIN STARKES KÖRPERLICHES UNBEHAGEN HERVORRUFT.

an, als befänden sie sich kurz vor dem Kollaps.[2]

Das Fran-Workout ist deshalb so berüchtigt, weil es ein starkes körperliches Unbehagen hervorruft. Deshalb steht auf dem beliebtesten CrossFit-T-Shirt der Satz »For a good time, call Fran: 21-15-9«, der eine geheime Losung und ein offizieller Ritterschlag zugleich ist.

»Warum bereitest du nicht schon mal die Hantelstange vor«, schlug Coach Estrada vor. »Und bring auch gleich einen Medizinball mit.« Der Medizinball diente als Hilfsmittel, um sicherzustellen, dass man sich bei jedem Thruster weit genug absenkte; damit eine Wiederholung gültig war, musste man in der unteren Endposition mit seinem Gesäß den Ball berühren. Außerdem musste man in der oberen Endposition die Hantel mit durchgedrückten Ellbogen über dem Kopf halten. Für einen regelkonformen Klimmzug galt es, das Kinn bei jeder Wiederholung über die Stange zu heben und in der unteren Endposition die Arme zu strecken.

---

2 Ich unterhielt mich einmal mit einem Leichtathletiktrainer, der zugleich Sportphysiologe war. Er erzählte mir eine Geschichte über einen anderen, recht bekannten Sportphysiologen und Leichtathletiktrainer, welche die Intensität von Workouts wie Fran ganz gut veranschaulicht. Die Geschichte war vielleicht nicht für die Öffentlichkeit gedacht, ist aber trotzdem interessant: Der legendäre Coach arbeitete im Labor und rief einen Praktikanten und angehenden Trainer herbei. In der Nähe befand sich ein großer Eimer mit Wasser. Er wollte dem jungen Coach zeigen, wie viel Anstrengung und Trainingseffekt er von seinen Läufern im Training verlangen konnte. Der routinierte Wissenschaftler bzw. Trainer warf eine Ratte ins Wasser, die aufgrund der glatten Wände des Eimers keine Chance hatte, sich in Sicherheit zu bringen. Sie konnte nichts anderes tun, als sich schwimmend über Wasser zu halten, um nicht zu ertrinken. Die beiden beobachteten eine Zeit lang, wie sich die Ratte abplagte, und als sie die Kräfte verließen, begann sie zu sinken. Als sie nicht mehr konnte, packte der Trainer sie am Schwanz und zog sie aus dem Wasser. Er hielt das klatschnasse Tier demonstrativ in die Höhe und sagte: »*Das* ist Erschöpfung.« In den ersten Wochen, Monaten und vielleicht sogar Jahren gelingt es dem CrossFitter, der sich unaufhörlich weiter ansporn, seine Grenzen immer wieder neu auszuloten und eine höhere Schmerztoleranz zu entwickeln. Sobald man aber aufhört, sich anzuspornen, lässt der Fortschritt irgendwann nach und die Leistung stagniert.

Der Plan war, Fran als Eingangstest zu absolvieren. Nach zehn Wochen CrossFit sollte ich den Test dann wiederholen, um zu erfahren, was sich verändert hatte. Dasselbe galt fürs Kreuzheben. Ich hatte diese Übung schon Anfang der Woche getestet und schaffte ein Maximalgewicht von 134 kg.

Estrada holte sich einen Stuhl und stellte die Digitaluhr an der Rückwand des Studios auf Stoppuhrmodus. Das Workout würde aus 3 Sätzen bestehen, die sich aus jeweils 21, 15 und 9 Thrusters und Klimmzügen zusammensetzten.

Beim ersten Test beherrschte ich schon die Technik der Kipping Pull-ups, also führte ich diesen Teil wie vorgeschrieben aus. Die schnellsten CrossFitter ziehen Butterfly-Pull-ups vor, die optisch an den Schmetterling-Schwimmstil erinnern. Ich entschied mich für den gängigeren Kipping Pull-up, bei dem man die Rumpfmuskeln in einer waagerechten Druck-Zug-Bewegung anspannt, um die Kraft zu erzeugen, die man braucht, um sich hochzuziehen. Wenn man seinen Rhythmus gefunden hat, kommt man richtig in Fahrt und diesen Schwung sollte man unbedingt nutzen, um höhere Wiederholungszahlen zu schaffen.

Aber Frontkniebeugen und Push Presses – die beiden Elemente, aus denen ein Thruster besteht – beherrschte ich immer noch nicht besonders gut, weshalb Estrada vorschlug, das Workout mit einer 34 kg schweren Hantel zu absolvieren, 9 kg weniger als das vorgeschriebene Gewicht.

»Drei, zwei, eins, los«, sagte Estrada. Um eine Spitzenzeit zu erzielen, muss man die Thrusters und Klimmzüge möglichst nahtlos hintereinander ausführen. Man teilt also die ersten 21 Wiederholungen *nicht* in zwei Sätze à 10 bzw. 11 Wiederholungen auf, die durch eine kurze Pause unterbrochen werden. Das tat ich aber oft, vor allem mit fortschreitender Dauer des Workouts. Zwar schaffte ich den ersten Satz Klimmzüge in nur zwei Blöcken, doch im dritten Satz führte ich nur noch einzelne Wiederholungen aus und quälte mich von einer zur nächsten.

Estrada ermunterte mich, zwei in Folge auszuführen, aber als mir das nicht gelang, versuchte er nur noch, meine Pausen möglichst kurz zu halten. »Zurück an die Stange«, sagte er immer und immer wieder. Wenn das Workout bereits eine Weile dauert und man allmählich das Gefühl bekommt, es werde einem jede Sekunde die Brust zerreißen, wird es immer schwieriger, die Klimmzug- bzw. Hantelstange zu ergreifen. Doch dann begreift man, dass es so oder so wehtun wird und man sich genauso gut voll verausgaben kann, um die Sache möglichst schnell hinter sich zu bringen.

Ich schaffte den Fran-Eingangstest in 8:20 Minuten und erlebte zum ersten Mal die überraschende Nachwirkung dieses berühmt-berüchtigten Workouts – wenn man fertig ist, ist es noch nicht ganz vorbei. Am schlimmsten fühlt man sich erst ein oder zwei Minuten nach dem Ende. Ich musste mich mit den Händen auf den Knien abstützen und starrte erst einmal eine Weile zu Boden, dann musste ich mich hinsetzen.

»Oh Gott«, sagte ich.

»Nicht Gott«, antwortete Estrada. »Fran.«

ZEHN WOCHEN TRAINING

Am nächsten Tag begann ich mit meinem 10-wöchigen Training, nach dem eine Wiederholung des Tests anstand. Der Plan war denkbar einfach: zehn Wochen lang vier oder fünf Mal pro Woche CrossFit-Kurse besuchen und vor und nach den Kursen jeweils Dehn- bzw. Beweglichkeitsübungen machen. Viel Wasser trinken, ausgewogen essen und pro Nacht acht Stunden schlafen.

Vier bis fünf Kurse pro Woche zu besuchen entsprach den Empfehlungen, die CrossFit bezüglich der Trainingshäufigkeit aussprach. Im Idealfall treibt man drei Tage in Folge Sport und nimmt sich dann einen Tag frei, oder man trainiert fünf Tage und gönnt sich anschließend zwei Tage Pause. Der stellvertretende Trainingsleiter Dave Castro rät dazu, diesen Rhythmus lediglich als Grundkonzept zu betrachten. Ein Sportler müsse sich immer vor Augen führen, dass »Routine Gift ist«. Man sollte das Schema ständig variieren. Zusätzlich zum 3:1- oder 5:2-Schema kann man ab und an eine dreitägige Ruhepause einlegen oder vier Trainingstage in Folge. Man muss den Körper immer wieder überraschen.

Die besten CrossFitter haben einen Terminplan, der von hohem Engagement zeugt – und von großer Leidensfähigkeit. Lindsey Smith aus Columbus, Ohio, zählt zu den besten CrossFitterinnen der Welt und absolviert oft zwei Workouts täglich. Besonders beeindruckend daran ist, dass sie zwischen den Workouts nicht Däumchen dreht oder sich ausruht. Smith ist Ehefrau, Mutter und Lehrerin und reist an den Wochenenden oft herum, um

CrossFit-Zertifizierungskurse abzuhalten. Ich befragte sie einmal zu ihrem zweiten Workout des Tages und sie gab zu, dass sie oft erst spätabends dazukommt, wenn ihre Tochter schon im Bett ist.

»Na ja«, sagte sie mit einem leichten Achselzucken, »du machst es eben einfach.«

Ich selbst schaffte maximal vier Workouts pro Woche. In der 10-wöchigen Aufbauphase ging ich gelegentlich auch fünf Mal in der Woche zum CrossFit, merkte allerdings, dass ich gegen Ende dieser Wochen körperlich völlig erschöpft und auch kein angenehmer Trainingspartner mehr war. An einem solchen fünften Trainingstag erschien ich einmal zu einem Met-Con-Workout, in dem Power Cleans mit einem schweren Gewicht gefordert waren, einer meiner Schwachpunkte. Wir bildeten Dreiergruppen, und während ein Kursteilnehmer die Übung absolvierte, pausierten die anderen beiden. Meine Teamkollegen sahen, dass ich Probleme hatte, und versuchten mich anzufeuern. Meine Reaktion darauf war lautes Fluchen und ein Loslassen der Hantel, die krachend zu Boden fiel. Nicht gut für den Teamgeist.

Ich kam zu dem Schluss, dass ich nach vier Trainingstagen so erschöpft war, dass es nichts brachte, einen fünften Tag anzuhängen.

DER TAG DER WAHRHEIT

Am 30. Januar, einem Montag, stand die Wiederholung von Fran an.

Der Tag rückte näher und ich wurde immer nervöser. Ich befürchtete, dass meine Zweifel an CrossFit bestätigt würden und ich bei der Wiederholung noch schlechter abschneiden würde als im Eingangstest. Auch hatte ich nicht das Gefühl, dass mein Training im Hinblick auf die bei Fran geforderten Fähigkeiten viel gebracht hatte. In den zurückliegenden zehn Wochen hatte ich nur einmal Thrusters gemacht. Wie hätte ich mich also in dieser Übung verbessern sollen, die ein so wichtiger Bestandteil von Fran war? Außerdem hatte ich auch nicht den Eindruck, dass sich bei meinen Klimmzügen etwas getan hatte. Ich würde nach den zehn Wochen wohl froh sein können, wenn ich Fran überhaupt zu Ende brachte. Dasselbe galt fürs Kreuzheben: Ich hatte mich in der Vorbereitungszeit praktisch gar nicht damit abgegeben. Mehr und mehr bekam ich Angst, meine beiden Ziele nicht zu erreichen.

Ich war aber auch deshalb nervös, weil ich wusste, wie anstrengend Fran war. Ich wollte meine Zeit unbedingt verbessern und da konnte das Workout sehr schnell sehr hässlich werden.

Ich fragte Greg Amundson, den ersten Firebreather, der seit mehr als zehn Jahren CrossFit praktiziert, wie oft er Fran schon absolviert hatte. »Mehr als 100 Mal«, antwortete er. Er erzählte mir, dass er in der Anfangszeit von CrossFit, als er noch mit Glassman durchs Land reiste, um Gruppen zu unterrichten und Trainerkurse abzuhalten, am Abend vor der Prüfung oft so nervös war, dass er nicht schlafen konnte. Er wusste, dass ihm völlige Verausgabung abverlangt werden würde.

Die frühen Zertifizierungskurse waren noch nicht so straff organisiert, deshalb konnte man ihm nicht einmal genau sagen, wann sein Fran-Workout stattfinden würde. »Ich wusste nie, wann es losging«, sagte er. »Es konnte am Vormittag sein oder nach der Mittagspause. Oder auch dazwischen. Ich hatte keine Ahnung.« In einem Video, das auf CrossFit.com zu sehen ist, erzählt Glassman, dass das Warten auf Fran fast genauso schlimm sei wie das Workout selbst. Er habe schon miterlebt, wie hervorragende CrossFitter so viel Angst davor hatten, dass sie sich sogar schon *vorher* übergaben.

In der angespannten Situation vor solchen Workouts konzentrierte sich Amundson nur auf den Augenblick und machte sich bewusst, dass er manche Dinge in der Hand hatte, andere hingegen nicht. Er erkannte, dass er nur den gegenwärtigen Augenblick beeinflussen konnte und es nichts brachte, wenn er sich Sorgen um die Zukunft machte – also den Zeitpunkt, zu dem er mit Fran beginnen sollte. Angst würde ihm lediglich die Energie rauben. Amundson wurde später zum offiziellen »Ziele«-Coach für CrossFit ernannt und hält inzwischen landesweit in CrossFit-Boxen Seminare, in denen diese Philosophie zu seinen Hauptthemen zählt.

Ich versuchte, Amundsons Rat umzusetzen, als der Termin für meinen Wiederholungstest näherrückte. Eine Woche bevor die Wiederholung von Fran anstand, verstieß Estrada gegen das offizielle Reglement, indem er mir eines Tages anbot, Fran in den Kursplan einzubauen. »Verpass das Training am Montag nicht«, sagte er.

Auf dem Whiteboard stand an jenem Tag:

KRAFT

Thrusters 3 x 3

MET-CON

»Fran« auf Zeit

21-15-9

Thrusters (95/65)

Klimmzüge

Wenn man Fran unter vier Minuten schafft, ist das schon eine respektable Leistung, und mit einer Zeit unter drei Minuten gehört man zu einem sehr kleinen, erlauchten Kreis. Die persönliche Bestzeit des Siegers der Reebok CrossFit Games 2011, Richard Froning jr., liegt momentan bei 2:17 Minuten. Kristan Clever, die 2011 bei den Frauen gewann, schaffte Fran in 2:49. Und Chris Spealler aus Park City, Utah, der einen überirdischen Rekord von 106 Klimmzügen hält, hat Fran sogar schon in 2:07 Minuten absolviert.

Und dann gibt es noch Jason »Rhabdo« Kaplan, der Fran in 1:53 Minuten geschafft hat. Er vollbrachte diese Meisterleistung im CrossFit Montclair in Montclair, New Jersey. Ein Video seines Workouts wurde im Mai 2009 auf YouTube gepostet - es ist das vielleicht am häufigsten gesehene Fran-Video in der Geschichte von CrossFit. Aus der Ecke einer kargen Sporthalle schreitet Kaplan ins Bild, er trägt ein langärmliges schwarzes Shirt, graue Shorts und eine Brille mit Metallfassung. Im Bild ist auch die Stoppuhr zu sehen, die seine Zeit misst. Von Anfang an sind Kaplans Bewegungen effizient. Er stemmt die 43 kg schwere Hantel nicht nur wahnsinnig schnell - sie hebt und senkt sich so leicht, als sei sie unbestückt. Es ist offensichtlich, dass er alle Bewegungsabläufe so perfektioniert hat, dass sein Workout nichts Überflüssiges mehr enthält. Nach einem Satz Thrusters, die Stange ist noch nicht einmal zu Boden gefallen, dreht sich Kaplan nicht etwa um, sondern geht lediglich zwei Schritte rückwärts, um die Klimmzugstange zu fassen. Die Stange scheint perfekt auf seine Körpergröße eingestellt, denn bei den Butterfly Pull-ups sieht es so aus, als befänden sich seine Beine nur knapp über dem Boden. Kaplan braucht gerade mal 48 Sekunden für 21 Thrusters und 21 Klimmzüge. Nach 1:28 Minuten hat er die zweite Runde mit jeweils 15 Wiederholungen beendet. Am Ende der dritten Runde, nach 1:53 Minuten, stürmen zahlreiche andere CrossFitter ins Bild und beglückwünschen den erschöpften Kaplan, der »Nie wieder Fran! Das war's! Nie wieder!« ruft.

SICH AN DEN PLAN HALTEN

Ich rief Amundson an, um mir ein paar Tipps für meine anstehende Fran-Wiederholung zu holen. Er gab mir zwei Ratschläge, wie ich meine Leistung verbessern könne. Vor Beginn des Workouts solle ich meine Ausrüstung strategisch günstig zurechtlegen. Zeit ist kostbar, man sollte sie also nicht damit verschwenden, von der Klimmzugstange zur Langhantel zu hetzen und umgekehrt. Er sagte, ich müsse alle Abläufe so optimieren, dass sie mir möglichst schnell von der Hand gingen. Er riet mir auch, die Pausen im Voraus einzuplanen. Ich konnte zum Beispiel die 21 Thrusters in zwei Blöcke à 11 und 10 Wiederholungen unterteilen und in der Pause dazwischen die Hantel ablegen. Bevor ich zu den Klimmzügen überging, sollte ich eine vorher festgelegte Anzahl an Atemzügen machen. »Auch wenn du dich besonders fit fühlst, solltest du dich unbedingt an den Plan halten und nicht versuchen, alles in einem Durchgang zu bewältigen«, sagte er. »Halte dich an den Plan.«

Obwohl Thrusters und Klimmzüge in den zehn Wochen Training nicht speziell geübt worden waren, hatte ich in jener Zeit zwei wichtige Fortschritte gemacht. Zum einen war mir bei den Kipping Pull-ups ein Durchbruch gelungen. Eines Tages hatte ich während einer Met-Con plötzlich den Dreh raus und schaffte es, den Schwung meines Körpers zu nutzen, um mich über die Stange zu bringen – etwas, was mir vorher große Probleme bereitet hatte. Meine Technik sah nun viel mehr so aus wie die meiner Kollegen.

Als wir einmal während der zehn Wochen Thrusters geübt hatten, hatte mir Estrada außerdem einen guten Ratschlag mit auf den Weg gegeben. Er hatte mir gezeigt, wie man sie schneller ausführt, und auch das hatte etwas mit dem Schwung zu tun. Sobald man sich in der oberen Endposition des Thrusters befindet und die Langhantel mit gestreckten Armen über Kopf hält, solle man schnell in die Kniebeuge gehen und sich von dem Gewicht der Hantel mit nach unten ziehen lassen, statt sie kontrolliert abzusenken und dadurch Energie zu verschwenden. Ich bekam auch ein Gefühl dafür, wie man die Hüften aktiv einsetzt, um die Hantel wegzustoßen und leichter nach oben zu bringen. Anfänger begehen häufig den Fehler, die Hantelstange mit den Armen nach oben zu stemmen. Die Muskeln der Arme sind aber kleiner und nicht annähernd so stark wie die der Hüften und des Rumpfs. Da sie viel schneller ermüden, kann es bei dieser Technik passieren, dass einen die Kräfte verlassen, noch bevor das Workout zu Ende ist.

Fran. Es war 11.44 Uhr. Wir hatten im Kurs Thrusters trainiert und die Langhantel immer schwerer bestückt, bis wir nur noch drei Wiederholungen schafften. Nun machten wir alles bereit für Fran. Coach Estrada würde selbst an dem Workout teilnehmen. Normalerweise ist Estrada sehr ruhig, ob als Trainer oder Sportler, aber diesmal legte er seine Stirn auf einen der kühlen Stützpfeiler des Gebäudes. Auf seinem Gesicht zeichnete sich ein entrücktes Lächeln ab. »Das wird heftig«, sagte er leise und versuchte, dabei zu lachen.

Die Stoppuhr lief und wir legten los. Ich benutzte wieder die 34 kg schwere Hantel, so wie im ersten Test, mein Workout war also immer noch modifiziert. Chang hatte mir jedoch gesagt, dass ich es mir trotz des leichteren Gewichts nicht leicht machen dürfe. »Du bist dann schneller, und deshalb ist es vielleicht noch anstrengender als mit den 43 kg.«

Ich wandte meine neue Technik an und ließ mich vom Gewicht der Hantel in die Kniebeuge ziehen. Die ersten 21 Thrusters schaffte ich zügig. Die Klimmzüge teilte ich mir in zwei Blöcke ein: 11 Wiederholungen, absetzen und drei Mal durchatmen, dann 10 Wiederholungen. Danach wieder Thrusters, diesmal 15 Wiederholungen. Ich keuchte und spürte, wie mein Puls raste. Das Unbehagen, das zu diesem Zeitpunkt langsam einsetzte, ist schwer zu beschreiben. Es macht sich in der Brust- und Magengegend bemerkbar und fühlt sich so an, als ob die inneren Organe das Schlimmste abbekämen. Man könnte es als eine Art brennende Übelkeit bezeichnen.

Nach den 15 Klimmzügen hat man das Gefühl, »Licht am Ende des Tunnels« zu sehen. Jetzt versucht man nur noch, möglichst schnell zu sein, ohne dass die Muskeln versagen. Die Besten – Amundson, Smith, Kaplan, Spealler, Sakamoto und die anderen, die Fran unter drei Minuten schaffen – verzichten auf eine Einteilung

NACH DEN 15 KLIMMZÜGEN HAT MAN DAS GEFÜHL, »LICHT AM ENDE DES TUNNELS« ZU SEHEN.

in Blöcke. Ich aber musste meine letzten sechs Klimmzüge einzeln ausführen. Ich sprang hoch, zog mich über die Stange, ließ los, setzte mit beiden Beinen auf und sprang gleich wieder hoch.

Die letzten beiden Thruster-Sätze teilte ich ebenfalls auf, behielt aber Amundsons und Estradas Ratschläge im Hinterkopf und achtete auf kurze und kontrollierte Pausen. Estrada war wesentlich früher fertig als ich - seine Bestzeit für Fran liegt bei 3:01 Minuten - und widmete sich daraufhin mir und den anderen Kursteilnehmern. Dabei war ihm vor allem wichtig, dass wir die Pausen möglichst kurz hielten. Als ich fertig war, ließ ich mich zu Boden fallen. Eine Woge der Erschöpfung brach über mich herein und ich spürte Übelkeit in mir aufsteigen, die allerdings schnell wieder abebbte, als ich die Anzeige der Stoppuhr sah.

Bei meinem Eingangstest am 18. November 2011 hatte meine Zeit bei exakt 8:20 Minuten gelegen. Mein Ziel war sehr bescheiden: Ich wollte unter acht Minuten kommen. Am 30. Januar schaffte ich Fran in 5:27 Minuten. Ich hatte mich um fast drei Minuten verbessert. Ich war sprachlos. Und das nach nur zehn Wochen. Nur ein Jahr zuvor war ich noch ein humpelndes Häufchen Elend mit einem Knieschaden gewesen. Nun war ich endgültig und restlos davon überzeugt, dass der allgemeine Trainingsansatz von CrossFit bei mir auf jeden Fall Wirkung zeigte.

Ich unternahm in jener Woche auch einen Maximalversuch im Kreuzheben. Zweieinhalb Monate zuvor hatte mein Rekord bei 134 kg gelegen. In der letzten Januarwoche wollten wir sehen, ob sich daran etwas geändert hatte. Diesmal trug ich Gewichtheberschuhe. Ich umklammerte die kalte, 20 kg schwere Stange, die mit Hantelscheiben mit einem Gesamtgewicht von 122 kg bestückt war, bekam sie vorschriftsmäßig hoch - und schaffte einen neuen persönlichen Rekord: 142 kg.

So läuft das also, dachte ich mir. CrossFit weckt den inneren Ehrgeiz: Man steuert immer wieder neue persönliche Bestmarken, Ziele und Programme an; man will neue sportliche Fähigkeiten erwerben, neue Rekorde aufstellen und arbeitet auf eine sichtbare Steigerung der Kraft und Ausdauer hin. Man will einen eindeutigen Gewichts- bzw. Fettverlust für sich verbuchen oder sich ganz einfach auch an dem guten Gefühl erfreuen, endlich einen Klimmzug geschafft zu haben oder sein Workout »RX« ausführen zu können. Das ist die Droge, die süchtig macht - und von der man nicht mehr loskommt.

EPILOG

DIE ZUKUNFT VON CROSSFIT

ANFANG MAI 2012 FUHR ICH ZU EINEM FAMILIENBESUCH NACH CEDAR RAPIDS, Iowa. Weil ich auch dort trainieren wollte, ging ich ins CrossFit Cedar Rapids, eine kleine Box, die in der Nähe eines Kinokomplexes im Nordosten der Stadt lag. Justin Lowinski war an jenem Tag als Trainer dort. Ich fragte ihn, wie die Geschäfte liefen.

»Bestens«, sagte er. »Als ich als Coach hier anfing, vor etwa einem Jahr, hatten wir in den bestbesuchten Kursen fünf bis sechs Teilnehmer. Jetzt kommen 20 Leute pro Kurs.« Laut Lowinski gab es bereits Pläne, eine weitere Filiale in Cedar Rapids zu eröffnen, um der großen Nachfrage Herr zu werden.

Im April hatte ich mich bereits mit TJ Belger unterhalten, der Teilhaber an insgesamt vier CrossFit-Studios im kalifornischen Bezirk Marin County ist. Belgers früheres Personal-Training-Studio hatte bereits kurz vor dem Aus gestanden, als er den Wechsel zu CrossFit vollzog, und plötzlich ging es derart aufwärts, dass er noch drei weitere Boxen eröffnen konnte, die ebenfalls alle gut liefen. Das einzige »Problem«, mit dem er zu kämpfen hatte, war die hohe Nachfrage. »Wir haben mittlerweile 1000 Mitglieder«, sagte er mir, »und die Kurse sind voll ausgelastet.«

Was die Mitgliederzahl betrifft, ist auch das CrossFit Elysium in San Diego ein anschauliches Beispiel für den unaufhaltsamen Aufstieg von CrossFit. Als ich im Juli 2011 dort anfing, hatte es 50 Mitglieder. Das Studio war gerade umgezogen, weil die früheren Räumlichkeiten dem wachsenden Kundenstrom nicht mehr genügt hatten. In den nächsten sechs Monaten verdoppelte sich die Mitgliederzahl. Viele traten dem Studio bei, kamen in Form und wurden daraufhin von ihren Freunden gefragt: »Wie hast du das geschafft?« Dann kamen auch sie vorbei und nahmen an einem Probetraining teil. Manchen war das Workout zu intensiv; sie tauchten nicht wieder auf. Für andere war es Liebe auf den ersten Blick und sie blieben dabei.

Ein Video, das auf einer Versammlung von Box-Inhabern in Big Sky, Montana, aufgenommen wurde zeigt Glassman bei einer Ansprache, in der er darauf hinweist, dass einige Studios einen enormen finanziellen Gewinn verbuchen konnten. »Es gibt Boxen, die im Jahr eine Million Dollar einnehmen«, sagte er. »Boxen, die über 100 000 Dollar im Monat umsetzen.«

CrossFit wächst trotz eines entscheidenden Negativ-Faktors: Es ist schlichtweg nicht jedermanns Sache. Ich habe oft miterlebt, dass Leute ein- oder zweimal zum Training kamen - aber dann nie wieder. Den einen gefiel die Gruppendynamik nicht, die anderen vermissten den meditativen Aspekt, den viele am Laufen, Radfahren oder Yoga schätzen. Andere wollten sich nicht in einem Studio aufhalten und lieber im Freien Sport treiben. All diese Gründe sind sehr gut nachvollziehbar. Das ändert aber nichts an der Tatsache, dass CrossFit eine begeisterte Anhängerschaft gefunden hat.

DAS ÄNDERT NICHTS AN DER TATSACHE, DASS CROSSFIT EINE BEGEISTERTE ANHÄNGERSCHAFT GEFUNDEN HAT. MIT DIESEM ENORMEN WACHSTUM IST ZWANGSLÄUFIG AUCH EIN WANDEL VERBUNDEN. SCHON ZEICHNEN SICH EINIGE VERÄNDERUNGEN AM HORIZONT AB.

Mit diesem enormen Wachstum ist zwangsläufig auch ein Wandel verbunden. Schon zeichnen sich einige Veränderungen am Horizont ab. Wie wird sich beispielsweise der Einfluss kommerzieller Unternehmen auf CrossFit auswirken? Ändern sich die Zielgruppen durch den demografischen Wandel? Wird sich das System von lose miteinander verbundenen Filialen auf lange Sicht bewähren? Besteht die Gefahr, dass CrossFit mit der Zeit »verweichlicht«? Werden seine Grundsätze durch die gewaltigen Ausmaße untergraben, die dieses Phänomen mittlerweile angenommen hat?

Nach einer verregneten Woche stand ich am 28. April 2012, einem sonnigen Samstagvormittag, auf dem sandigen Asphalt des San Francisco CrossFit. Wenn ich mich nach Norden wandte, sah ich auf die Golden Gate Bridge, Marin Headlands und Crissy Field. In der entgegengesetzten Richtung erblickte ich eine Armada von Kränen und Bautrupps, die Doyle Drive auseinandernahmen, eine Hochstraße, die einst die Golden Gate Bridge mit dem Zentrum von San Francisco verbunden hatte. Der Lärm der Presslufthämmer und das Röhren der Dieselmotoren übertönte sogar noch die Rapmusik, die aus der Lautsprecheranlage des Studios dröhnte. Direkt neben einem der SFCF-Container auf dem Parkplatz absolvierte ich eine Reihe Burpees. Es war heiß und ich schwitzte, meine Hände waren schon wund von dem Asphalt. Bislang war der Frühling neblig und verregnet gewesen, doch an diesem Morgen lockte die Sonne besonders viele Mitglieder ins Freie.

Bevor ich mein Workout begann, beobachtete ich, wie die Bauarbeiter den Highway zerlegten. Der Coach, Angel Orozco, ein gebürtiger Einwohner von San Francisco, trug einen SFCF-Kapuzenpulli und eine Sonnenbrille. Er sah, wie ich in stummer Ehrfurcht das Geschehen verfolgte, und gesellte sich zu mir.

»Das«, sagte Angel mit einem breiten Grinsen und blickte dabei auf die Gruppe von Sportlern, die vor der Kulisse der Baustelle trainierten, »ist es, worum es bei CrossFit geht.«

Ich verstand sofort, was er meinte. Im Gegensatz zum Rest der Menschheit, der scheinbar nur darauf bedacht ist, durch den Kauf von Produkten oder Dienstleistungen sofortige Zufriedenheit, Unterhaltung und Wohlbefinden zu erlangen, war ich an einem Ort, der nur eines versprach: dass man bekam, was man investierte. Es gibt keine Geheimnisse. Jim Baker, ein CrossFitter der ersten Stunde, meint rundheraus, dass Glassman nichts Neues erfunden habe - sein Verdienst bestehe vielmehr darin, wirkungsvolle Übungen auf wirkungsvolle Weise zusammengestellt zu haben. Im Mittelpunkt stünden nach wie vor harte Arbeit, Schmerz und Opferbereitschaft, die allerdings durch ein hohes Maß an Gruppendynamik erträglicher gemacht würden.

Dieses Grundkonzept war in Glassmans ursprünglichem Studio in Santa Cruz entwickelt worden. Man brauchte keine Artikel in Fachzeitschriften zu lesen, um zu wissen, dass die Methode funktionierte. Die Sportler im Studio wurden schneller und stärker – und diese Fitnessaspekte waren empirisch messbar. Ihr Körperbau veränderte sich, bis sie aussahen wie Superhelden.

CrossFit beruht in letzter Instanz auf der tiefen Überzeugung, dass die Götter vor den Erfolg den Schweiß gesetzt haben. Es richtete sich bewusst gegen Luxus, Bequemlichkeit und Wellness. Mit seinem neuartigen und zugleich sehr traditionellen Ansatz bot CrossFit all jenen, die cleveres Marketing, falsche Versprechungen und Dekadenz satthatten, die lang ersehnte Gelegenheit, sich mit Gleichgesinnten zusammenzutun.

CrossFit ist auch deshalb so attraktiv, weil es von einer Aura des Mysteriösen umgeben ist. Es ist eine Gemeinschaft, die geeint ist in ihrer Ablehnung der Kommerzialisierung, die die US-amerikanische Gesellschaft scheinbar so fest im Griff hat. Bei den Mitgliedern der CrossFit-Gemeinde sitzt die Angst tief, dass das Wachstum und die zunehmende Beliebtheit ihres Sports zugleich seinen Untergang besiegelt. Was, wenn CrossFit von einem Großkonzern aufgekauft wird, dessen einziges Interesse darin besteht, möglichst viel Profit zu erzielen?

In den Jahren 2010 und 2011 schien sich diese Angst zu bewahrheiten, als CrossFit HQ einen Zehn-Jahres-Vertrag über mehrere Millionen Dollar mit Reebok International unterzeichnete. Diese Kooperation machte sich bald auch auf CrossFit.com bemerkbar. Die CrossFit Games hießen nun Reebok CrossFit Games. Eine Trainingskultur, die zuvor sehr geringe Ansprüche an Ausrüstung, Schuhe und Kleidung gestellt hatte, geriet nun ins Visier eines Unternehmens, das T-Shirts mit CrossFit-Aufdruck für 48 Dollar verkaufte und Baseball-Kappen für 28 Dollar. Auf CrossFit.com gibt es mittlerweile auch einige Videos, in denen Reebok-Artikel und -Mitarbeiter vorgestellt werden.

Natürlich ging daraufhin ein hörbares Raunen durch die Gemeinde. Hatte CrossFit seine Seele an Reebok verkauft? Würde es von dem Konzern verschlungen werden, der früher eher mit »Step«-Kursen und Aerobic in Verbindung gebracht wurde? Würde CrossFit.com versuchen, Reebok-Produkte zu bewerben – mit geschicktem Marketing in Form von Einspielern, die als News angekündigt wurden? Ein Aufschrei des Protests hallte durch die Online-Foren. War dies der Anfang vom Ende?

Zu dieser Zeit unterhielt ich mich einmal mit jemandem, der schon seit Langem eine Box in Orange County betrieb, und fragte ihn, was er von der

Kooperation mit Reebok hielt. »Ich sag dir eins: An dem Tag, an dem es heißt, ich soll mein Studio in Reebok CrossFit Studio umbenennen, streiche ich CrossFit aus dem Namen meines Studios!«, war die Antwort.

Laut den Sprechern von Reebok und CrossFit HQ ist eine solche Maßnahme nicht geplant. Das Unternehmen eröffnet allerdings inzwischen eigene Filialen, die den Namenszusatz »Reebok« erhalten. Reeboks Firmensprecher betonen jedoch, dass sich die meisten dieser Boxen außerhalb der USA befinden werden und sie vornehmlich das Ziel verfolgen, CrossFit im Ausland bekannt zu machen. Es sei allerdings nicht ausgeschlossen, dass sie bestehende Studios künftig bezuschussen, wenn sie ihren Namen um den Zusatz »Reebok« ergänzen.

Die Unternehmensleitung von Reebok brachte etwa ein Jahr damit zu, die CrossFit-Kultur kennenzulernen und sie ihren Mitarbeitern zu vermitteln. Im Juli 2011 stattete ich der Bostoner Reebok-Zentrale einen Besuch ab, ebenso wie dem »CrossFit One«, einer Box und Trainingseinrichtung für Reebok-Mitarbeiter. Ich nahm an einem Kurs teil, der zur Mittagszeit stattfand, und er war überraschend gut besucht. Rund 30 Angestellte nahmen am WOD teil. Die Einrichtung war technisch auf dem neuesten Stand. Das war mit Sicherheit keine der üblichen Hinterhof-Boxen – nicht zuletzt, weil es gleich drei Betreuer gab, die während des Workouts durch die Reihen gingen.

Ich will nicht verschweigen, dass ich bei Reebok einige überzeugende und überzeugte Fürsprecher für CrossFit kennengelernt habe, einschließlich der dort angestellten Peggy Baker. Baker ist 53 Jahre alt, arbeitet seit 27 Jahren für Reebok und hat Diabetes Typ 2. Sie probierte CrossFit nur deshalb aus, weil sie ihren Vorgesetzten beweisen wollte, dass das Ganze ohnehin nicht funktionieren würde. Aber die Unterstützung, die ihr der Reebok-CrossFit-Coach und andere Teilnehmer bei ihrem ersten Workout entgegenbrachten, war so überwältigend, dass sie den Tränen nahe war, als sie mir diese Geschichte erzählte. Sie blieb dabei, hat seither 15 kg abgenommen und ihr Diabetes hat sich ebenfalls gebessert. Als ich sie fragte, ob sie bezüglich CrossFit eine Botschaft für alle anderen habe, die ebenfalls mit Zuckerkrankheit und Übergewicht kämpften, antwortete sie: »Wenn ich es kann, könnt ihr es auch.«

Eines steht fest: Die Tatsache, dass ESPN die Reebok CrossFit Games überträgt, gießt, was die derzeitigen Wachstumstendenzen betrifft, nur weiter

Öl ins Feuer - CrossFit wird dadurch noch größeren Zulauf erfahren. Dieser trägt nur weiter dazu bei, das ohnehin expandierende Geschäft anzukurbeln, das ursprünglich vor allem auf Mundpropaganda basierte. Auch Reebok-Fernsehwerbung mit Cross-Fit-Workouts und -Sportlern in den Hauptrollen führen dazu, diese Fitnessbewegung im Mainstream zu etablieren.

Greg Glassman selbst scheint kein Interesse daran zu haben, CrossFit von Reebok oder jemand anderem vereinnahmen zu lassen. Das Steuerungskomitee CrossFit HQ besteht aus vielen Menschen, die er seit Jahren kennt, zum größten Teil noch aus seinem ersten Studio.

Glassman arbeitet nicht mehr als Trainer in einer CrossFit-Box, und man sieht ihn auch nicht mehr bei Seminaren (»Ich lenke die Leute dort nur ab«, meint er). Wenn man ihn fragt, wie ein normaler Tag für ihn aussieht, sagt er, dass er viel Zeit am Telefon verbringe, meistens in Gesprächen mit Anwälten und Versicherungsmaklern, aber nicht versuche, in irgendeiner Weise Einfluss auf die Entwicklung von CrossFit zu nehmen. Es scheint, als ob Glassman zurzeit ganz damit beschäftigt ist, neue Anwendungsmöglichkeiten für CrossFit zu entwickeln und in diesen neuen Bereichen positive, messbare Ergebnisse zu erzielen.

ES SCHEINT, ALS OB GLASSMAN ZURZEIT GANZ DAMIT BESCHÄFTIGT IST, NEUE ANWENDUNGSMÖGLICHKEITEN FÜR CROSSFIT ZU ENTWICKELN UND IN DIESEN NEUEN BEREICHEN POSITIVE, MESSBARE ERGEBNISSE ZU ERZIELEN.

»Ich habe keine langfristigen Ziele und weiß nicht, was in fünf Jahren sein wird«, sagte Glassman 2011 in einem Video im *CrossFit Journal*. »Oft reagiere ich einfach nur.« Glassman erklärte weiter, dass er das Phänomen CrossFit ganz nüchtern anhand von Zahlen betrachte und dabei nach bestimmten Mustern suche. »Es ist, als würde man aus der Vogelperspektive heruntersehen und sich fragen: Was zum Teufel passiert da? Es verändert sich ständig. Wir fördern die guten Ideen und versuchen, die schlechten zu unterbinden.«

Ein Wunsch, den Glassman im Hinblick auf die nächsten Jahre hegt, ist die Einbindung von CrossFit in ein Datenerfassungsprojekt, das von Vor

Data Systems geleitet wird – einem Unternehmen, das sich darauf spezialisiert hat, Daten aus komplexen Systemen und verschiedenen Quellen zu extrahieren und zu analysieren. Die Grundidee ist, Daten von den CrossFit Open oder Reebok CrossFit Games zu sammeln und auszuwerten, um zuverlässigere und detailliertere Prognosen über die Auswirkungen des CrossFit-Lebensstils treffen zu können. Wie beeinflusst Ihr heutiges Abendessen Ihre Gesundheit? Wirkt sich ein bestimmtes Workout auf Ihre Lebensdauer aus? Diese Daten werden wertvolle Informationen liefern und weiter zur öffentlichen Diskussion über Ernährung und Bewegung beitragen. Aus Vorträgen, die Glassman in der Vergangenheit zu diesem Thema gehalten hat, wird offensichtlich, dass das Vor-Data-Systems-Projekt entscheidend zur Entwicklung seines dreidimensionalen Gesundheitsmodells beitragen wird, in dem man seine Leistung (bzw. Fitness) über die Jahre und Jahrzehnte dokumentieren kann. Glassman glaubt, dass mit einer solchen Datenerfassung Fragen, die bisher hauptsächlich emotionale Reaktionen hervorrufen, wie »Ist die Sears- oder die Paläo-Diät besser?« oder »Ist aerobes oder anaerobes Training wirkungsvoller?«, demnächst durch objektiv überprüfbare Zahlen beantwortet werden können.

In den nächsten fünf bis zehn Jahren wird sich noch ein anderer Aspekt von CrossFit verändern, nämlich die Klientel. Bei meinem ersten Besuch von CrossFit.com hatte ich den Eindruck, dass vor allem Männer als Zielgruppe angesprochen wurden, aber mittlerweile finden auch immer mehr Frauen Zugang zu diesem Sport. Mehr als einmal war ich einer von nur wenigen männlichen Kursteilnehmern in einer ansonsten weiblichen Gruppe.

Glassman hat schon mehrfach darüber gesprochen, dass er im Laufe seiner Jahre als Trainer festgestellt hat, dass Frauen durch CrossFit selbstbewusster werden. Dies äußere sich unter anderem in besseren Karrierechancen. Eine Frau im Elysium, Anfang 20, erzählte mir einmal, dass sie vor CrossFit außer Yoga gar keinen anderen Sport betrieben habe. »Ich habe mich in Studios nie wohlgefühlt, weil mich die Jungs immer angestarrt haben«, erzählte sie mir eines Abends nach dem Workout. »Aber irgendetwas in der Gemeinschaft hier ist anders, die Anwesenheit von Männern macht mir nichts mehr aus. Es gefällt mir sogar. Das seltsame Gefühl ist weg.«

Die CrossFit-Klientel besteht zurzeit aus Menschen in ihren 20ern und 30ern, aber auch ältere Semester kommen bereits in Scharen und es gibt sogar vereinzelt CrossFit-Programme für Kinder - ich habe schon Kurse für Drei- bis Sechsjährige gesehen, aber auch für Teenager gibt es Angebote. Eine neue Leidenschaft von Glassman ist es, CrossFit in Schulen bekannt zu machen, und zwar in Form einer Kombination aus Fitnesstraining und der Vorbereitung für den Hochschuleignungstest. Trotz des Eindrucks, den man vielleicht durch die CrossFit Games bekommt, dass CrossFit nur etwas für sportliche junge Leute ist, ist es aufgrund seiner Funktionalität auch gut für Senioren geeignet. Sich bewegen, aufstehen und Treppen steigen, insgesamt gesund und aktiv bleiben - das alles sind Ziele, mit denen sich viele Senioren identifizieren können und die sich mithilfe von CrossFit durchaus erreichen lassen. Jim Baker aus dem Santa Cruz CrossFit hat sich beispielsweise auf Kunden jenseits der 60 spezialisiert. Wenn er neue Klienten dieser Altersgruppe in einen Kurs aufnimmt, achtet er vor allem darauf, dass die Anforderungen im Einsteigerseminar zunächst moderat sind. Selbst wenn ein 70-jähriger Klient eine tiefe Kniebeuge schaffen würde, lässt ihn Baker zuerst eine Viertelkniebeuge machen und arbeitet sich von dort schrittweise vor.

Auch die Generation der Babyboomer, die Jahrgänge zwischen 1946 und 1964, hat CrossFit mittlerweile für sich entdeckt, und das in großer Zahl. Baker glaubt, dass dies eine positive Tendenz ist. »Tagtäglich werden Zehntausende 65 Jahre alt«, sagt er. »Was ich Boxinhabern immer wieder sage, ist: Eure Hallen sind in der Mittagszeit weitgehend leer. In dieser Zeit könntet ihr zum Beispiel Ruheständler trainieren. Sie sind unglaublich treue Kunden.«

Baker fügt hinzu, dass Senioren zudem sehr diszipliniert sind. »Sie lassen keine Workouts ausfallen, weil sie es am Abend zuvor ordentlich haben krachen lassen.« Außerdem vertritt CrossFit bekanntlich die Philosophie, dass Athleten aller Leistungsstufen willkommen sind, das heißt, dass sich auch ein älterer CrossFitter in Kursen wohlfühlen sollte, die überwiegend von jüngeren Teilnehmern besucht werden.

»Zu der Zeit, als Greg in seinem ursprünglichen Studio von Einzel- auf Gruppenunterricht umschwenkte«, sagt Baker, »mühte ich mich gerade mit dem WOD ab, was bei mir etwas länger dauerte, weil ich 30 Jahre älter war als die anderen Anwesenden. Nach dem WOD hätten sie ohne Weiteres gehen und Kaffee trinken können. Aber sie blieben, klatschten mir aufmunternd zu und halfen mir, das Training durchzustehen.«

Das ist wahrer Sportsgeist. Von ihm hängt die Zukunft der Bewegung ab.

Ich für meinen Teil habe auch an mir selbst einige Sinneswandlungen (und Offenbarungen) erlebt. Mein aktuelles Anliegen ist es, CrossFit mit meiner Liebe zum Laufen zu verbinden. Bevor ich dem CrossFit Elysium beitrat, absolvierte ich einen sechswöchigen Kurs, der im Wesentlichen aus Brian MacKenzies CrossFit-Ausdauerprogramm bestand. Dabei lernte ich, nach der Pose-Methode zu laufen.

Zwei oder drei Mal in der Woche unterzog ich mich speziellen Übungen und kurzen Sprints, die meinen Laufstil, meine Körperhaltung sowie das Zusammenspiel der beteiligten Muskeln optimierten. Für mich hieß das, dass ich vom Fersen- zum Mittelfußläufer wurde und beim Laufen weniger die Hüftbeuger einsetzte als vielmehr die hinteren Oberschenkelmuskeln und das Gesäß. Außerdem lernte ich, mehr auf meine Schrittfrequenz zu achten, und ich benutzte wie MacKenzie ein Metronom, um das richtige Tempo halten zu können. Mit jeder Woche wurde ich schneller. Zunächst war das Training unglaublich ermüdend, selbst wenn wir nur kurze Übungen absolvierten. Aber in der dritten Woche fiel allmählich der Groschen. Ich hatte das Gefühl, als würden sich meine Beine ganz geschmeidig drehen, wie Räder. Am Schluss lief ich 200- und 400-Meter-Intervalle unter sechs Minuten – etwas, was ich wegen meiner Knieprobleme seit Jahren nicht geschafft hatte.

Ich machte also Fortschritte. Doch angesichts meiner vielen Schwachstellen und Defizite im Bereich Kraft beschloss ich, mich zunächst eine Zeit lang ausschließlich auf CrossFit zu konzentrieren. Schließlich geht es hier um nachhaltige Veränderungen. Für nächstes Jahr habe ich allerdings geplant, CrossFit in ein Laufprogramm einzubinden. Ich bin neugierig, was dabei herauskommt. Es ist eine völlig neue Welt für mich.

GLOSSAR

AMRAP: Abkürzung für *as many rounds as possible*, so viele Runden wie möglich, die in einem vorgegebenen Zeitrahmen absolviert werden müssen.

Auf Zeit: ein Begriff, der sich auf Workouts bezieht, die möglichst schnell und mit möglichst wenigen oder gar keinen Pausen oder Leistungseinbußen zu absolvieren sind.

Box: ein CrossFit-Studio.

CrossFit Games: ein mehrtägiger Wettbewerb, der unter den weltbesten CrossFit-Sportlern und -Teams ausgetragen wird. Die meisten Workouts werden maximal eine Woche im Voraus angekündigt; manche werden erst am Wettkampftag bekannt gegeben.

CrossFit Open: die erste Qualifikationsrunde der jährlich stattfindenden CrossFit Games. Jeder kann daran teilnehmen, sofern er Mitglied in einem Studio ist oder durch das Einreichen eines Videos die Anforderungen erfüllt. 2012 nahmen über 60 000 Sportler daran teil.

Firebreather (»Feuerspucker«): die besten Sportler einer Box, die sich durch überragende Leistungen auszeichnen.

Girls: Basis-Workouts, die wie Wirbelstürme Frauennamen tragen.

GPP: Abkürzung für *General Physical Preparedness*, das Hauptziel von CrossFit – es geht darum, den Athleten auf möglichst viele sportliche Herausforderungen vorzubereiten und nicht auf ein bestimmtes Ereignis.

Hero-Workouts: besonders lange und harte Workouts, die nach gefallenen Soldaten, verstorbenen Feuerwehrleuten und Polizisten benannt sind.

Met-Con: Abkürzung für Metabolic Conditioning, das berühmt-berüchtigte hochintensive Ausdauertraining im CrossFit.

Mod.: Abkürzung für die Modifikation eines Workouts, um es an den Nutzer anzupassen (siehe auch Skalierung).

Nasty Girls: ein beliebtes Online-Video, das drei CrossFit-Stars der ersten Stunde im ersten CrossFit-Studio in Santa Cruz zeigt - Annie Sakamoto, Eva Twardokens und Nicole Carroll. Sie absolvieren ein Benchmark-Workout, das aus Kniebeugen, Muscle-ups und Power Cleans besteht. Dieses Video hat schon viele zum CrossFit geführt.

PR: Abkürzung für persönlicher Rekord. Die meisten Benchmark-WOD veranlassen den Sportler dazu, seine eigenen Bestzeiten zu überbieten und herauszufinden, ob er sich generell verbessert hat. PR gibt es natürlich auch bei Langhantel-Übungen, beispielsweise dem Kreuzheben oder dem Umsetzen und Stoßen.

Pukie the Clown: das Maskottchen von CrossFit. Ein »Besuch von Pukie dem Clown« heißt, dass man sich infolge eines WOD übergeben hat.

RX: die festgelegten Anforderungen eines WOD.

Skalierung: Reduktion des vorgeschriebenen Hantelgewichts oder das Ersetzen von Übungen, damit das Workout auch für unerfahrene CrossFitter machbar ist.

WOD: Abkürzung für »Workout of the Day«.

ÜBUNGSVERZEICHNIS

BALL AN DIE WAND

Stellen Sie sich vor eine Wand und halten Sie den Medizinball so, dass er das Kinn berührt. Gehen Sie in die tiefe Kniebeuge und schnellen Sie dann mit den Hüften aufwärts. Werfen Sie den Ball an einen vorher festgelegten Punkt an der Wand. Fangen Sie ihn auf und kehren Sie in die tiefe Kniebeuge zurück.

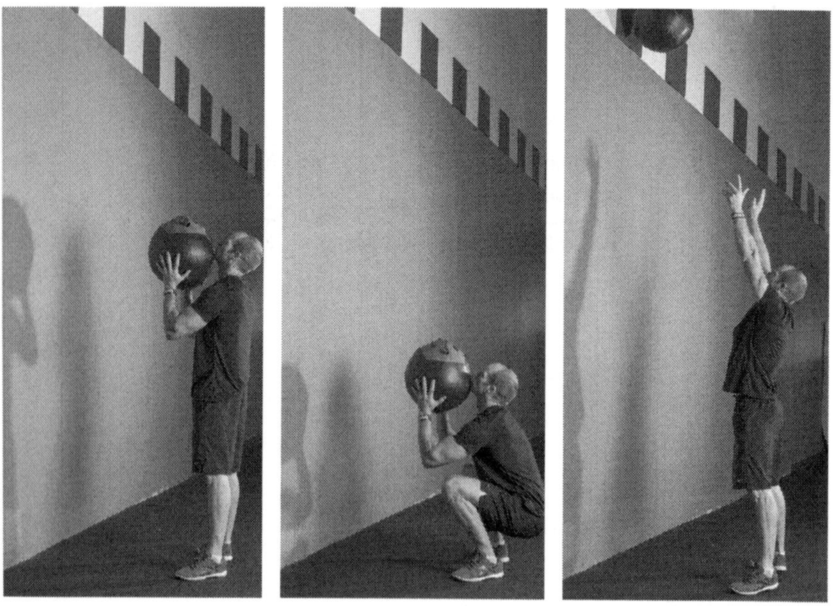

BALLSCHLEUDERN (BALL SLAM)

Halten Sie den Ball mit gestreckten Armen über dem Kopf. Schleudern Sie den Ball mit Wucht zu Boden; benutzen Sie dabei vor allem die Rumpf- und weniger die Armmuskeln. Fangen Sie den Ball in der Kniebeugeposition auf.

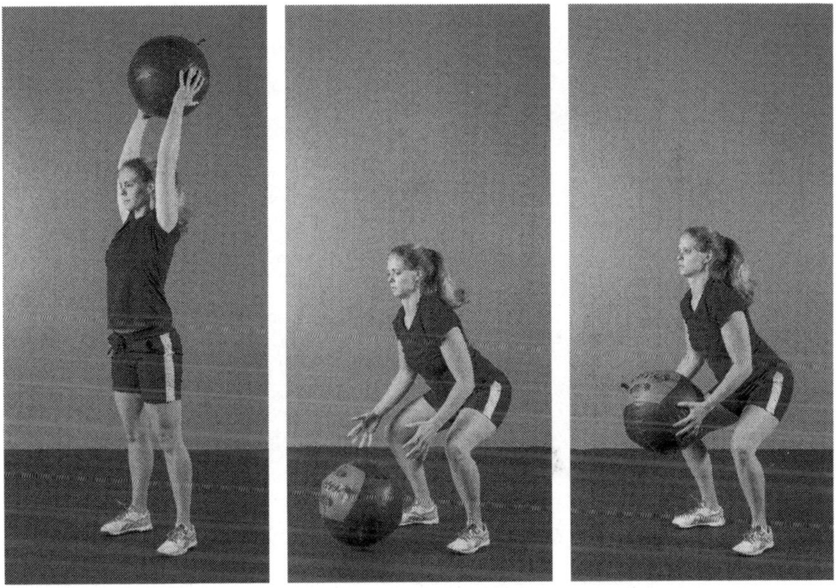

FRONTDRÜCKEN (PRESS)

Nehmen Sie einen schulterbreiten Stand ein, die Hantel befindet sich in der Rack-Position auf den Schultern. Halten Sie die Knie gestreckt und stemmen Sie das Gewicht über den Kopf. Kehren Sie in die Ausgangsposition zurück.

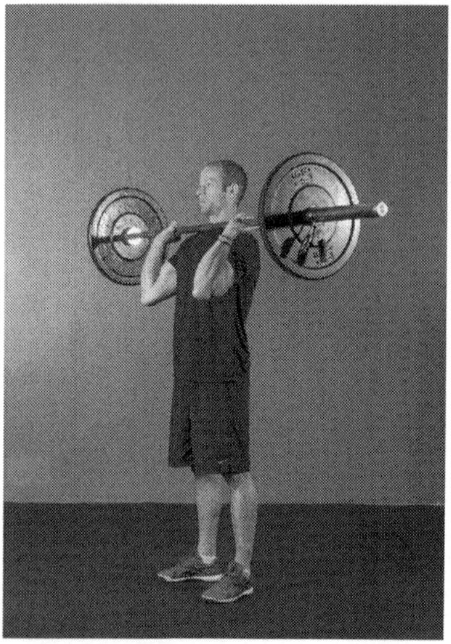

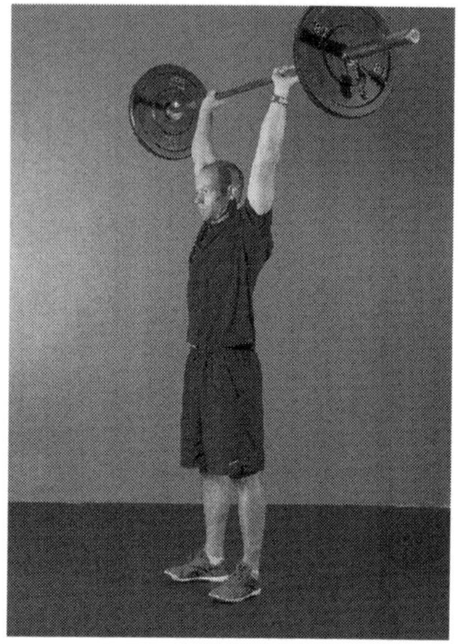

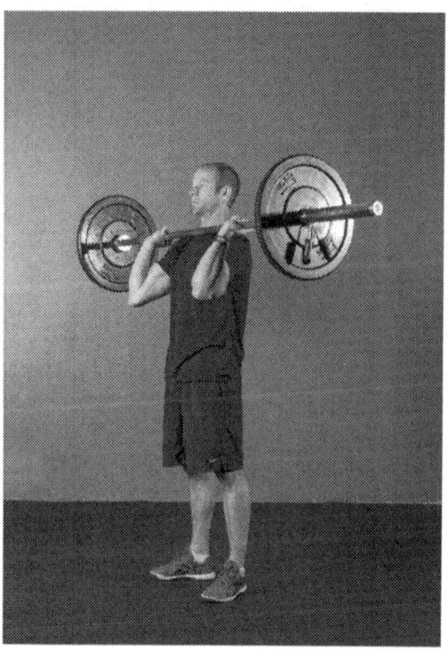

FRONTKNIEBEUGE (FRONT SQUAT)

Legen Sie die Hantel in der Rack-Position auf den Schultern ab. Gehen Sie in die tiefe Kniebeuge und achten Sie darauf, dass Sie die Hüften tiefer absenken als die Knie. Die Knie zeigen nach außen und befinden sich direkt über den Füßen. Strecken Sie die Beine und kehren Sie in die Ausgangsposition zurück.

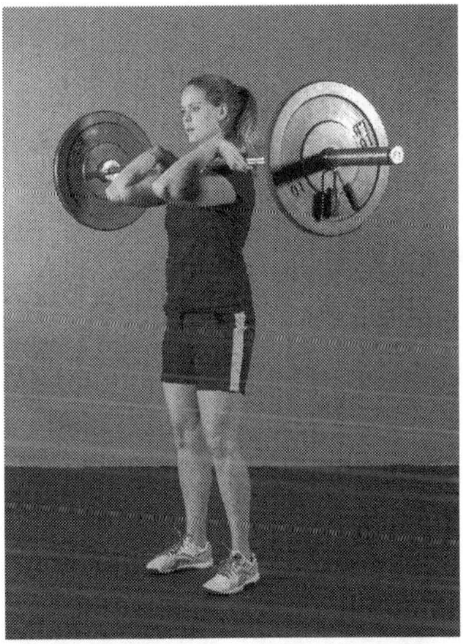

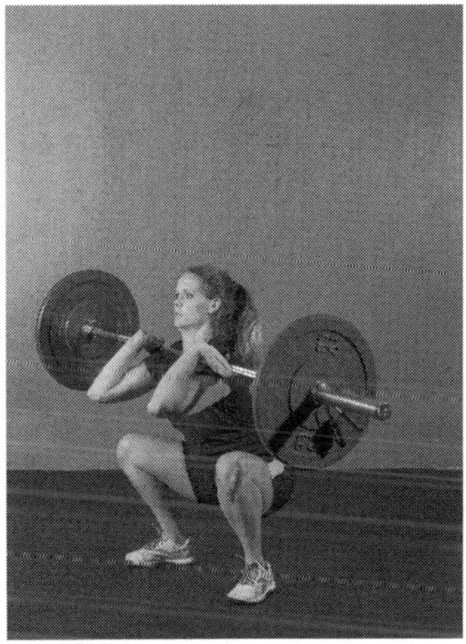

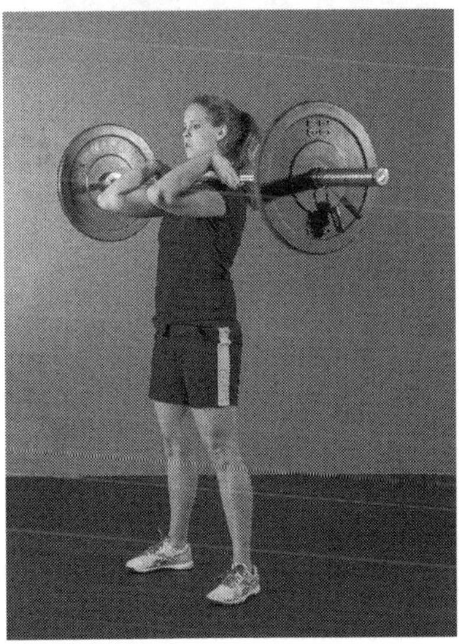

HANDSTAND-LIEGESTÜTZ GEGEN DIE WAND (HANDSTAND AGAINST WALL)

Führen Sie einen Handstand an einer Wand aus. Halten Sie den Rumpf gespannt, beugen Sie die Ellbogen und senken Sie den Kopf zum Boden. Strecken Sie die Arme wieder.

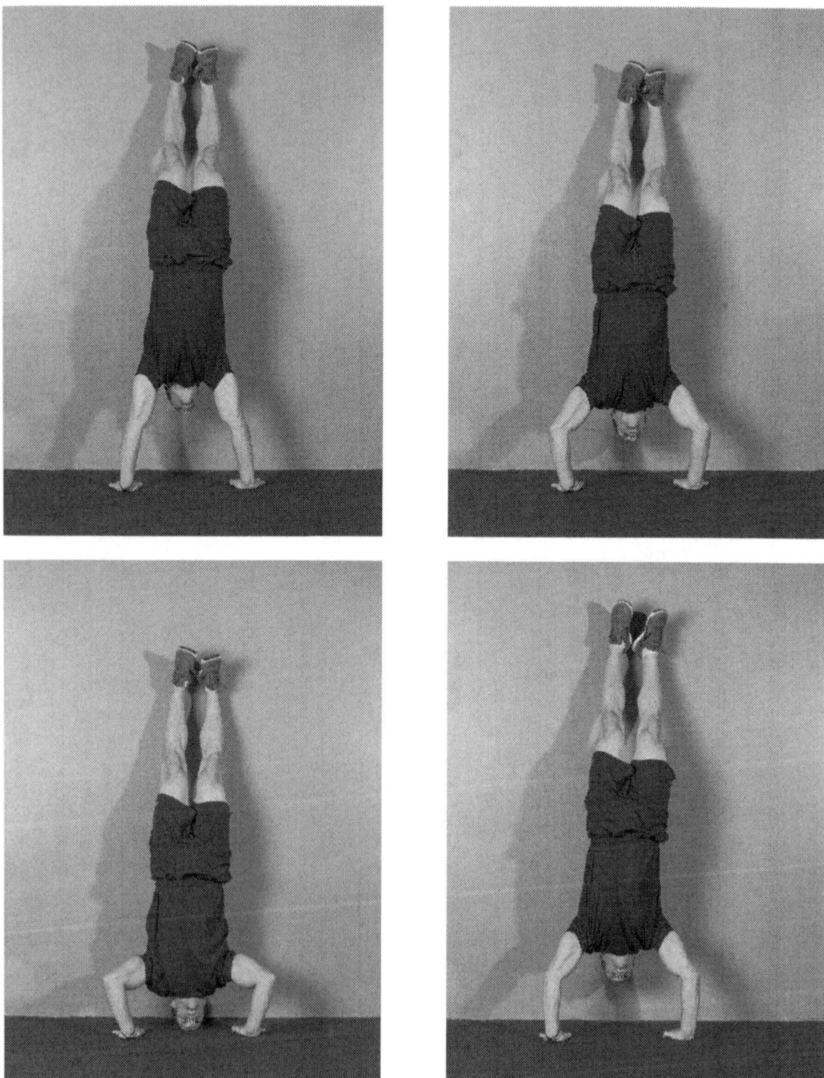

KASTENSPRUNG (BOX JUMP)

Stellen Sie sich hinter dem Kasten auf. Springen Sie auf den Kasten. Richten Sie sich auf und strecken Sie die Beine. Springen oder steigen Sie wieder hinunter.

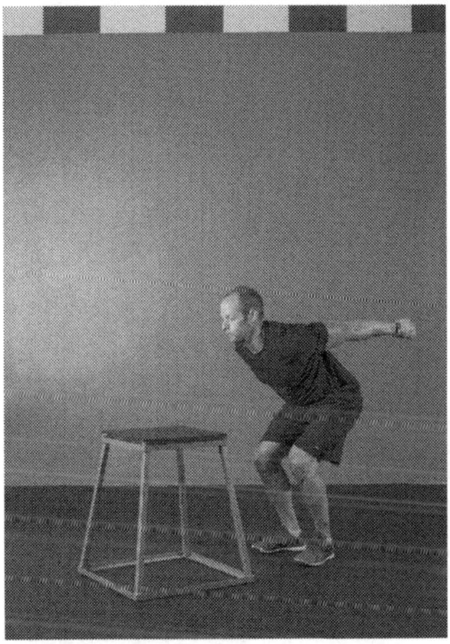

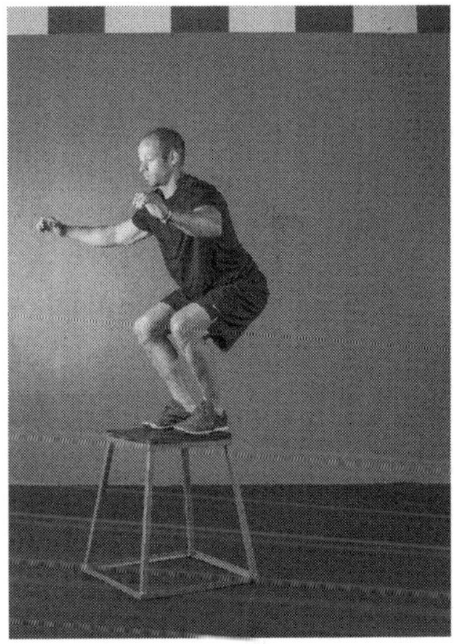

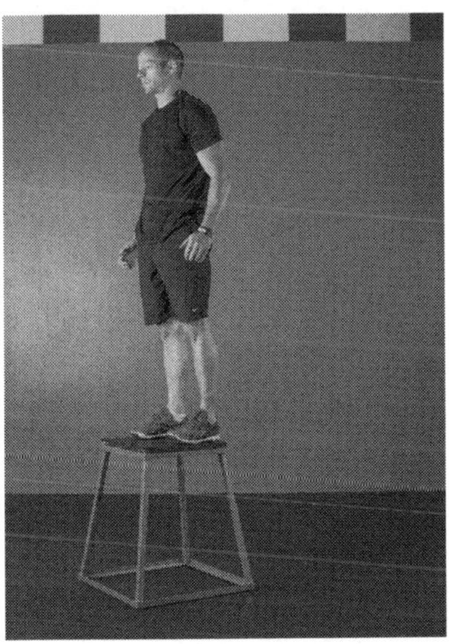

KETTLEBELL-SWING

Greifen Sie eine Kettlebell mit beiden Händen. Halten Sie die Knie leicht gebeugt und spannen Sie den Rumpf an. Schwingen Sie die Kettlebell zwischen den Beinen nach hinten und schnellen Sie dann mit den Hüften vorwärts, um die Kettlebell nach vorne schwingen zu lassen. Kehren Sie in die Ausgangsposition zurück.

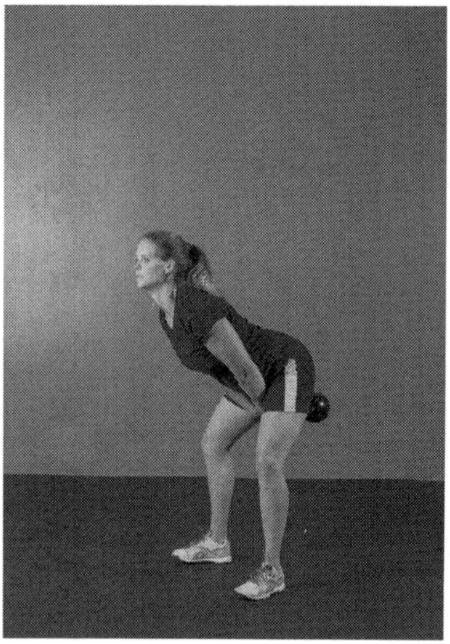

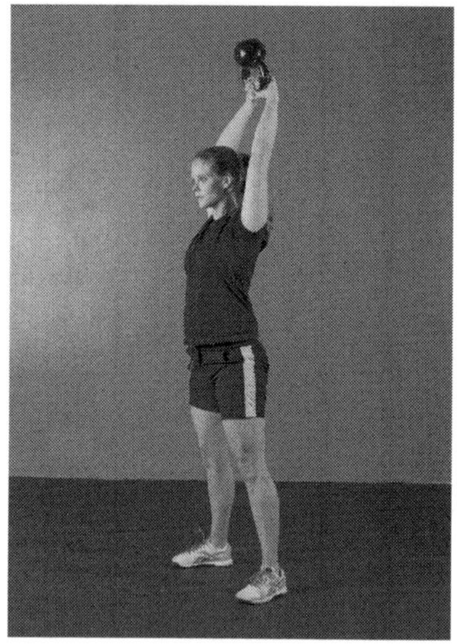

KIPPING PULL-UP

Hängen Sie sich mit beiden Händen an eine Klimmzugstange und erzeugen Sie mit den Schultern Schwung, um den Körper nach vorne zu bewegen. Spannen Sie die Hüft- und Schultermuskeln an, um das Kinn über die Stange zu bringen. Halten Sie den Rumpf gespannt, wenn Sie sich von der Stange wegdrücken, und nutzen Sie den so erzeugten Schwung für die nächste Wiederholung.

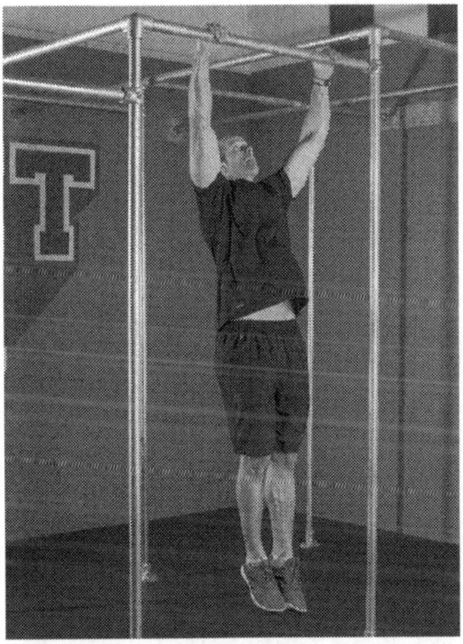

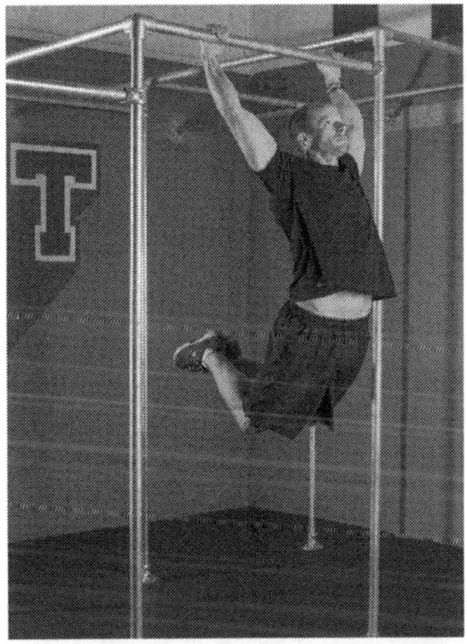

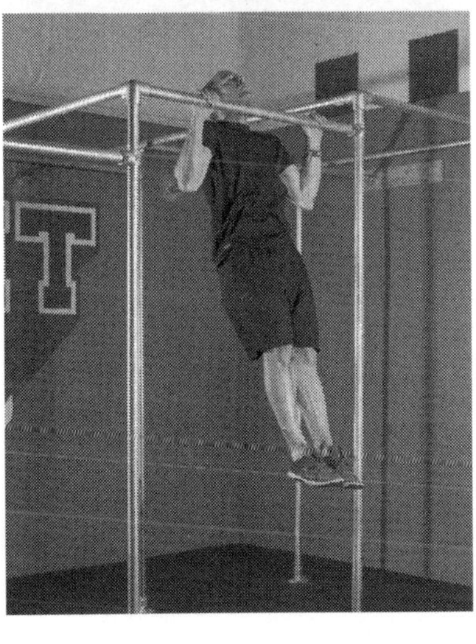

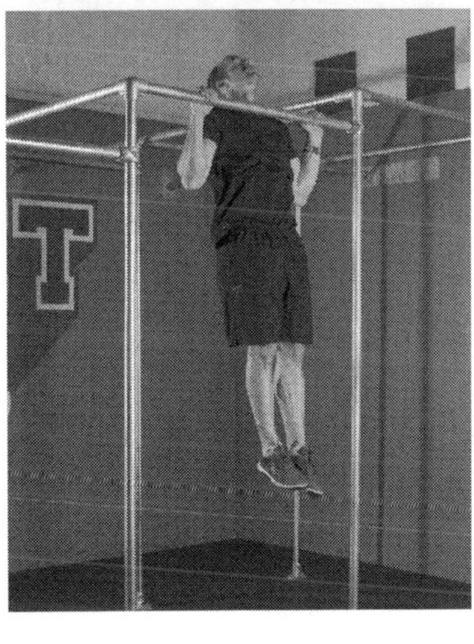

KNIEBEUGE (AIR SQUAT)

Nehmen Sie einen aufrechten Stand ein und gehen Sie in die Knie, bis die Hüften näher am Boden sind als die Knie. Drücken Sie die Knie nach außen und achten Sie darauf, dass sie sich direkt über den Füßen befinden. Halten Sie den Rumpf gerade und die Arme vor dem Körper. Kehren Sie durch Strecken der Beine in die Ausgangsposition zurück.

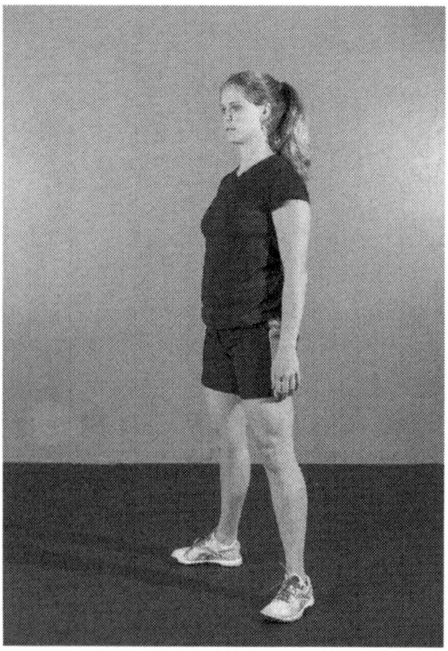

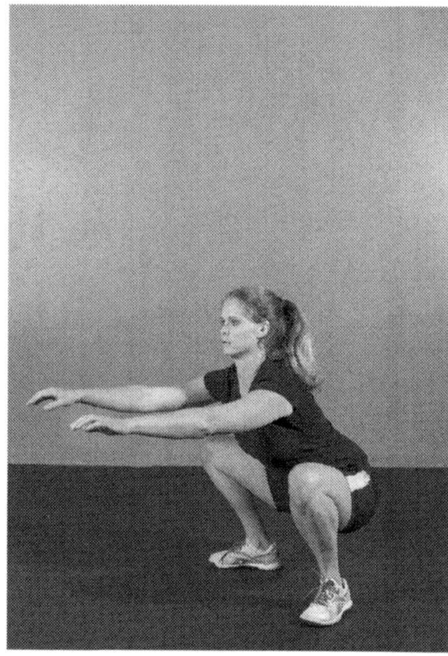

KREUZHEBEN (DEADLIFT)

Fassen Sie die am Boden liegende Hantelstange und gehen Sie dabei leicht ins Hohlkreuz. Heben Sie die Hantel durch Strecken der Beine auf Hüfthöhe.

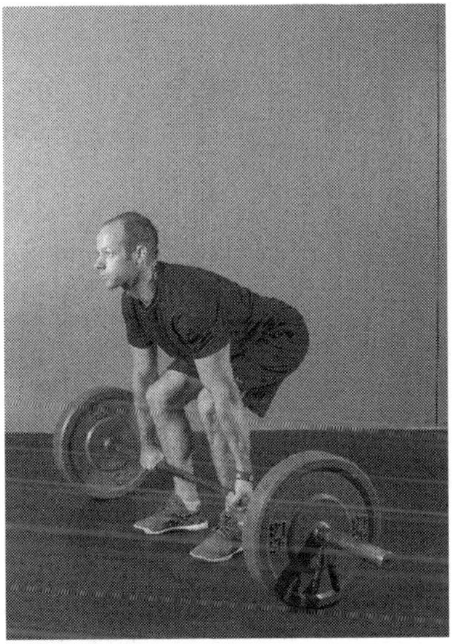

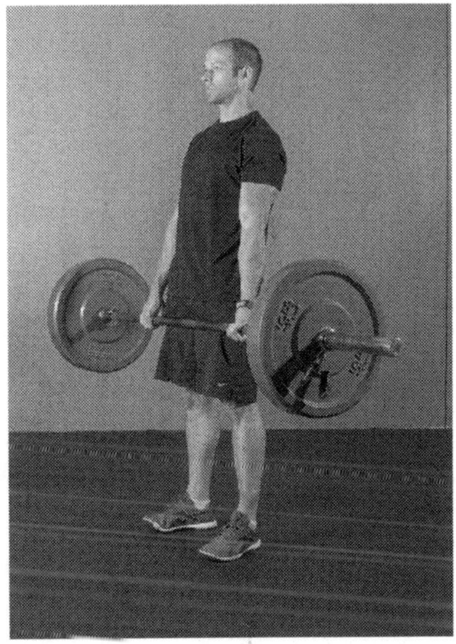

LIEGESTÜTZSPRUNG (BURPEE)

Nehmen Sie einen aufrechten Stand ein. Gehen Sie in die Hocke. Springen Sie mit beiden Beinen nach hinten in die Liegestütz-Position. Senken Sie die Brust zum Boden ab. Strecken Sie die Arme wieder. Springen Sie mit den Beinen zur Brust und führen Sie dann einen Strecksprung aus; klatschen Sie dabei in die Hände.

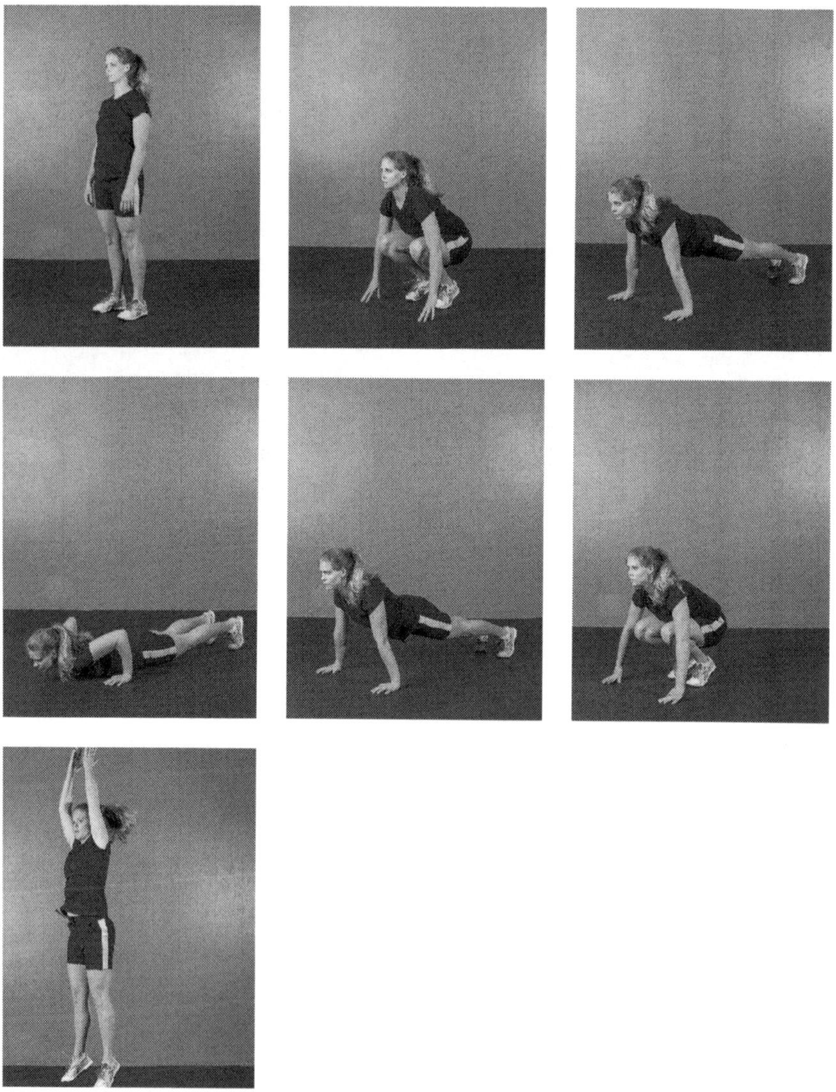

MUSCLE-UP (ZUGSTEMME)

Hängen Sie sich an zwei Turnringe. Ziehen Sie sich hoch, sodass die Ellbogen oben gebeugt und die Beine gerade nach vorne gestreckt sind. Drücken Sie die Arme durch und richten Sie sich auf.

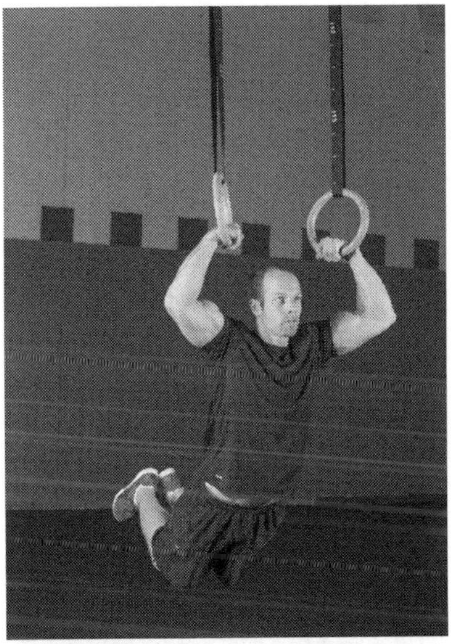

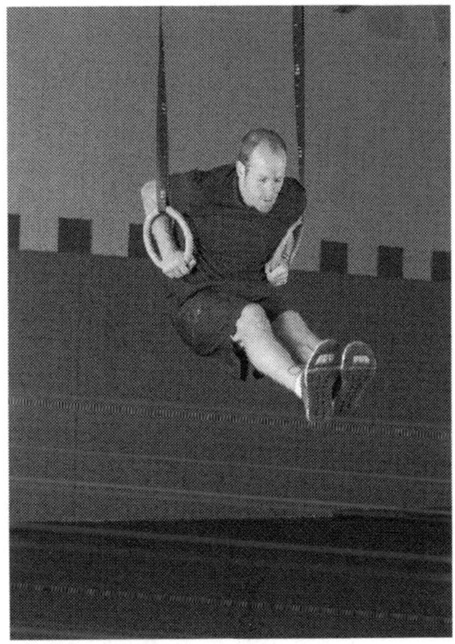

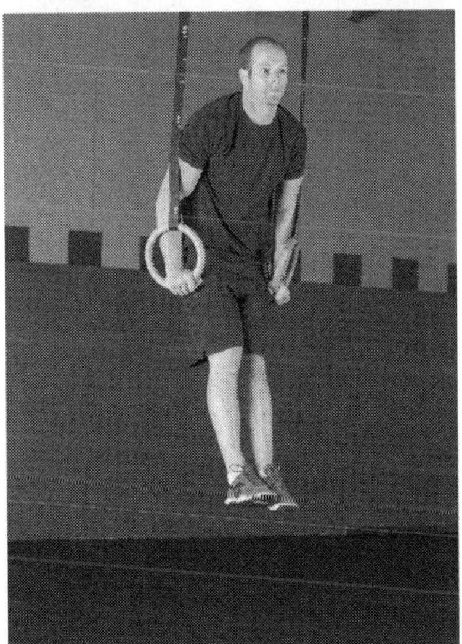

PUSH JERK (STANDAUSSTOSSEN)

Nehmen Sie einen schulterbreiten Stand ein, die Langhantel befindet sich in der Rack-Position auf den Schultern. Gehen Sie leicht in die Knie, führen Sie einen Sprung aus und stoßen Sie die Hantel kraftvoll nach oben, während Sie sich aufrichten. Beugen Sie erneut die Knie leicht und bringen Sie die Stange über den Kopf. Drücken Sie die Arme und Beine durch

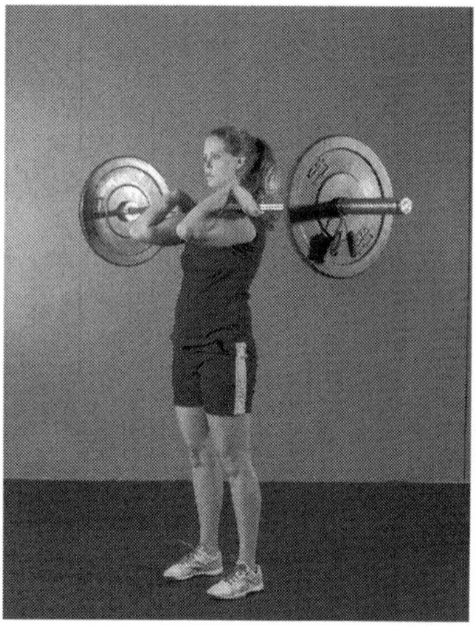

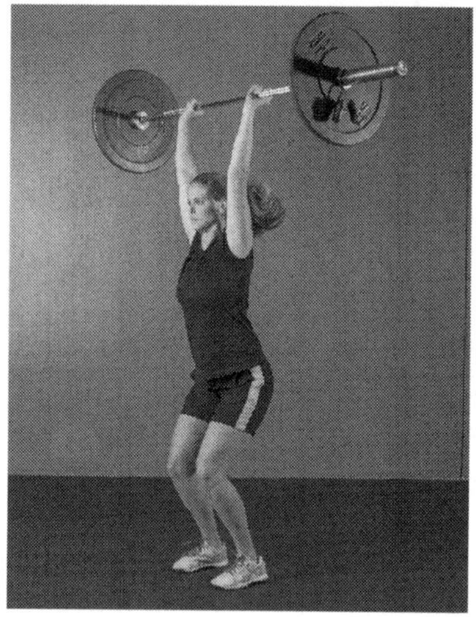

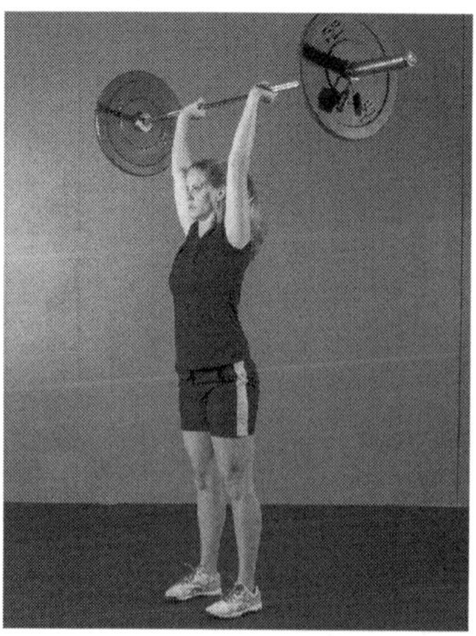

REISSEN (SNATCH)

Fassen Sie die am Boden liegende Hantelstange in einem breiten Griff und nehmen Sie einen schulterbreiten Stand ein. Ziehen Sie die Hantel eng an den Körper, die Knie sind immer noch gebeugt, und reißen Sie die Stange aufwärts. Gehen Sie unter der Stange in eine tiefe Kniebeuge und strecken Sie die Arme V-förmig über den Kopf. Drücken Sie sich mit den Beinen und dem Gesäß hoch und richten Sie sich auf.

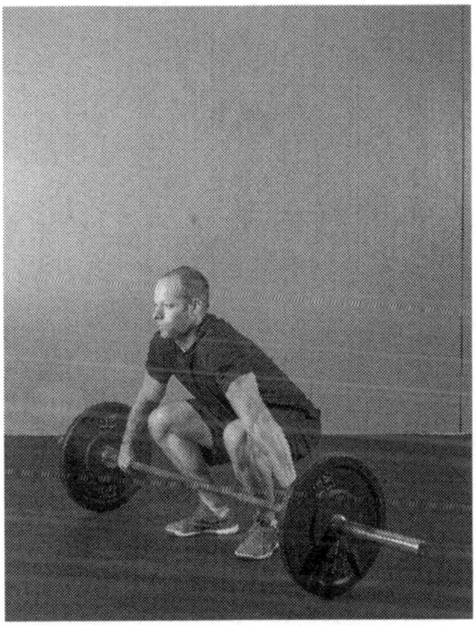

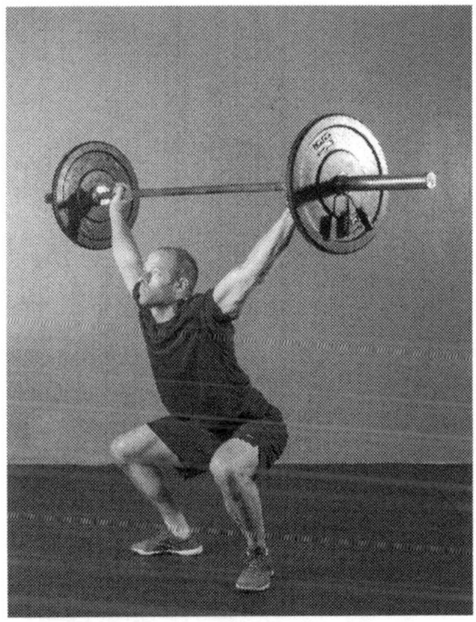

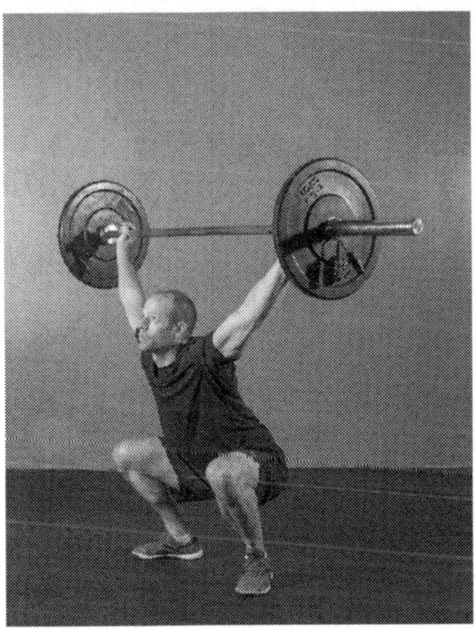

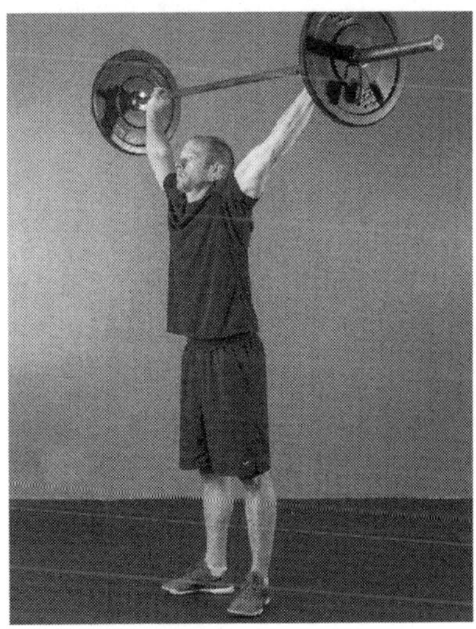

RING DIP

Drücken Sie sich an den Ringen hoch, bis Ihr Körper und die Arme komplett gestreckt sind. Beugen Sie die Ellbogen und halten Sie die Ringe dabei eng am Körper. Wiederholen Sie den Bewegungsablauf, beugen Sie die Ellbogen, um sich abzusenken, und strecken Sie sie wieder, um sich hochzudrücken.

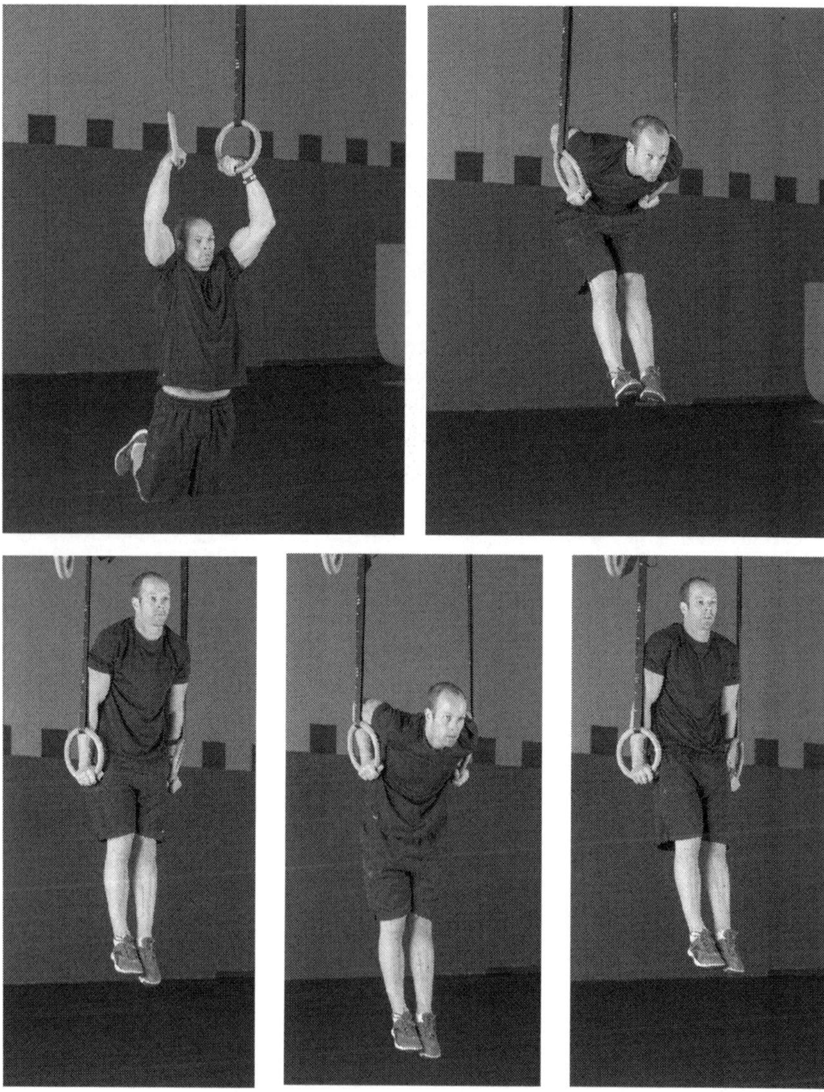

SCHWUNGDRÜCKEN (PUSH PRESS)

Nehmen Sie einen schulterbreiten Stand ein, die Hantel befindet sich in der Rack-Position auf den Schultern. Gehen Sie leicht in die Knie und stemmen Sie die Hantel hoch. Strecken Sie die Beine und halten Sie die Stange über dem Kopf.

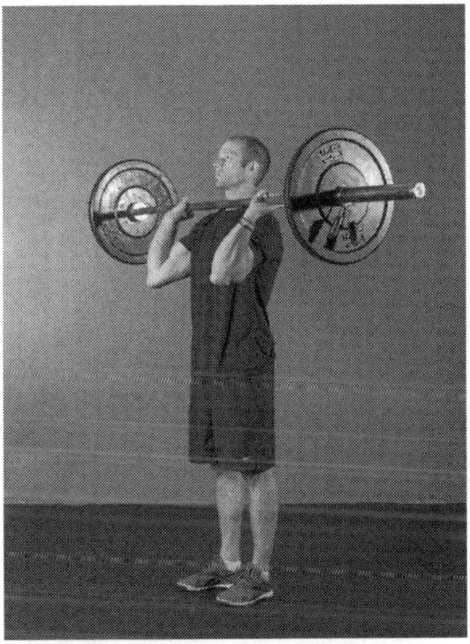

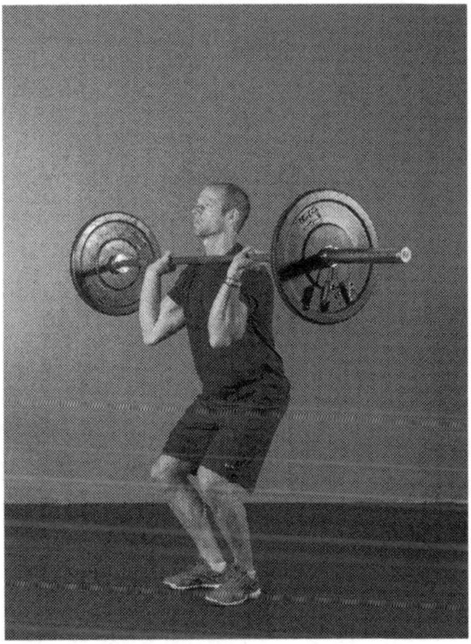

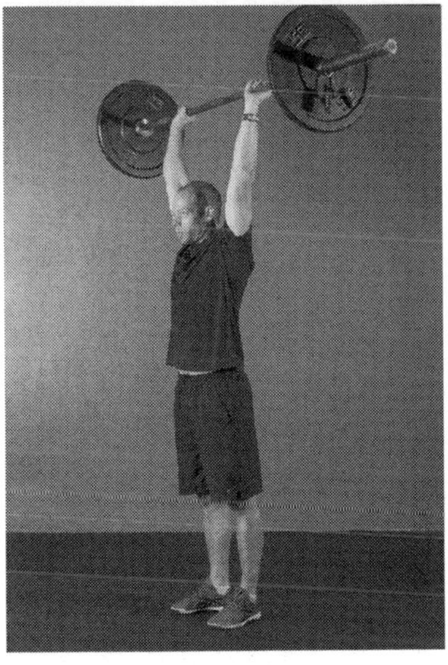

SEILKLETTERN (ROPE CLIMB)

Klemmen Sie sich das Seil wie abgebildet zwischen die Füße. Fassen Sie das Seil mit beiden Händen möglichst weit oben. Lockern Sie die Fußhaltung und ziehen Sie Knie und Füße möglichst weit hoch, bevor Sie die Füße wieder zusammendrücken. Bewegen Sie sich aufwärts, indem Sie die Beine beugen und strecken (statt sich mit den Armen hochzuziehen). Wiederholen Sie den Bewegungsablauf, bis Sie das obere Ende des Seils erreicht haben.

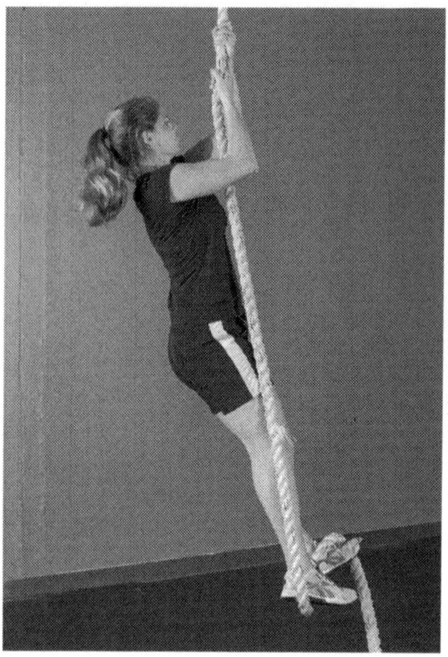

THRUSTER

Nehmen Sie einen schulterbreiten Stand ein, die Hantel befindet sich in der Rack-Position auf den Schultern, und führen Sie eine Frontkniebeuge aus. Drücken Sie sich mit den Beinen hoch und nutzen Sie den Schwung der Aufwärtsbewegung, um die Hantel mit einem Push Press hochzudrücken.

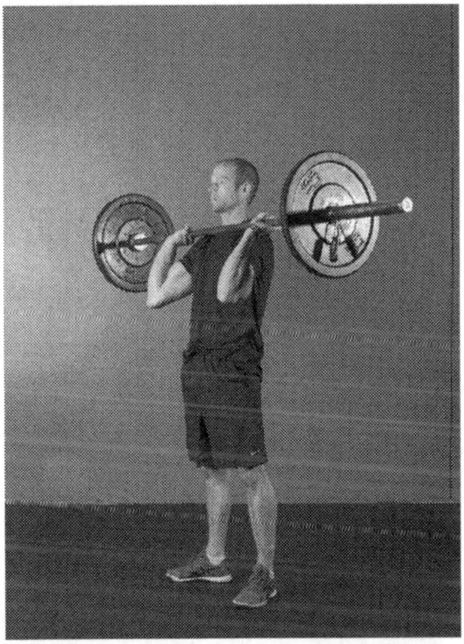

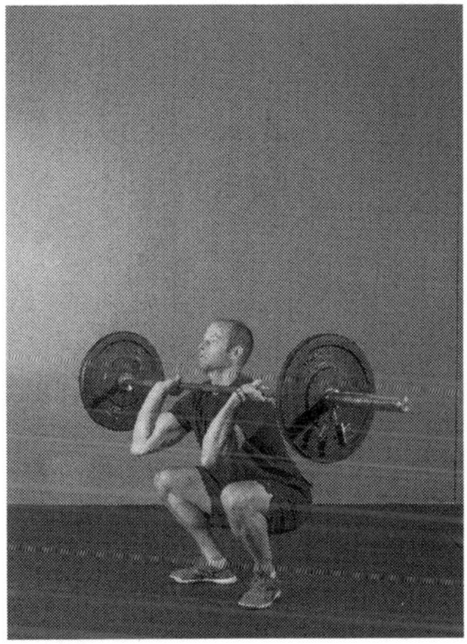

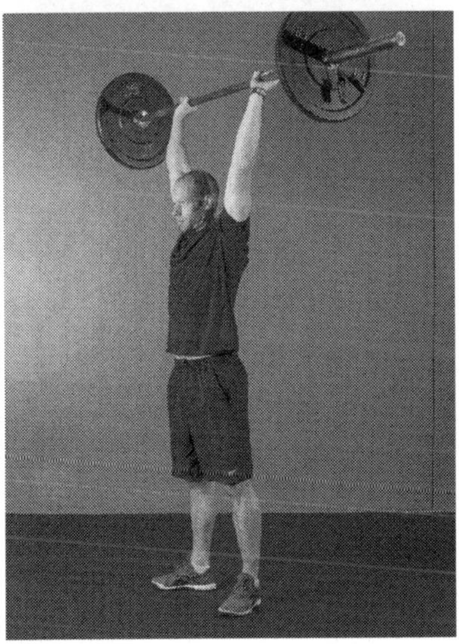

ÜBERKOPFKNIEBEUGE (OVERHEAD SQUAT)

Halten Sie die Langhantel in einem breiten Griff über dem Kopf und gehen Sie in die tiefe Kniebeuge. Halten Sie den Rumpf gespannt und die Knie während des gesamten Übungsverlaufs über den Füßen. Richten Sie sich wieder auf.

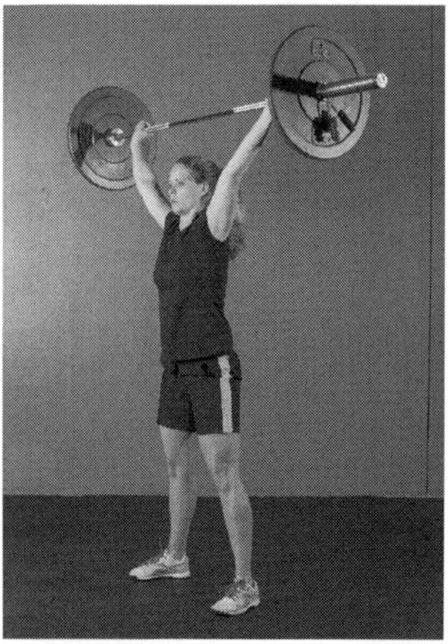

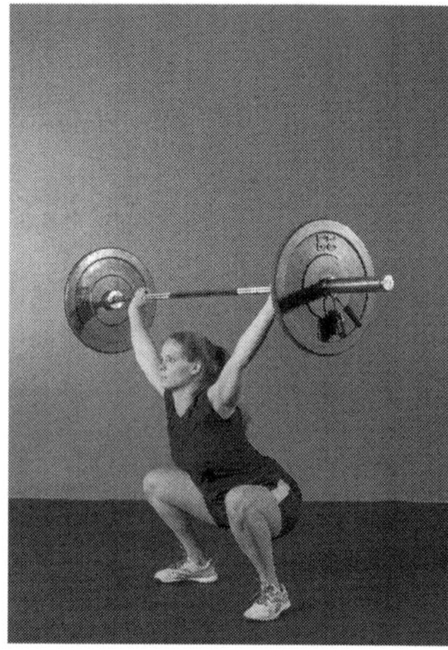

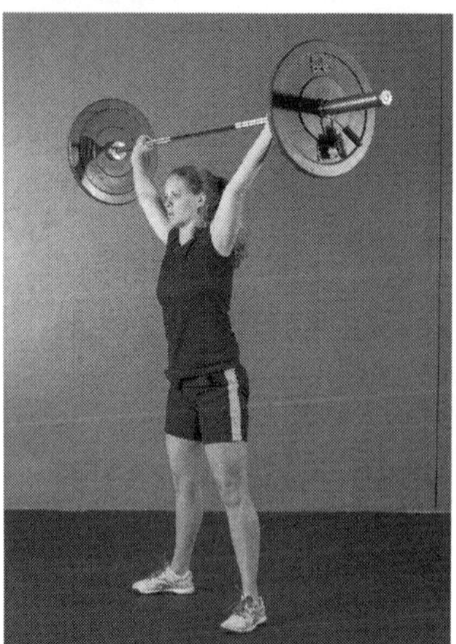

UMSETZEN MIT MEDIZINBALL (MEDICINE-BALL CLEAN)

Fassen Sie den am Boden liegenden Ball, Ihr Gewicht lastet auf den Fersen, der Rumpf ist gerade, die Knie gebeugt. Schnellen Sie mit den Hüften aufwärts, setzen Sie den Ball um und bringen Sie ihn vor der Brust in die Rack-Position. Gehen Sie in die tiefe Kniebeuge. Strecken Sie die Beine und nehmen Sie wieder einen aufrechten Stand mit dem Ball in der Rack-Position ein.

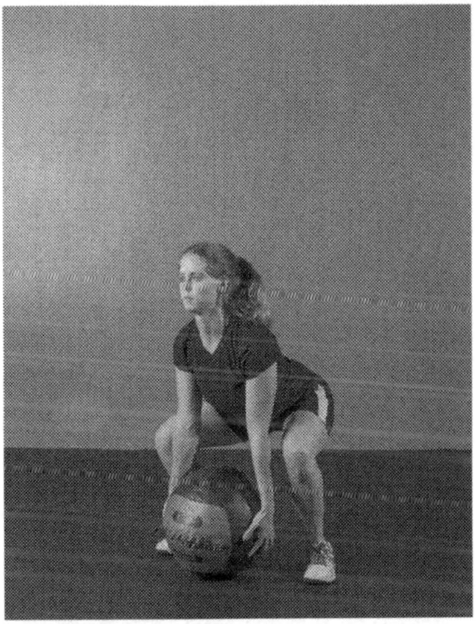

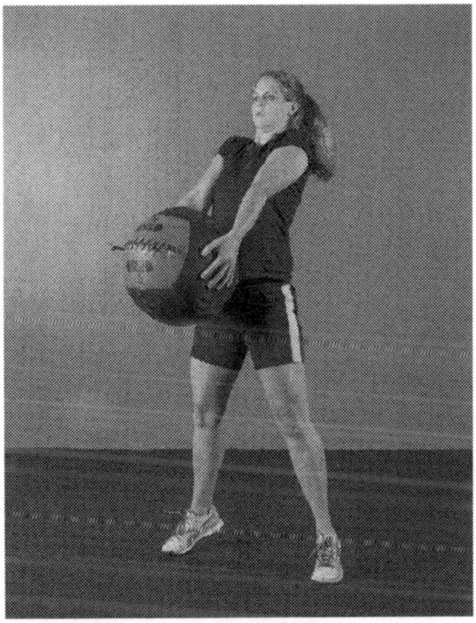

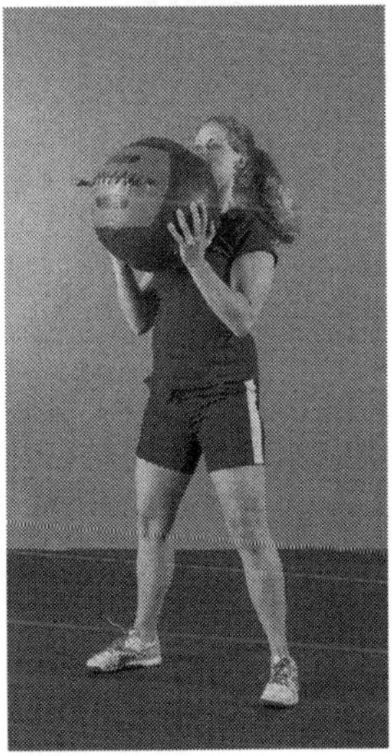

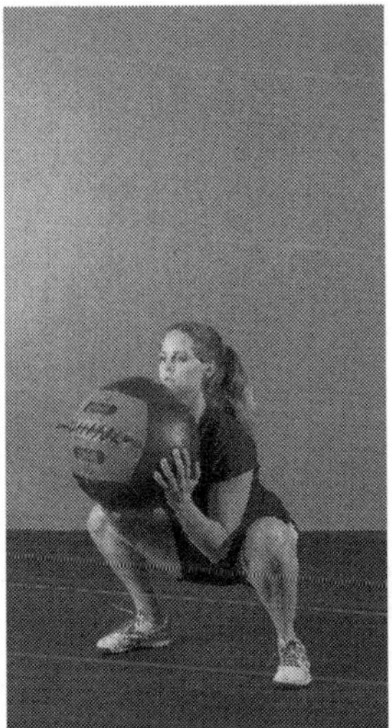

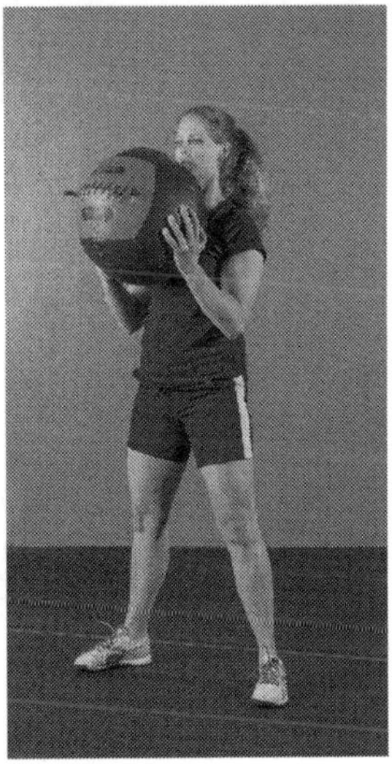

UMSETZEN UND STOSSEN (CLEAN AND JERK)

Fassen Sie die am Boden liegende Hantelstange, die Beine sind schulterbreit auseinander, der Rücken ist gerade, die Knie sind gebeugt. Bringen Sie die Hantel in die Rack-Position vorne auf den Schultern. Holen Sie Schwung, indem Sie leicht in die Knie gehen, und stoßen Sie die Stange nach oben. Gehen Sie in den Ausfallschritt und bringen Sie die Hantel über den Kopf. Strecken Sie die Arme und richten Sie sich auf.

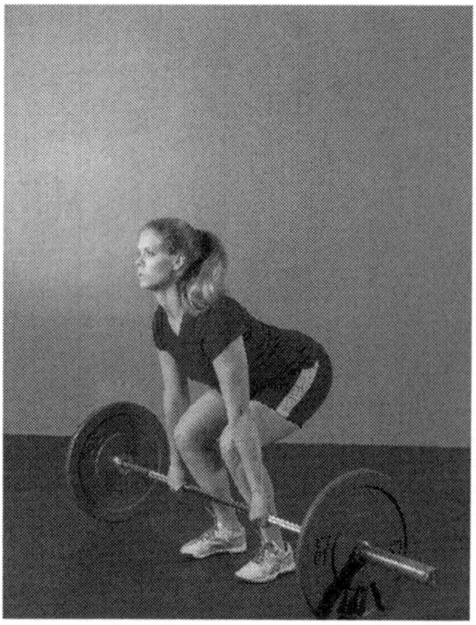

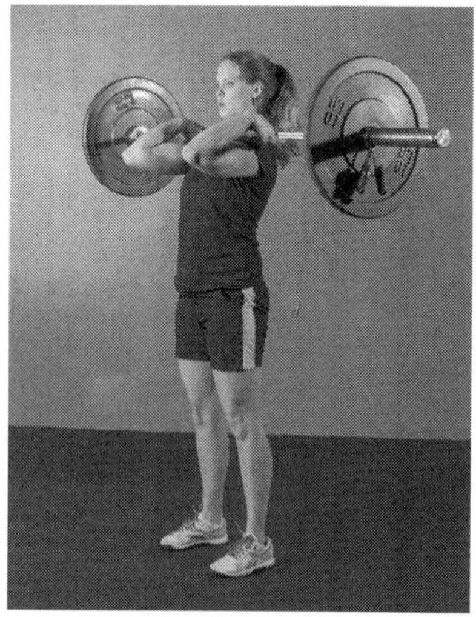

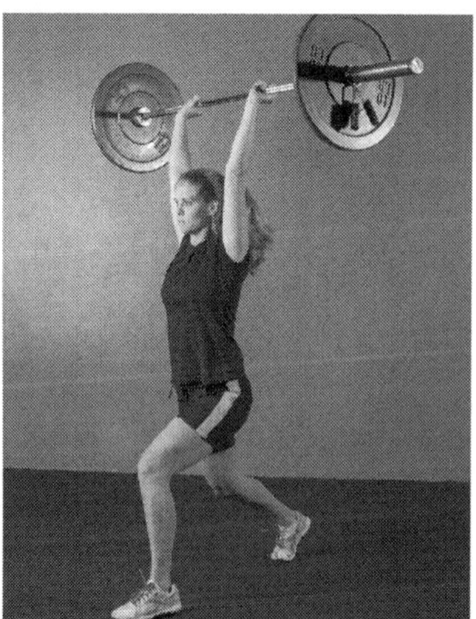

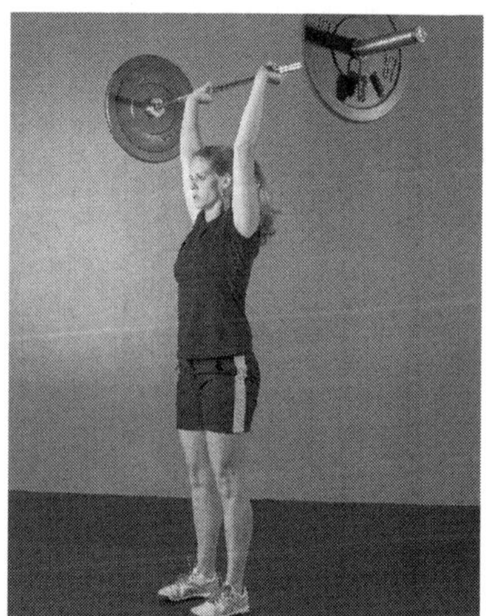

DANKSAGUNG

Ich möchte mich bei den Trainern und Mitgliedern bedanken, die ich während der Monate kennenlernen durfte, in denen ich in den folgenden Boxen mit CrossFit in Berührung kam: CrossFit Cedar Rapids, CrossFit Invictus, CrossFit NYC, CrossFit Southie, CrossFit Bloomington, CrossFit East Village und CrossFit Santa Cruz Central. Ich möchte mich vor allem bei Brian MacKenzie, Kelly und Juliet Starrett, Carl Paoli, Todd Widman, Lindsey Smith, Annie Sakamoto, Dave Castro, Nicole Carroll, Gretchen Weber und Greg Amundson bedanken – sie haben keine Mühen gescheut, mich bei diesem Projekt zu unterstützen.

Mein besonderer Dank gilt außerdem den Mitarbeitern von VeloPress, die mir während der Entstehung dieses Buches mit Rat und Tat zur Seite standen. Obwohl ich schon in den letzten Jahren das Vergnügen hatte, im Rahmen der Competitor Group mit ihnen zusammenzuarbeiten, war dies doch das erste Projekt, bei dem ich ihre Leidenschaft und Professionalität hautnah miterleben konnte.

ÜBER DEN AUTOR

T. J. Murphy ist Autor, erfahrener Ausdauersportler, CrossFitter und ehemaliger Chefredakteur der Zeitschriften *Triathlete*, *Inside Triathlon* und *Competitor*. Beiträge von ihm sind auch in *Runner's World* und *Outside* erschienen. Wie es oft bei langjährigen Läufern und Marathonis der Fall ist, blieb Murphy von Verletzungen nicht verschont und trotz seiner anfänglichen Skepsis begann er mit CrossFit, um herauszufinden, ob er damit seine Laufkarriere neu beleben konnte. Er fand Gefallen daran. Murphy ist Autor des Buches *Triathlete Magazine's Guide to Finishing Your First Triathlon* und Mitverfasser von *Start to Finish: 24 Weeks to an Endurance Triathlon*.

Printed in Poland
by Amazon Fulfillment
Poland Sp. z o.o., Wrocław

27447993R00128